ÉTUDES

MÉDICALES, SCIENTIFIQUES ET STATISTIQUES

SUR

LES PRINCIPALES SOURCES

D'EAUX MINÉRALES

DE FRANCE,

D'ANGLETERRE ET D'ALLEMAGNE.

ÉTUDES

MÉDICALES, SCIENTIFIQUES ET STATISTIQUES

SUR

LES PRINCIPALES SOURCES

D'EAUX MINÉRALES

DE FRANCE,

D'ANGLETERRE ET D'ALLEMAGNE

M. le Dr J. Ch. Herpin (de Metz),

LAURÉAT DE L'INSTITUT DE FRANCE,
DE LA SOCIÉTÉ IMPÉRIALE D'AGRICULTURE, DE L'ACADÉMIE DE LYON, ETC.,
MEMBRE DU CONSEIL DE LA SOCIÉTÉ D'ENCOURAGEMENT
POUR L'INDUSTRIE NATIONALE; DÉLÉGUÉ DU CONSEIL ACADÉMIQUE;
ANCIEN CONSEILLER GÉNÉRAL DE DÉPARTEMENT, ET MEMBRE DE DIVERSES
COMMISSIONS MUNICIPALES, SANITAIRES ET PHILANTHROPIQUES DE PARIS;
CORRESPONDANT DE LA PLUPART DES SOCIÉTÉS SCIENTIFIQUES, MÉDICALES ET
AGRICOLES DE FRANCE; DE CELLE DE NEW-YORK, ETC.

Vos, quos langor edax, quos opprimit arida tabes,
Mergite vos undis, fontes haurite salubres.

VETTER.

AVEC PLUSIEURS TABLEAUX D'ANALYSES.

PARIS,

J. B. BAILLIÈRE, LIBRAIRE,
RUE HAUTEFEUILLE, 19,

LABÉ, LIBRAIRE,
PLACE DE L'ÉCOLE-DE-MÉDECINE,

VICTOR MASSON, LIBRAIRE,
PLACE DE L'ÉCOLE-DE-MÉDECINE.

1855

TABLE ALPHABÉTIQUE DES MATIÈRES

CONTENUES

DANS CET OUVRAGE.

FIN DE LA TABLE

J'accueillerai avec reconnaissance les rectifications, observations et autres documents utiles pour la suite de ce travail, que je prie mes confrères de vouloir bien m'envoyer à l'adresse suivante :

A M. LE Dr J. CH. HERPIN (de Metz),
rue Taranne, 7, à Paris.

PRÉFACE.

J'ai toujours été fort incrédule sur l'article des vertus merveilleuses attribuées aux eaux minérales.

Comment croire, en effet, que quelques centigrammes de chlorure de sodium, de sulfates ou de carbonates de soude, de chaux, etc., puissent produire les guérisons extraordinaires que l'on nous annonce si pompeusement tous les jours?

Il y a, dans 1 kilogramme de blé ou de pain, plus de chlorure de sodium, de phosphates, de silicates, de soude, de chaux, même d'arsenic, etc., que n'en contiennent plusieurs litres d'eaux minérales les plus renommées!...

Comment donc admettre que ces principes minéralisateurs, pour la plupart inertes ou en quantités presque impondérables, puissent guérir comme par enchantement les maladies les plus invétérées et les plus différentes? Celles de la tête, des nerfs, comme celles de l'estomac, des viscères et des membres? Que les eaux chargées des principes minéralisateurs les plus différents guérissent, néanmoins, les mêmes maladies avec un égal succès (1)?

(1) « Votre commission a été frappée de voir que, à quelques exceptions près, ce sont presque toujours les mêmes lésions qu'on dit améliorées ou guéries dans tous les établissements thermaux, quelle que soit la composition chimique des sources. » (*Rapport fait à l'Académie impériale de médecine sur*

Aussi, combien de fois ne m'est-il pas arrivé de laisser tomber de mes mains avec un sourire de pitié, plus souvent encore de repousser avec un mouvement d'indignation ces monographies balnéologiques, où sont entassées une foule d'histoires, de guérisons miraculeuses plus ou moins incroyables, où les différentes sources minérales, chacune à leur tour, sont vantées comme une panacée universelle, comme un remède souverain contre presque toutes les maladies !

J'avais fini par reléguer tout ce fatras de *réclames* dans un des coins les plus reculés de ma bibliothèque, sous la rubrique : *Orationes pro domo suâ...*

« Défiez-vous de ce qui est écrit sur les eaux minérales !... » disent MM. Andral, Ratier, Chenu, etc.

Cependant, est-il permis de supposer que les médecins qui ont écrit, *de visu*, sur les eaux minérales; qui se sont succédé depuis des siècles dans l'administration de ces eaux, se soient tous abusés et trompés les uns après les autres, ou qu'ils se soient entendus ensemble pour pro-

le service médical des établissements thermaux en 1852.)

« Les médecins éclairés, dit M. Chenu, sont étonnés, avec raison, de l'étendue du pouvoir que ceux de leurs confrères qui ont écrit sur les eaux minérales accordent aux sources qu'ils décrivent.

« Toutes les eaux ont été recommandées si indistinctement dans le plus grand nombre des maladies chroniques, que les médecins qui ne croient pas qu'un médicament quelconque puisse être une panacée accordent aux eaux elles-mêmes peu de vertus, et attribuent les guérisons qu'elles opèrent au voyage, au changement d'air, de climat, etc. » (MM. *Patissier* et *Boutron-Charlard*.)

pager le mensonge? Enfin qu'il ne se soit pas trouvé parmi eux un homme assez habile pour reconnaître l'erreur, assez honnête pour dévoiler l'imposture et proclamer la vérité?

De telles suppositions ne pouvaient, à coup sûr, trouver place dans mon esprit, à moi, surtout, qui vois tous les jours avec quelle attention scrupuleuse, quelle sagacité les médecins éclairés procèdent à l'étude et à l'observation des faits scientifiques; à moi, qui sais avec quelle ardeur ils poursuivent la recherche de la vérité, avec quel bonheur ils s'empressent de la faire connaître, même au détriment de leurs propres intérêts.

Peut-on admettre que les milliers de malades de tous les pays qui se rendent, chaque année, aux eaux, qui y retournent spontanément et par *reconnaissance*, se trompent et s'abusent eux-mêmes sur leur état?

Enfin, peut-on révoquer en doute le témoignage des malades, lorsqu'ils déclarent avoir retiré du soulagement par l'usage des eaux?

S'il y a dans l'esprit des médecins une grande divergence d'opinions sur la valeur et le degré d'utilité des eaux minérales, il faut convenir aussi qu'il y a dans cette importante question beaucoup de vague, d'incertain et d'inconnu; on n'est pas même d'accord sur les faits matériels et statistiques. Néanmoins, entre l'opinion des médecins qui doutent des vertus des eaux, qui les contestent, qui les nient, et celle des médecins qui les affirment d'après leur propre expérience, la vérité doit se trouver quelque part.

La solution d'une question aussi importante ne peut plus aujourd'hui, dans l'état actuel des sciences, rester indécise ou en suspens.

Pour moi, toutes ces controverses, ces faits équivoques, ces questions irrésolues avaient jeté depuis longtemps mon esprit dans une indécision et une incertitude qui me préoccupaient sérieusement.

J'ai donc pris la résolution d'aller voir les choses par mes yeux, d'étudier et de vérifier les faits moi-même et sur les lieux, afin de savoir au juste à quoi m'en tenir sur les effets des eaux minérales; jusqu'à quel point on doit, en un mot, accorder ou refuser sa confiance à ce genre de médication, si diversement jugé par les médecins eux-mêmes.

A. Les faits de guérison ou de soulagement obtenus sous l'influence du traitement par les eaux minérales sont-ils vrais?

B. Dans l'affirmative, faut-il attribuer ces résultats à l'eau, aux principes minéralisateurs ou bien à la thermalité, au changement de vie et de régime, au repos, aux distractions, au grand air, etc.

C. Enfin quelles sont les sources qui conviennent spécialement dans telles circonstances ou telles maladies données?

Voilà les questions que je me suis proposé d'étudier et d'examiner à fond dans les localités, sur les lieux mêmes où surgissent les sources minérales.

Il y a huit ans que j'ai commencé ce travail difficile; je le poursuis activement. J'ai déjà visité les principales localités renommées en France, en Allemagne et en Angleterre par leurs sources minérales.

J'ai passé une saison tout entière, et même plus, à Vichy, au Mont-Dore, à Néris, à Luchon, à Baden-Baden, à Ems, à Wiesbaden, etc. J'ai consacré, dans un grand nombre d'autres bains, une demi-saison, huit, quinze jours en un mot, tout le temps qui m'a paru nécessaire pour m'éclairer suffisamment, pour recueillir les documents dont j'avais besoin, pour examiner et vérifier les faits dignes de mon attention; je suis retourné jusqu'à quatre fois dans certaines localités, pour y revoir des malades dont je voulais vérifier l'état.

J'ai bu de toutes ces eaux; je m'y suis baigné comme un malade, afin d'en étudier sur moi-même les effets et d'en apprécier l'action.

J'ai vécu dans les hôtels avec les malades; j'ai mangé à la même table; j'ai partagé leurs promenades, leurs plaisirs et leurs distractions; plus d'une fois j'ai soutenu leur courage; je leur ai donné de l'espérance et des consolations.

Je les ai examinés, interrogés sur les résultats qu'ils avaient déjà obtenus de l'usage des eaux et de ceux qu'ils en espéraient.

Tous ont répondu avec empressement, avec confiance à mes questions; j'ai recueilli de leur bouche des renseignements précieux, sincères et très-détaillés; plusieurs d'entre eux ont même bien voulu m'informer, ultérieurement, de l'état de leur santé après leur départ des eaux.

Quant aux médecins chargés de l'inspection ou de l'administration des eaux minérales, j'ai rencontré chez eux non point des charlatans, comme on l'a dit, des ignares âpres à la curée, mais, au contraire, chez tous, je dois le dire parce que cela est vrai, des hommes de sens et de savoir, des amis de la science et de l'humanité, souvent très-capables et d'un mérite fort distingué.

Il m'a suffi de leur faire connaître le but de ma visite, le plan de mon travail pour obtenir d'eux le concours le plus actif et le plus obligeant.

Loin de redouter une enquête sérieuse, tous ces honorables confrères ont vivement applaudi à mon projet; ils m'ont aidé de leur expérience, de leurs lumières et de leurs conseils; ils m'ont encouragé dans cette œuvre ingrate et difficile; ils m'ont ouvert leurs registres d'observations et mis en rapport avec leurs malades les plus intéressants; ils m'ont fait voir les hôpitaux, les sources minérales et jusqu'aux plus minutieux détails des établissements thermaux publics ou privés confiés à leur inspection; en un mot, ils se sont fait un devoir de me communiquer, avec franchise et sans réserve, tous les renseignements, les documents et les éclaircissements que je pouvais désirer.

Quoique sans aucun mandat officiel, sans autre mission que celle de ma conscience et du désir de chercher et faire connaître la vérité, sans autre recommandation que celle de confrère, avec des titres scientifiques assurément fort modestes, ma réception a été partout éminemment cordiale et bienveillante, une véritable fête, je dirai presque une ovation dont les princes de la science eussent eux-mêmes été flattés et honorés.

Pourquoi tous les membres de la famille médicale ne se trouvaient-ils pas toujours réunis à ces fêtes? Pourquoi l'envie et les passions viennent-elles trop souvent diviser des hommes honorables faits pour s'estimer et s'entr'aimer?.....

Chez les médecins étrangers, en Angleterre, en Italie, en Allemagne, j'ai trouvé le même bon accueil, les mêmes sympathies. J'ai remarqué, chez les médecins anglais et allemands surtout, une instruction solide et profonde, des connaissances variées et très-étendues. Tous ou presque tous, ceux même qui habitent le fond de l'Autriche, la

Bohême, etc., etc., parlent le français et l'anglais; ils sont parfaitement au courant de notre littérature médicale. La plupart d'entre eux sont venus à Paris pour s'y perfectionner et suivre les leçons de nos illustres professeurs. Les portraits de nos célébrités médicales et scientifiques ornent leurs cabinets d'étude; et dans leurs bibliothèques on trouve nos bons ouvrages classiques, qu'ils consultent et dont les marges sont souvent couvertes de nombreuses annotations.

C'est un devoir de reconnaissance, pour moi, de signaler ici les noms des hommes honorables et des médecins distingués de tous les pays, qui ont bien voulu m'aider et m'encourager avec tant de bienveillance et d'empressement dans mon travail. Si l'œuvre que j'ai entreprise doit avoir quelque utilité, c'est en grande partie à leurs conseils et à leurs lumières que j'en serai redevable. Il leur reviendra donc une part bien légitime dans le succès.

Qu'il me soit permis aussi de placer, en tête de ces noms honorables, ceux du Nestor des médecins hydrologues de l'Allemagne, M. le chevalier de Carro, à Carlsbad, qui, malgré son âge avancé (quatre-vingt-quatre ans en 1853), a conservé les brillantes facultés de son intelligence, une prodigieuse mémoire et une rare vivacité d'esprit; qui a bien voulu, dans des conférences presque quotidiennes, me tracer un résumé aussi intéressant que varié des principaux faits qu'il a eu l'occasion d'observer pendant une pratique de trente ans à Carlsbad; — de l'illustre et savant professeur M. le baron de Liebig, qui, à Giessen et à Munich, m'a donné, avec une complaisance extrême, les renseignements de toutes sortes et les explications savantes que j'ai réclamés de ses profondes connaissances en chimie organique; — de M. le docteur Granville, ce spirituel auteur des *Spas of England* et *of Germany;* — de M. le docteur Haas, à Wiesbaden, qui voulut être mon guide, mon cicerone, et m'accompagner lui-même dans mes excursions botaniques et géologiques de la contrée; — enfin de M. le docteur Patissier, mon maître et mon honorable ami, dont je me plais à citer souvent les judicieuses réflexions.

Je mentionnerai donc, avec un grand plaisir, à

Aix (Savoie), M. Despine.
Aix-la-Chapelle (Prusse), MM. Monheim et Zitterland.
Aulus (Ariége), M. Bordes-Pagès.
Audinac (Ariége), M. Sentein.
Ax (Ariége), M. Alibert.
Bath (Angleterre), M. J. Tunstall.
Baden-Baden (grand-duché), MM. Brandeis, Gugert.
Baden (Autriche), M. Habel.
Bagnères-de-Bigorre (Hautes-Pyrénées), M. Subervie.
Bagnères-de-Luchon (Haute-Garonne), MM. Barrié, Fontan, Lambron, Pégot.
Baréges (Hautes-Pyrénées), MM. Pagès et Barzun.
Biarritz (Basses-Pyrénées), M. Affre.
Bocklet (Bavière), M. Kirchgessner.
Bourbon-Lancy (Saône-et-Loire), MM. Rérolle et Tellier.
Bourbon-l'Archambault (Allier), M. E. Regnault.
Bourbonne-les-Bains (Haute-Marne), MM. Magnin et A. Renard.
Bourboule (la) (Puy-de-Dôme), M. Choussy.
Carlsbad (Bohême), MM. Anger, de Carro, Mannl, Hlavaczeck, Oestreicher.
Canstatt (Wurtemberg), MM. Veiel et Haine.
Cambo (Basses-Pyrénées), M. Delissalde.
Capvern (Hautes-Pyrénées), M. Ricaud.
Cauterets (Hautes-Pyrénées), MM. Buron et Ganderax.

Cusset (Allier), M. Cornil.
Eaux-Bonnes (Basses-Pyrénées), MM. Daralde et Crouseilhes.
Eaux-Chaudes (Basses-Pyrénées), M. Izarié.
Eger-Franzensbad (Bohême), MM. Cartellieri, Boschan, Kœstler.
Ems (duché de Nassau), MM. Doering, de Franqué, d'Ibell, Splenger et Vogler.
Encausse (Haute-Garonne), M. Comparan.
Evaux (Creuse), M. Tripier.
Hombourg (Hesse-Hombourg), MM. Muller et Trapp.
Ischl (Autriche), MM. Brenner de Felsach, Mastalier, Polack.
Kissingen (Bavière), MM. Balling, Granville, Erhart.
Kreuznach (Prusse rhénane), MM. Engelmann et Prieger.
Luxeuil (Haute-Saône), M. Chapelain.
Mont-Dore (Puy-de-Dôme), MM. Bertrand.
Marienbad (Bohême), MM. Danzer, Frankl, Kratzmann, Heidler, Herzig, Lucka.
Nauheim (Hesse), M. Bode.
Néris (Allier), MM. Berr, de Laurès, Richond des Brus, Sibille.
Plombières (Vosges), MM. Garnier, Lhéritier, Turck.
Pougues (Nièvre), M. de Crozant.
Saint-Nectaire (Puy-de-Dôme), M. Vernière.
Saint-Sauveur (Hautes-Pyrénées), M. Fabas.
Schlangenbad (duché de Nassau), M. Bertrand.
Schwalbach (duché de Nassau), M. Muller.
Soden (duché de Nassau), M. Thilenius.
Spa (Belgique), M. Cuttler.
Teplitz (Autriche-Bohême), MM. Berthold, Kratzmann, Kettenbrugg, Perutz, Richter.
Ussat (Ariége), M. Vergé.
Vichy (Allier), MM. Barthez, Durand-Fardel, Dubois, Noyer, Petit.
Wiesbaden (duché de Nassau), MM. Braun, Gergens, Haas, Muller.

Je devrais encore ajouter à cette liste, déjà fort longue, les noms de beaucoup de confrères que les devoirs et les obligations de leurs fonctions, pendant la saison des eaux, m'ont privé de voir aussi souvent que je l'aurais désiré, mais qui ne m'en ont pas moins offert gracieusement leur concours et leur coopération.

Dès le début de mes investigations et de mon enquête, lorsque j'étais encore sous l'influence d'un scepticisme un peu exagéré, il m'est arrivé souvent d'avoir à consigner, sur mes notes, des faits irréfragables de guérison en contradiction formelle et complète avec les opinions que je m'étais formées par avance sur les effets des eaux.

Si je disais à un confrère : « Je ne puis pas croire, en vérité, à tels et tels faits que vous avez rapportés dans vos ouvrages ; il y a là erreur évidente ou exagération de votre part. »

Et le confrère de me répondre : « Venez avec moi, ou allez à tel endroit ; vous verrez et vous questionnerez vous-même le malade ; ou vous trouverez quelque chose de plus extraordinaire encore. » Et cela était vrai.

A Bains (Vosges), après une discussion assez animée dans laquelle j'avais contesté à M. l'inspecteur Bailly plusieurs des propriétés qu'il attribue à ces sources, qui sont très-peu chargées de principes minéralisateurs, je le quittais en lui disant : « Tenez, vos eaux ne sont que de l'eau claire, et tous vous ne voyez qu'à travers le prisme des illusions. » Une dame vint à passer dans la rue. — Le docteur me dit en me la montrant : « Voilà pourtant une dame qui a retiré un grand soulagement de nos eaux. » — Voyons donc. — Nous nous approchâmes d'elle, et à la question que je lui adressai pour savoir si les eaux de

Bains lui avaient été réellement favorables : « Ah ! monsieur, s'écria-t-elle, c'est un miracle que la manière dont ces eaux m'ont guérie. »

Cette dame était en proie depuis longtemps à des accès hystériques quotidiens très-graves et accompagnés de convulsions. Par l'usage des eaux de *Bains*, ces accès avaient insensiblement diminué de fréquence et d'intensité ; après quinze jours de traitement, ils avaient disparu.

Je fus surpris, je l'avouerai, de cette réponse nette et péremptoire, à laquelle je ne m'étais pas attendu : j'avais discuté, contesté même les assertions du médecin, mais il m'était impossible de ne point accepter la déclaration si précise, le témoignage de la malade elle-même.

Je pris note de ce fait, qui, joint à beaucoup d'autres faits analogues, m'a démontré que les eaux thermales les plus dépourvues de principes minéralisateurs, n'en possèdent pas moins des propriétés thérapeutiques très-réelles ; et que souvent l'action *mécanique seule* des eaux thermales, c'est-à-dire l'action diluente, topique, sédative est susceptible d'opérer des effets curatifs très-remarquables.

Je dois me hâter de dire que le résultat des études et des recherches auxquelles je me suis livré sur l'action thérapeutique des eaux minérales a été, en tous points, favorable à ce mode de médication, lorsqu'elle est employée d'une manière convenable. J'ai donc l'intime conviction :

« Que les eaux minérales sont l'un des agents les plus précieux, les plus efficaces et en même temps les plus agréables que la nature nous ait accordés pour soulager, guérir et prévenir un grand nombre de maladies, en corrigeant et améliorant la nature des sécrétions viciées, en apportant à la constitution intime des individus de profondes et salutaires modifications. »

Je dirai donc avec une pleine et entière confiance avec M. Patissier : « Les eaux guérissent quelquefois, soulagent souvent, consolent toujours. »

Quelque extraordinaires que puissent paraître au premier abord certaines guérisons opérées par les eaux minérales, elles n'ont cependant rien que de très-simple et de très-naturel, qui ne soit parfaitement d'accord avec les lois générales de la saine physique et de la physiologie.

Les effets salutaires des eaux minérales sont un résultat complexe de plusieurs influences soit directes, soit indirectes, qu'il est facile de reconnaître et d'apprécier.

Les eaux minérales opèrent tout à la fois :

A. Comme agent physique, mécanique ou dynamique;

B. Comme agent chimique ou pharmaceutique;

C. Comme agent hygiénique.

A. En contact avec la peau et les organes intérieurs, l'eau humecte, imbibe et pénètre *mécaniquement* nos tissus : elle passe dans le sang, se mêle et circule avec lui; elle arrive ainsi jusque dans les plus petites ramifications des tissus organiques; elle les lave et les déterge; elle dissout les produits anormaux hétérogènes, morbides ou viciés qu'elle rencontre, les emporte et les entraîne au dehors; elle les rejette, soit par le moyen d'une transpiration et de sueurs abondantes, soit par des urines copieuses et chargées, soit enfin par les déjections alvines; il s'établit ainsi, de l'intérieur à l'extérieur, un courant, une fluxion douce et continue, une dérivation, qui épure et débarrasse insensiblement l'économie des éléments nuisibles, impurs ou viciés, qui corrige et améliore en même temps la nature des sécrétions.

La *thermalité*, c'est-à-dire l'action du calorique combiné avec les eaux, leur communique des propriétés tantôt sédatives ou émollientes, tantôt excitantes et même irritantes, suivant le degré de leur température.

B. La chaleur naturelle de l'eau thermale en augmente les propriétés dissolvantes; elle facilite la digestion. Le gaz carbonique, que l'eau contient, la rend appétissante et agréable à boire; les sels, le chlorure de sodium, le fer lui donnent de la tonicité, ce qui permet à l'estomac de supporter, sans fatigue, des quantités d'eau assez considérables, de prendre des bains journaliers d'une longue durée, sans que les malades en éprouvent de l'affaiblissement.

Les chlorures excitent le système lymphatique et glandulaire et améliorent la nature de leurs sécrétions. Les sulfates agissent d'une manière plus spéciale sur les organes et les viscères de l'abdomen, particulièrement sur les intestins sur lesquels ils opèrent un relâchement salutaire. Les carbonates alcalins corrigent l'excès d'acidité anormale, rendent le sang plus fluide et plus coulant; la chaux et les phosphates contenus dans les eaux fournissent les éléments nécessaires à la régénération du tissu osseux; enfin l'iode, le fer, le soufre, etc., exercent sur l'économie l'action médicamenteuse qui leur est particulière.

C. Le changement de vie et de régime n'est autre chose, au fond, que la soustraction du malade aux influences qui, dans le foyer domestique, ont occasionné ou qui entretiennent la maladie. L'exercice modéré fortifie les muscles et diminue la prédominance nerveuse; le grand air excite et vivifie; l'altitude ou l'élévation naturelle du pays rend plus facile la pénétration de l'air dans les poumons; la respiration est plus fréquente et plus profonde; la circulation est activée; le sang pénètre et afflue jusque dans l'intérieur des plus petites ramifications des tissus.

L'oubli momentané des affaires, le repos et le calme moral, des distractions douces et agréables, le spectacle d'une nature gracieuse, variée, souvent grandiose, etc., toutes ces circonstances accessoires prédisposent favorablement le malade; elles facilitent l'accomplissement normal et régulier des fonctions de l'économie. Le corps éprouve bientôt le besoin de réparer les pertes assez considérables qu'il subit par des évacuations surabondantes; l'appétit se fait sentir; une alimentation saine et variée satisfait à ce besoin; les digestions se font plus facilement; la nutrition et la réparation s'opèrent avec une énergie et une activité nouvelles. Ainsi, tandis que d'un côté l'économie se débarrasse, par des évacuations abondantes, des produits viciés, morbifiques et nuisibles, de l'autre elle se recompose et se reconstitue; il se forme un sang nouveau, une chair nouvelle sous l'influence des conditions hygiéniques et sanitaires les plus favorables.

Voilà, en peu de mots, l'explication simple, toute naturelle et très-vraie des effets salutaires et incontestables des eaux minérales; la clef de ces guérisons parfois extraordinaires et comme miraculeuses auxquelles on refuse souvent de croire. Il n'est pas un médecin, pas une seule personne de sens qui ne reconnaisse les bons effets que doit produire une médication aussi puissante et aussi rationnelle.

Voilà la raison de ces faits en apparence si contradictoires ou inexplicables : pourquoi les mêmes eaux guérissent les maladies les plus différentes, et pourquoi les eaux les plus différentes par leur composition chimique (purgatives, sudorifiques, diurétiques) guérissent aussi les mêmes maladies.

C'est qu'en définitive le ***but et le résultat de leur action sont toujours les mêmes***, à savoir : l'*expulsion* et l'*élimination* au dehors de l'économie des principes nuisibles et morbifiques par une voie ou par l'autre.

Ici, comme toujours, la nature est admirable par la fécondité de ses ressources, de même que par la puissance et la simplicité des moyens qu'elle emploie.

Dans les maladies graves, la convalescence ou le retour à la santé sont toujours précédés par des phénomènes appelés *critiques*. Ce sont des mouvements tumultueux, un combat violent que la nature livre à la maladie dans les instants qui précèdent celui où le sort du malade va se décider ; les *crises* paraissent terminer la lutte entre les forces médicatrices et la cause morbifique. Alors tous les symptômes de la maladie s'aggravent et prennent de l'intensité ; la crise est favorable si la nature parvient à se débarrasser complétement de ce qui l'incommodait, par des sueurs très-abondantes, des urines chargées et sédimenteuses, par des évacuations copieuses.

Au lieu de ces efforts violents et même dangereux que fait spontanément la nature, dans les maladies graves, pour expulser, par les crises, les principes nuisibles, les évacuations critiques et salutaires ont lieu, sous l'influence des eaux minérales, d'une manière insensible, sans secousses et sans efforts ; la violence des crises est ainsi tempérée, adoucie, atténuée ; la guérison s'opère d'une manière certaine, régulière, sans lutte sérieuse et sans aucun danger pour la vie des malades.

J'attribue à l'action purement physique ou mécanique

de l'eau, à son action dissolvante, délayante, diluente, en un mot au *lavage* des tissus, une part considérable dans les bons résultats et les guérisons produits par l'usage des eaux minérales.

Il me suffirait, pour justifier cette assertion, de rappeler qu'un grand nombre de sources qui ne contiennent rien, c'est-à-dire à peu près aucun principe minéralisateur, n'en produisent pas moins des effets thérapeutiques importants et incontestables. Telles sont les sources de Plombières, Néris, Bains, Aix, etc., en France; de Gastein, en Allemagne; de Pfeffers, en Suisse; de Baden-Baden, etc.

Toutefois, les principes minéralisateurs, quelque minimes qu'en soient les proportions, sont un auxiliaire puissant de l'action dynamique des eaux, un modificateur profond de l'économie, en ce qu'ils s'adressent plus particulièrement à telle ou telle voie dépuratrice, à tel ou tel émonctoire; qu'ils agissent spécialement sur tel ou tel système d'organes; qu'ils resserrent, constipent ou relâchent; qu'ils favorisent la diurèse ou produisent des sueurs abondantes, au moyen desquelles l'économie se dépure et se débarrasse des produits viciés et nuisibles à la santé.

Ainsi les sulfates déterminent une dérivation vers les intestins; les carbonates et les alcalis agissent sur les reins et la vessie; les chlorures excitent le système lymphatique et glandulaire; le fer donne du ton à la fibre et fortifie les tissus.

La classification médico-chimique que j'ai adoptée, ainsi que les nombreux tableaux synoptiques et comparatifs qui sont contenus dans cet ouvrage, rendront facile le choix le plus convenable à faire des eaux minérales dans tels ou tels cas donnés.

Je divise les eaux minérales en trois groupes principaux, fondés sur la nature et les proportions relatives des éléments qui les constituent, ainsi que sur l'analogie de leurs effets thérapeutiques :

1° Eaux sulfatées;

2° Eaux chlorurées;

3° Eaux carbonatées.

Indépendamment des éléments principaux ou prédominants qui les caractérisent, chacun de ces groupes renferme encore des sources chargées d'autres éléments secondaires, de fer, de soufre, d'iode, d'arsenic, de gaz carbonique, etc., qui viennent s'adjoindre aux premiers ou qui constituent de nouveaux groupes, telles que les chlorurées-sulfureuses, les ferro-gazeusés, etc.

EAUX MINÉRALES THERMALES OU FROIDES		
sulfatées.	sulfatées-chlorurées sulfatées-carbonatées	sodiques, magnésiennes, calciques, carbo-gazeuses, sulfurées, ferrugineuses, silicatees, iodurées, etc., arseniquées, etc.
chlorurées.	chloro-sulfatées chloro-carbonatées	
carbonatées.	carbo-sulfatées carbo-chlorurées	
carbo-gazeuses. . . .	sulfatées chlorurées carbonatées	
ferrugineuses.	sulfatées chlorurées carbonatées crénatées	
sulfureuses.	sulfhydrées sulfurées	
légères ou peu minéralisées		

Les eaux sulfatées sodiques ou magnésiques agissent spécialement sur les organes et les viscères abdominaux, sur les intestins. Bues à doses modérées, suffisantes pour déterminer chaque jour une ou deux évacuations seulement, elles ne déterminent aucune irritation ni lésion dangereuse sur le canal intestinal. Leur emploi continué pendant plusieurs semaines, avec les précautions convenables, détermine, vers ces points et par cette voie la plus naturelle d'élimination, une fluxion habituelle, une dérivation des plus salutaires; ainsi les maladies du foie, de la rate, les maladies sympathiques de la tête et d'autres organes; les constitutions viciées, malsaines, exposées depuis longtemps à des influences délétères, morbifiques, surtout dans les climats chauds, éprouvent de l'usage de ces eaux les effets les plus salutaires et les plus bienfaisants.

C'est à Carlsbad et à Marienbad, en Bohême, que se trouvent les eaux sulfatées sodiques par excellence; elles contiennent de 3 à 5 grammes de sulfate de soude par kilogramme d'eau. Le nombre des buveurs qui se rendent, chaque année, de tous les pays du monde dans ces deux localités, aussi remarquables par la beauté de leurs sites pittoresques que par les vertus de leurs sources minérales, s'élève jusqu'à vingt mille; on y trouve tout le confortable que l'on peut désirer.

La source minérale sulfatée sodique de la Roche-Posay, près de Châtellerault, contiendrait, d'après Joslé, environ 60 centigrammes de sulfate de soude par kilogramme d'eau; mais cette analyse date de cinquante ans. L'eau est froide; ses effets laxatifs ne sont pas toujours identiques ni constants; elle est fréquentée seulement par les habitants du voisinage. On y trouve quelques auberges, des chambres et de quoi vivre; mais on y chercherai vainement le confortable dans le logement, l'ameublement et la table. Il en est à peu près de même pour Évaux, dont la source thermale contient environ 0gr,75 de sulfate de soude par kilogramme d'eau.

La source d'Uriage en contiendrait, suivant M. Gerdy, 1 gramme, et, suivant M. Berthier, 0gr,084.

L'eau de Néris contient aussi une petite quantité de sulfate de soude, 0gr,37, mais en proportion trop faible pour produire un effet laxatif.

La source minérale de Cransac (Aveyron) contient, par litre d'eau, 1gr,5 de sulfate de manganèse et 1gr,2 de sulfate de fer. Celles de Passy, qui contiennent 4 grammes de sulfates de fer et d'alumine, sont fortement styptiques et astringentes.

Les eaux chlorurées, lorsqu'elles ne contiennent pas une quantité de chlorure de sodium assez considérable pour être purgatives, agissent plus spécialement sur le système lymphatique et glandulaire; elles favorisent la transpiration, sans toutefois la rendre excessive; en général, elles échauffent et constipent; elles donnent du ton et de l'énergie aux tissus; elles sont antiseptiques, quelquefois elles déterminent une expuition ou des crachements abondants (Bourbonne-les-Bains).

Les eaux chlorurées conviennent surtout aux personnes d'une constitution lymphatique, molle et sans énergie; dans les affections scrofuleuses, surtout lorsqu'il se trouve dans ces eaux du chlorure de calcium, qui est un puissant excitant du système glandulaire, et qui fournit, en outre, à l'économie la chaux nécessaire pour la régénération du système osseux chez les rachitiques. Elles étaien considérées, autrefois, comme des *fondants* spécifiques pour la guérison des tumeurs et des engorgements scrofuleux du système glandulaire.

Les eaux chlorurées contiennent presque toujours des iodures, des bromures, qui aident puissamment à l'effet des chlorures, en portant plus particulièrement leur action sur le système glandulaire, dont elles activent et améliorent les sécrétions.

Les eaux chlorurées, froides ou thermales, sont répandues en grande abondance à la surface du globe; les mers, les puits qui traversent les mines de sel gemme en contiennent des quantités inépuisables.

Les eaux de Bourbonne-les-Bains contiennent jusqu'à 6 grammes de chlorure de sodium par litre d'eau; ce sont les eaux chlorurées thermales les plus chargées que la France possède.

Celles de Cheltenham (Angleterre), qui sont froides, contiennent à peu près la même proportion de chlorures.

Les eaux de Creutznach (Prusse), de Hombourg, de Wiesbaden, de Niederbronn sont aussi des eaux chlorurées.

Celles de Nauheim, près de Francfort, contiennent jusqu'à 25 grammes de chlorures par litre, et de plus elles sont gazeuses, ou très-chargées d'acide carbonique et de bicarbonate de chaux.

L'eau d'Aix-la-Chapelle, qui contient près de 3 grammes de chlorure de sodium, est, en outre, chargée de principes sulfureux.

Les eaux d'Évaux (Creuse) contiennent à peu près 2 grammes de chlorure de sodium et autant de sulfate et de carbonate sodique par litre.

Les eaux carbonatées ou alcalines, qui surgissent ordinairement dans le voisinage des terrains volcaniques (Auvergne, bords du Rhin, Bohême), portent plus spécialement leur action sur les reins, la vessie et le système urinaire.

Elles ont la propriété de neutraliser les acides qui se forment d'une manière anormale et en quantité surabondante dans l'économie, et qui, suivant l'opinion de savants et de praticiens distingués, sont la cause de plusieurs maladies graves, telles que la goutte, la gravelle, la pierre, le rhumatisme, etc. La diathèse acide existe aussi d'une manière très-prononcée dans les cas d'affections scrofuleuses, dans la tuberculisation, etc.; aussi plusieurs sources alcalines, telles que celles d'Ems, du Mont-Dore, etc., sont-elles employées fréquemment et avec succès contre cette dernière affection.

Les eaux carbonatées diminuent la plasticité du sang, le rendent plus fluide et plus coulant.

Assez souvent, la transpiration est augmentée par l'usage de ces eaux; mais elles produisent, presque toujours, la constipation, qui est, du reste, facilement combattue par les moyens appropriés.

Comme les eaux carbonatées contiennent ordinairement une quantité assez notable d'acide carbonique libre, elles excitent l'estomac, facilitent les digestions et augmentent l'appétit; en général, elles délayent, atténuent et ramollissent les tissus solides. Elles agissent sur l'économie tout à la fois par l'alcali et par l'acide carbonique dont elles sont formées.

Nous possédons en France des sources d'eaux minérales carbonatées très-abondantes, et en même temps fortement chargées de carbonate de soude.

Celle de Vals (Ardèche) contient 7 grammes de bicarbonate de soude anhydre par litre d'eau.

Les sources de Vichy, dont les unes sont froides et d'autres thermales, contiennent jusqu'à 5 grammes de bicarbonate de soude par litre.

En Allemagne, la source alcaline la plus fréquentée est celle d'Ems (duché de Nassau), qui contient 2gr,5 de bicarbonate; celle de Teplitz, en Bohême, est moins chargée. Les eaux carbonatées contiennent toujours un excès d'acide carbonique libre.

Dans l'état naturel, les eaux sulfatées, chlorurées, carbonatées se trouvent mélangées ensemble dans des proportions extrêmement variables; les propriétés du mélange participent nécessairement de celles de leurs principes constituants suivant les proportions où ils se trouvent. La nature a donc mis ainsi à la disposition du médecin une variété considérable d'agents actifs et puissants, qui sont une ressource très-précieuse pour l'humanité.

Le praticien, qui prescrit l'emploi d'une source minérale, ne doit pas perdre de vue, que les eaux n'agissent contre les maladies qu'en modifiant et améliorant la constitution tout entière du malade, en régularisant les fonctions des divers organes, en corrigeant la nature des sécrétions altérées, etc.; il doit donc étudier l'action que les principes minéralisateurs contenus dans ces eaux exercent sur les divers systèmes d'organes, afin de seconder les efforts de la nature, de l'aider, au lieu de la contrarier. Il doit étudier, d'après la constitution du malade, si l'élimination des principes morbifiques, la dépuration doit avoir lieu plutôt par des évacuations intestinales que par la transpiration ou par les urines. Bien que ces trois grandes voies d'épuration, ces *émonctoires*, comme l'on disait autrefois, puissent, jusqu'à un certain point, se substituer l'un à l'autre, se suppléer, il est, néanmoins, très-important de donner la préférence à la voie dépuratrice, pour laquelle la nature a le plus de tendance : *Quò natura pergit eò ducendum.*

Il serait donc imprudent de choisir une source laxative qui opérerait une irritation sur les intestins chez un individu atteint d'une diarrhée chronique; d'employer une source diurétique chez un malade atteint d'un catarrhe de la vessie, etc., etc.

Les eaux minérales opèrent la guérison des maladies, parce qu'elles modifient profondément la constitution même des individus.

Le médecin doit donc avoir principalement égard à la constitution, au tempérament des malades plutôt qu'à la maladie en elle-même.

Ainsi le rhumatisme devra être traité par des eaux de natures différentes, selon que le malade est d'un tempérament lymphatique, nerveux ou sanguin, d'une constitution forte, viciée ou altérée, etc.

Les eaux chlorurées, ferrugineuses ou sulfureuses conviennent plus spécialement aux constitutions molles et lymphatiques; les eaux sulfatées, aux tempéraments sanguins, bilieux, etc.

Les eaux carbonatées conviennent aux malades qui présentent une diathèse acide anormale, et dont l'estomac remplit péniblement ses fonctions.

Les eaux légères, à une température peu élevée, etc., conviennent aux personnes dont le système nerveux est irritable, et, en général, dans les cas où il suffit de débarrasser, mécaniquement, par un simple lavage l'économie des matières hétérogènes qui s'y trouvent, sans qu'il soit nécessaire de recourir à de puissantes réactions chimiques.

Lorsqu'il y a doute ou incertitude, on devra essayer d'abord les eaux peu minéralisées dont on aidera l'action par une médication appropriée.

C'est du choix judicieux de la voie éliminatoire et de la connaissance exacte des principaux éléments minéralisateurs des eaux que dépend le succès qui doit couronner les efforts du médecin.

Les divers tableaux synoptiques et comparatifs qui se trouvent dans cet ouvrage faciliteront considérablement ce choix important.

Indépendamment de la composition chimique des eaux, le médecin doit également porter son attention sur les circonstances locales, l'altitude, la température moyenne, la saison et les diverses influences climatologiques, météorologiques et autres accessoires, qui contribuent puissamment aux bons effets des eaux.

Les thermes, fréquentés par une société nombreuse et choisie, dont le site est pittoresque et gracieux, où l'on trouve des distractions et des amusements (non point la roulette), méritent, en général, d'être préférés; car, dit M. Patissier, « l'isolement et l'ennui sont funestes aux malades et contrarient singulièrement les bons effets des eaux. »

C'est aux sources naturelles qu'il faut aller boire les eaux minérales; là elles ont leur température native, là elles possèdent toutes leurs propriétés médicamenteuses. Les gaz, les principes volatils qu'elles contiennent n'ont éprouvé aucune déperdition : elles sont plus faciles à digérer, plus agréables à boire, et l'on en boit abondamment; condition *indispensable* pour en retirer de bons effets, opérer le lavage des tissus, dissoudre et entraîner les principes morbifiques.

Conservées, transportées, réchauffées, ces eaux sont loin d'avoir les mêmes vertus; les gaz se sont échappés; quelques-uns des principes se sont déposés; elles sont fades, nauséeuses; on les consomme avec parcimonie et en trop petite quantité pour qu'elles puissent produire des effets marqués.

Il y a certaines eaux sulfureuses dans les Pyrénées qui perdent un quart ou la moitié de leur degré de sulfuration dans le court trajet du griffon de la source jusqu'à la baignoire.

C'est bien pire encore lorsque l'on renferme ces eaux dans des bouteilles sans prendre les précautions minutieuses qui sont nécessaires; aussi, dans ce cas, lorsqu'elles arrivent à destination, ont-elles perdu presque toutes leurs qualités essentielles.

Toutefois, les eaux transportées, recueillies avec les soins convenables, mélangées et bues avec d'autres eaux naturelles légères sortant de la source, peuvent produire encore d'excellents effets.

On consomme annuellement à Baden-Baden plus de quinze mille bouteilles ou cruches d'eaux minérales provenant d'autres sources minérales plus ou moins éloignées.

Les eaux thermales légères, bues aux sources naturelles et sous les heureuses influences hygiéniques qui s'y trouvent ordinairement réunies, sont un véhicule, un excipient merveilleusement approprié pour un grand nombre de principes médicamenteux.

L'addition d'un ou de plusieurs grammes de certains sels, comme le sulfate de soude ou de magnésie, de chlorure de sodium ou de calcium, de bicarbonate de soude ou de fer, de gaz carbonique ou sulfhydrique, dans certaines eaux thermales naturelles peu chargées de principes minéralisateurs, en communiquant à ces eaux des propriétés nouvelles et particulières, offrirait aux praticiens des ressources immenses et souvent très-précieuses. On pourrait, dans une même localité, composer ainsi des eaux à demi naturelles, jouissant de propriétés très-différentes, et qui, dans beaucoup de cas, seraient bien préférables, à notre avis, aux eaux transportées, bues loin des sources. Ici, en effet, le véhicule ou excipient a sa thermalité naturelle; il contient déjà une partie des principes médicamenteux que l'on veut utiliser; enfin le malade se trouve placé dans les circonstances hygiéniques propres à favoriser l'action des eaux.

Ainsi, à Baden-Baden, on consomme annuellement plus de cinquante mille paquets de sel de Carlsbad (sulfate de soude), que l'on ajoute à l'eau minérale prise en boisson, pour en corriger l'action parfois trop échauffante.

On pourrait donc, à Plombières, à Néris, Bains, Aix, Dax, etc., composer, avec les plus grands avantages, des eaux analogues à celles de Carlsbad, de Vichy, de Baréges, de Bonnes, etc., des eaux à *demi naturelles*, susceptibles, jusqu'à un certain point, de suppléer les eaux naturelles, et qui seraient utiles, surtout, pour les malades qui ne peuvent pas se soumettre à un déplacement fatigant et onéreux.

L'addition aux eaux de Plombières, Luxeuil, Bains, etc., d'eaux mères provenant des salines de la Meurthe, et contenant des chlorures de calcium, de magnésium, des iodures, etc., suppléerait avec avantage aux eaux de Creutznach, si renommées et si efficaces pour le traitement des affections lymphatiques et scrofuleuses.

En Allemagne, où les médecins ont généralement plus

de confiance dans les vertus des eaux minérales que nous n'en avons en France, j'ai remarqué que l'on obtient aussi, en réalité, des guérisons plus promptes et plus nombreuses que chez nous.

Ce fait, singulier en apparence, s'explique très-naturellement par la différence du mode d'emploi des eaux dans les deux pays.

En France, les médecins n'envoient généralement leurs malades prendre les eaux que quand toutes les ressources de la pharmacie ont été épuisées, lorsque la maladie a été rebelle à tous les autres moyens, qu'elle est devenue chronique, invétérée, presque incurable.

Il en est tout autrement, en Allemagne, où les eaux sont à la fois un lieu de santé, de plaisir et de récréation. On y va prendre les eaux dès que la santé commence à s'altérer, à éprouver quelques dérangements; on y va par partie de plaisir, avant que d'être sérieusement malade, et, par conséquent, avant que la maladie soit enracinée ou passée à l'état chronique.

Si l'on se rappelle ce que j'ai dit plus haut relativement à l'action dépurative ou éliminatrice des eaux minérales sur l'économie, on comprendra facilement combien cette médication prophylactique doit être avantageuse, quelles ressources précieuses elle peut offrir, si elle est employée à temps, pour rétablir l'équilibre et l'harmonie dans les fonctions, surtout lorsque celles-ci n'ont pas encore éprouvé de graves perturbations; pour arrêter ou prévenir le développement d'une maladie commençante, dont les conséquences auraient pu devenir fort graves.

« Lorsque l'on sait que les malades ne sont envoyés aux établissements thermaux qu'en désespoir de cause, n'est-ce pas une chose remarquable de voir guérir sous l'influence du traitement thermal des affections réputées incurables? » (*M. Cazaintre.*)

Je ne saurais donc assez recommander aux médecins de prescrire l'usage des eaux thermales, avant que la maladie ait fait des progrès considérables; c'est surtout comme moyen prophylactique, je le répète, qu'ils obtiendront des effets héroïques de l'emploi des eaux.

Dans le cours de mes visites aux établissements thermaux de l'Allemagne, j'ai eu, plusieurs fois, l'occasion d'étudier les effets d'une médication fort intéressante encore inconnue en France; je veux parler des *bains* et *douches de gaz acide carbonique.*

Il existe, depuis plusieurs années, en Allemagne, aux principales sources carbo-gazeuses, des établissements où l'on administre le gaz acide carbonique soit en bains généraux ou partiels, soit sous la forme de douches ou d'injections, soit enfin par voie de déglutition ou d'inhalation.

Plusieurs faits particuliers avaient, depuis longtemps, attiré l'attention des médecins allemands sur les propriétés médicamenteuses du gaz acide carbonique, lorsqu'une guérison tout à fait extraordinaire, presque miraculeuse, opérée par ce moyen, vint mettre en grande vogue ce nouvel agent thérapeutique.

Le docteur Struve, savant distingué, prenait les eaux à Marienbad (Bohême), pour une affection lymphatique très-douloureuse, qu'il avait à la cuisse et à la jambe gauches. Il ne pouvait marcher *depuis plusieurs années* sans le secours de béquilles; les glandes et les vaisseaux lymphatiques de la jambe étaient durs et enflammés. Le malade souffrait, en outre, d'un engorgement du foie et d'hémorroïdes.

Le docteur Struve eut un jour l'idée d'exposer sa jambe malade à l'action d'un courant de gaz carbonique qui se dégageait d'une des sources de Marienbad et formait une couche de plusieurs décimètres d'épaisseur à la surface du liquide. Appuyé sur un bâton, soutenu par son domestique, il parvint à se traîner, avec beaucoup de peine et en éprouvant de vives douleurs, jusqu'à la source. Assis sur le bord du bassin, il laissa pendre sa jambe dans la couche de gaz; il éprouva d'abord un fourmillement et une chaleur agréable qui alla en augmentant, au point de déterminer une abondante transpiration du membre malade. Lorsqu'il retira son pied du bain de gaz, il fut tout surpris de ne plus ressentir aucune douleur, et même de pouvoir marcher sans le secours de ses béquilles et de son domestique; il courut annoncer lui-même à ses amis l'heureuse nouvelle de cette guérison inespérée. Le malade continua pendant quelque temps l'usage des bains locaux de gaz acide carbonique, et il partit guéri de Marienbad. Il a joui, depuis cette époque, d'une santé excellente, sans éprouver de rechute ni de renouvellement de ses douleurs.

Le docteur Struve a publié lui-même la relation détaillée de sa maladie et de sa guérison.

Aujourd'hui il y a, en Allemagne, notamment à Marienbad, Carlsbad, Kissingen, Eger, Nauheim, Cannstadt, Meinberg, Cronthal, etc., des établissements spéciaux très-remarquables pour les bains, les douches et même l'inhalation du gaz carbonique.

On emploie le gaz carbonique tantôt pur, tantôt mélangé en proportions plus ou moins considérables avec de l'air atmosphérique ou du gaz sulfhydrique, à l'état sec ou humide, avec de la vapeur d'eaux minérales, etc.

Les appareils dont on se sert pour l'administration des bains de gaz sont analogues à ceux que l'on emploie pour les bains de vapeur ou sulfureux, pour les bains locaux, les douches de vapeur, etc. On prend même des bains en commun dans un bassin ouvert, de 1 mètre environ de profondeur, creusé dans le sol, et formant un salon élégamment décoré.

La susceptibilité ou la faculté de recevoir l'impression particulière produite par le gaz carbonique varie suivant les sujets. Pour les uns, quelques minutes suffisent; pour d'autres, il faut une demi-heure ou même une heure. Les personnes à peau blanche et délicate, à chair molle ou d'une constitution lymphatique, ressentent très-promptement les effets du gaz.

La première impression que l'on éprouve, en pénétrant dans la couche de gaz carbonique, est une sensation de chaleur douce et agréable, analogue à celle que produirait un vêtement de laine fine ou de la ouate; à cette sensation de chaleur succède un picotement, un fourmillement particulier et, plus tard, une sorte d'ardeur que l'on a comparée à celle qui est produite par un sinapisme commençant à tirer ou à mordre sur la peau (1). Les douleurs anciennes, spécialement celles des vieilles blessures,

(1) Dans une note lue à l'Académie des sciences au sujet de la présentation que j'ai faite à l'Institut d'un mémoire sur les bains de gaz carbonique, l'honorable M. Boussingault rapporte que, dans ses voyages aux Cordilières, il a eu l'occasion de pénétrer, à plusieurs reprises, dans des cavernes et des mines où se dégage une grande quantité d'acide carbonique; qu'il a éprouvé là une sensation extraordinaire de chaleur, qu'il évaluait à 45° centig., tandis que le thermomètre accusait seule-

se réveillent, la peau devient rouge; il s'établit à la surface des parties du corps, exposées à l'action du gaz, une transpiration abondante qui présente les caractères chimiques de l'acidité; la sécrétion urinaire est considérablement augmentée. La sensation de chaleur et la transpiration continuent pendant plusieurs heures après que l'on est sorti du bain.

Dans les premiers instants qui suivent l'immersion du corps dans la couche gazeuse, les mouvements du cœur

ment une température de + 19°, mais « qu'il n'a point ressenti l'ardeur que M. Herpin compare à celle qui accompagne les désagréables commencements d'un sinapisme. »

J'aurais involontairement exagéré les effets des bains de gaz carbonique, si l'on pouvait inférer de mes expressions, ainsi que le paraîtrait le croire le savant M. Boussingault, que j'attribue au gaz carbonique une action analogue ou semblable à celle d'un sinapisme. Entre les *premiers* effets de l'application de ce médicament, lorsqu'il *commence seulement* à agir sur la peau, et ceux du sinapisme proprement dit, qui sont caractérisés par une irritation très-vive, une rubéfaction intense, quelquefois même par la vésication, il y a une très-grande différence qu'il importe de ne pas confondre.

M. Boussingault rapporte que les ouvriers employés dans ces mines des Cordilières finissent par éprouver « un affaiblissement des organes de la vue, qui, chez quelques-uns, va jusqu'à la cécité; » or c'est précisément contre l'affaiblissement de la vue que l'on fait grand usage, en Allemagne, des douches de gaz carbonique appliquées sur les yeux. L'action du gaz carbonique appliqué sur l'organe de la vision est si pénétrante, la cuisson ou la sensation de brûlure qu'il y produit sont si vives, que l'on peut supporter à peine pendant quelques secondes la douche ou le jet de gaz; il faut suspendre très-souvent l'opération. Ces

ne sont que faiblement accélérés; mais, lorsque la durée du bain se prolonge, alors arrive la surexcitation; le pouls est plein, vif et accéléré, la chaleur devient brûlante, il y a turgescence et rubéfaction de la peau, céphalalgie, oppression de la poitrine, etc. Prolongé pendant trop longtemps (plusieurs heures), le bain de gaz carbonique détermine un état de stupeur, comme de paralysie, le sang veineux prend une couleur noirâtre, etc.

Mais lorsqu'on a pris dans les conditions convenables un bain de gaz carbonique, on se sent plus léger, plus dispos et plus éveillé pendant quelques heures. Il est arrivé plusieurs fois que des malades qui avaient eu beaucoup de peine à se rendre de leur logis jusqu'à l'établissement des bains ont pu, après avoir pris un bain de gaz carbonique, faire de longues courses en sortant du bain, et même gravir des montagnes escarpées.

Le gaz carbonique est absorbé par la peau; il agit énergiquement sur les systèmes vasculaire et nerveux (1); il agit assez souvent aussi comme excitant spécifique, comme

faits prouvent toute la puissance et l'énergie de cet agent médicamenteux; mais on ne peut pas conclure de l'action qu'exerce ce gaz, dans l'état de santé, sur des ouvriers qui restent continuellement exposés à cette pénible impression, contre les effets salutaires que peut avoir l'emploi du gaz carbonique dans les cas de maladie des organes de la vision. (*Comptes rendus de l'Académie des sciences*, séances des 26 mars, 30 avril et 14 mai 1855.)

(1) M. le docteur Bode m'a raconté l'histoire fort intéressante de la guérison obtenue au moyen de bains de gaz carbonique, à Nauheim, près de Francfort-sur-le-Mein, d'un homme d'un certain âge, dont les mains étaient si froides et si engourdies tous les matins, qu'il était obligé de les faire frictionner

aphrodisiaque; il rappelle promptement la chaleur et la transpiration à la peau ; il agit d'une manière très-efficace contre les diverses maladies qui ont pour cause la suppression ou les dérangements de la transpiration ; il rappelle aussi les flux sanguins veineux habituels qui ont été accidentellement supprimés, spécialement les hémorroïdes, et surtout la menstruation qu'il rend plus abondante et dont il fait avancer les époques ; et, pour cette raison, il a souvent produit de très-bons effets dans certains cas de stérilité, par suite de l'atonie de l'organe utérin.

Dans ces diverses circonstances, l'emploi du gaz carbonique devient une ressource très-précieuse, en ce qu'il dispense d'avoir recours à des médicaments internes irritants et souvent même dangereux. Enfin, par ses propriétés antiseptiques, le gaz carbonique assainit et améliore les plaies et les suppurations de mauvaise nature, tant à l'intérieur qu'à l'extérieur.

Les douches de gaz carbonique sont employées avec succès contre l'affaiblissement de la vue, certaines maladies des yeux, des oreilles, les écoulements purulents, la débilité de certains organes, etc.

Très-souvent, les malades atteints de douleurs névralgiques, de maux de dents, d'oreilles, de crampes, etc.,

pendant plus d'une heure avant de pouvoir s'en servir pour s'habiller.

Après les premiers bains de gaz, les mains commencèrent à se réchauffer ; au bout de quelque temps, elles restaient chaudes et flexibles pendant une heure après le bain; enfin elles purent conserver leur chaleur. Après quelques semaines de traitement, le malade fut en état d'écrire; ce qu'il n'avait pu faire depuis plusieurs années, et sa plus grande joie fut de pouvoir écrire lui-même à sa famille l'heureuse nouvelle de sa guérison.

éprouvent, en entrant dans le bain de gaz, ou par la simple application de la douche gazeuse, un soulagement instantané, une diminution ou une cessation immédiate et surprenante de la douleur.

Suivant le témoignage de Hufeland, médecin très-distingué de l'Allemagne, l'inhalation d'une petite quantité de gaz carbonique, mélangé à l'air avec de la vapeur d'eau, produirait des résultats souvent fort heureux dans certaines affections des organes de la respiration, et même dans des cas d'ulcérations bien constatées du poumon, de l'estomac ; il a calmé la toux, facilité l'expectoration, etc. (1).

« Mais ce n'est pas seulement, ajoute ce savant praticien, dans les cas d'ulcération du poumon que l'acide carbonique est l'un des médicaments les plus efficaces ; il l'est encore dans tous les cas de suppuration des organes intérieurs, du foie, des reins, des intestins, du mésentère, etc. Le gaz carbonique corrige et améliore la nature du pus et en diminue la quantité, il en favorise la sortie, nettoie et assainit l'ulcère ; il possède en même temps la propriété particulière très-importante d'améliorer l'ensemble de la constitution, lorsqu'elle a été viciée par la résorption de matières purulentes dans le sang ; de diminuer l'excitation fébrile du système vasculaire ainsi que la fièvre lente qui en sont la suite, et, par conséquent, de prévenir la disposition à l'infection putride produite par

(1) MM. Osann et Vogel rapportent dans leurs ouvrages une observation relative à un célèbre chanteur de l'Opéra de Vienne, qui, ayant perdu la force et l'étendue de sa voix par suite d'une maladie inflammatoire des organes de la respiration, fut complétement rétabli par l'inhalation d'air chargé de gaz carbonique, dans l'établissement d'Eger-Franzensbad (Bohême).

cette cause. » (HUFELAND, *Examen pratique des eaux minérales de l'Allemagne*, page 256.)

L'administration du gaz carbonique est facile, commode et même agréable pour les malades ; elle n'exige point de préparatifs particuliers. On peut prendre ces bains tout habillé, car le gaz traverse facilement les habits, pénètre les chaussures et même les bottes.

Ainsi qu'il est arrivé pour l'antimoine, pour l'émétique, pour la vaccine et pour l'éthérisation, les effets thérapeutiques du gaz ont été exaltés et exagérés par les uns, niés ou dépréciés par les autres; mais, quoique cet agent médicamenteux ne doive pas assurément être considéré comme une panacée universelle, il produit néanmoins sur l'économie des effets très-remarquables et incontestables que nous avons nous-même observés, vérifiés, éprouvés en partie, et qui nous ont paru assez importants pour mériter de fixer d'une manière sérieuse l'attention des médecins français sur cette nouvelle médication, dont nos voisins d'outre-Rhin tirent un parti très-avantageux, et dont il serait convenable, au moins, de faire une étude plus approfondie que je n'ai pu le faire dans de simples excursions.

Jusqu'à présent, il n'existe point en France d'établissements de bains de gaz carbonique; néanmoins, nous possédons un grand nombre de sources minérales, desquelles ce gaz s'échappe en abondance. Celles de Clermont, Royat, Saint-Mart, de Saint-Pardoux, de Vichy, de Cusset, du Mont-Dore, de Saint-Nectaire, Châtel-Guyon, Châteldon, Dessaignes (Ardèche), Saint-Galmier, Camarès, Saint-Alban, Hauterive, de Vals, de Soultzmatt, de Soultzbach et beaucoup d'autres fourniraient, sans doute, des quantités de gaz carbonique suffisantes pour former des établissements de bains et douches de ce gaz. On pourrait même le préparer artificiellement. Ce serait une addition avantageuse et profitable pour nos thermes, en même temps qu'un moyen de plus, et une ressource très-précieuse pour l'art de guérir.

Je m'estimerais heureux d'avoir pu doter notre pays de cette utile importation.

J'ai adopté le gramme pour unité de poids des principes minéralisateurs fixes contenus dans 1 kilogramme d'eau; mais, lorsqu'il m'a fallu convertir à cette unité les poids étrangers, j'ai trouvé 1° que les divers traducteurs ont donné pour la *même* analyse, faite par le *même* chimiste, des quantités différentes; 2° que les nombres indiqués dans les tables publiées par l'Almanach des longitudes, etc., par MM. Chompré, Beskiba, Henry et Guibourt, Soubeiran, etc., ne s'accordent pas entre eux.

Pour m'éclairer sur ce point, j'ai acheté, dans les divers États de l'Allemagne que j'ai visités, des poids médicinaux dûment poinçonnés; et, après les avoir comparés avec les nôtres, j'ai reconnu que la *livre médicinale* (poids de Nuremberg), en usage dans toute l'Allemagne, présente, *dans le pays même*, des différences de plus de 15 grammes !... Cela ne paraîtra pas surprenant, lorsque l'on saura qu'il n'existe aucun poids prototype ni à Nuremberg, ni autre part. Quant à ceux de l'Angleterre, ils ont été détruits dans l'incendie de la tour de Londres.

J'ai dû trancher la difficulté, et j'ai adopté les nombres déduits des analyses de MM. Liebig et Frésenius, dans les traductions que ces auteurs ont faites eux-mêmes de leurs analyses en poids métriques.

D'après cela, une livre allemande de 16 onces (poids médicinal) pèserait 474 grammes 576.

1 *grain* allemand de substances, par livre de 16 onces = 0, gram. 1302 pour 1 kilogr. d'eau.

1 pouce cubique (*cubic zoll*) de gaz par livre d'eau = 37 centimèt. cubiq. 685 pour 1 litre d'eau.

ÉTUDES

MÉDICALES, SCIENTIFIQUES ET STATISTIQUES

SUR

LES PRINCIPALES SOURCES

D'EAUX MINÉRALES

DE FRANCE,

D'ANGLETERRE ET D'ALLEMAGNE.

INTRODUCTION.

On donne le nom d'eaux minérales naturelles aux eaux de certaines sources particulières, qui contiennent en dissolution différentes substances salines et minérales, quelques gaz, etc., dont elles se sont chargées dans leur parcours souterrain.

La *température* des eaux minérales n'est pas la même pour toutes; il y en a de *froides*, de *tièdes* et de *chaudes*. On les appelle *thermales* lorsqu'elles ont une température *propre*, c'est-à-dire plus élevée que la température moyenne du sol d'où elles surgissent.

Les substances minérales que l'on trouve le plus abondamment dans les eaux sont la *soude*, la *magnésie* et la *chaux*, combinées avec le chlore, le soufre, l'acide sulfurique et l'acide carbonique, pour former des *chlorures*, des *sulfates* et des *carbonates;* ces trois derniers genres de sels forment à eux seuls la presque totalité, ou plus de neuf dixièmes des éléments solides contenus dans les eaux.

Parmi les gaz, celui que l'on trouve le plus fréquemment est le gaz acide carbonique dans les eaux gazeuses; l'azote; et l'acide sulfhydrique dans les eaux sulfureuses.

Le fer, qui est l'un des éléments actifs des eaux ferrugineuses, ne s'y trouve guère que dans la faible proportion de quelques centigrammes pour 1 litre d'eau; il en est de même pour beaucoup d'autres substances.

L'origine des eaux minérales, c'est-à-dire le lieu d'où elles proviennent, la profondeur, l'étendue, la direction de leur trajet souterrain sont, en général, peu connues.

Les eaux minérales abondent particulièrement dans les régions montagneuses dont le sol est formé de roches anciennes ou volcaniques; on n'en rencontre qu'un petit nombre dans les pays de plaines.

Elles surgissent des flancs des montagnes, des fissures des rochers, et spécialement des roches appartenant aux terrains primitifs, de transition et volcanique, telles que les granits, porphyres, gneiss, schistes, basaltes, etc. Quelques-unes émergent aussi des roches calcaires et des terrains de formation plus récente.

Les Pyrénées, les Vosges, les Alpes, l'Auvergne, renferment un grand nombre de sources minérales.

La configuration du sol et le relief du terrain, dans les pays où se trouvent les sources minérales, sont ordinairement très-accidentés : on y rencontre d'énormes rochers escarpés et à pic, des vallées profondes, étroites et resserrées, des ravins, des précipices, de nombreuses cascades, etc.; en général des sites variés et très-pittoresques.

Le nombre des sources d'eaux minérales connues, décrites et analysées s'élève à plusieurs milliers pour l'Europe seulement; il est probable aussi qu'une grande quantité de ces sources viennent s'ouvrir dans la mer, les lacs et les rivières.

Distribution géographique des sources minérales d'Europe. — Toutes les contrées de l'Europe contiennent des sources minérales, mais dans des proportions variables.

Le tableau suivant fait connaître comparativement le nombre des *principales* sources minérales exploitées dans les divers États de l'Europe :

ALLEMAGNE :		Belgique	10
Autriche	13	Danemark	9
Hongrie	57	Espagne	1
Bohême	40	FRANCE	115
Gallicie	18	Grèce	6
Tyrol	2	Hollande	1
Petites principautés	123	ITALIE :	
Illyrie	1	Lombardie	5
Prusse	126	Toscane	153
Nassau	42	Sardaigne	6
Bavière	71	Royaume de Naples	13
Hanovre	12	États de l'Église	1
Wurtemberg	15	Portugal	1
Hesse	18	Russie	51
Duché de Bade	22	Suède	2
Saxe	24	Suisse	41
ANGLETERRE	36		
Iles Ioniennes	1		1,036

DES EAUX MINÉRALES DE LA FRANCE.

Suivant un relevé fait, en 1840, par l'administration des mines, le nombre des sources minérales de la France s'élevait à 750, et le nombre des personnes qui fréquentent les établissements thermaux à 75,000 par année, sans comprendre les habitants des localités voisines.

Mais, d'après un travail plus récent publié par l'Académie de médecine, le nombre des sources minérales connues en France serait de 864; le nombre de personnes qui ont fait usage des eaux dans les divers établissements thermaux de France, en 1852, se serait élevé à 93,256 pour 92 établissements, lesquels ont produit, pour la ferme ou la régie des eaux, la somme de 959,438 fr. (1).

Le mouvement du numeraire occasionné par la fréquentation de ces établissements, pour la France, est évalué à 28,000,000 de francs, et l'argent laissé dans le pays où se trouvent les sources, à 13,600,000 fr. par année.

Les principales sources d'eaux minérales, relevées en France par l'administration des mines, sont réparties, ainsi qu'il suit, entre nos divers systèmes de montagnes :

1.	Système des Pyrénées	200
2.	— des montagnes centrales	200
3.	— des Vosges	80
4.	— des montagnes du nord-ouest	66
5.	— des Alpes	28
6.	— de la Corse	12
7.	— des Ardennes	7
8.	Pays de plaines-bassin de Paris	62
	Autres bassins	5

(1) Rapport sur le service médical des établissements thermaux pendant les années 1851 et 1852, par M. Patissier.

Tableau des eaux minérales de la France classées par départements.

DÉPARTEMENTS.	Nomb. de localités où existent des sources minérales.	Température centigrade supérieure des eaux.	NOMS DES LOCALITÉS les plus fréquentées.
Ain	3	F.	
Aisne	8	F.	
Allier	8	52	Vichy, Bourbon-l'Archambault, Néris.
Alpes (Basses-)	5	34	Gréoulx.
Alpes (Hautes-)	6	33	Monestier.
Ardèche	29	53	Vals, St.-Laurent.
Ardennes	2	»	
Ariége	9	76	Ax, Ussat.
Aube	4	F.	
Aude	7	50	Rennes-les-Bains.
Aveyron	18	Th.	Cransac.
Bouches-du-Rhône	3	37	Aix.
Calvados	22	F.	
Cantal	42	88	Ste.-Marie, Vic, Chaudes-Aigues.
Charente	3	F.	
Charente-Inférieure	5	F.	
Cher	2	F.	
Corrèze	2	F.	
Corse	10	52	Sant Antonio di Guagno.
Côte-d'Or	7	F.	
Côtes-du-Nord	9	12	Dinan.
Creuse	2	56	Evaux.
Dordogne	3	F.	
Doubs	3	F.	
Drôme	13	F.	
Eure	12	F.	
Eure-et-Loir	1	»	
Finistère	5	»	
Gard	15	25	Foussange.
Garonne (Haute-)	7	66	Bagnères-de-Luchon.
Gers	2	39	Castéra, Verduzon, Barbotan.
Gironde	3	»	
Hérault	18	50	Balaruc, Lamalou.
Ille-et-Vilaine	9	F.	
Indre-et-Loire	8	F.	
Isère	13	23	Uriage, Allevard.
Jura	3	F.	
Landes	13	60	Dax, Tercis.
Loir-et-Cher	2	F.	
Loire	11	34	St.-Alban, St.-Galmier, Montbrison, Roanne.
Loire (Haute-)	14	»	
Loire-Inférieure	15	F.	Pornic.
Loiret	8	F.	
Lot	5	F.	Miers.
Lot-et-Garonne	1	»	

DÉPARTEMENTS.	Nomb. de localités où existent des sources minérales.	Température centigrade supérieure des eaux.	NOMS DES LOCALITÉS les plus fréquentées.
Lozère	9	42	Bagnols-Mazel.
Maine-et-Loire	12	F	
Manche	24	F.	
Marne	12	»	
Marne (Haute-)	8	59	Bourbonne-les-Bains.
Mayenne	5	F.	
Meurthe	15	F.	
Meuse	2	»	
Morbihan	3	F.	
Moselle	19	F.	
Nièvre	4	32	Pougues.
Nord	7	28	St.-Amand.
Oise	2	»	
Orne	11	F.	Bagnoles.
Pas-de-Calais	6	F.	
Puy de-Dôme	32	59	Mont-Dore, Bourboule.
Pyrénées (Basses-)	18	36	Eaux-Bonnes, Eaux-Chaudes, Cambo.
Pyrenées (Hautes-)	12	55	Baréges, St.-Sauveur, Cauterets, Bagnères-de-Bigorre.
Pyrénées-Orientales	30	63	Arles, Vernet.
Rhin (Bas-)	15	24	Niederbronn.
Rhin (Haut-)	8	16	
Rhône	6	F.	
Saône (Haute-)	6	56	Luxeuil.
Saône-et-Loire	5	60	Bourbon-Lancy.
Sarthe	3	F.	
Seine	3	F.	Passy.
Seine-et-Marne	6	F.	
Seine-et-Oise	14	F.	Enghien.
Seine-Inférieure	20	F.	
Sèvres (Deux-)	3	25	
Somme	7	»	
Tarn	4	18	
Var	2	»	
Vaucluse	5	F.	
Vendée	10	F.	
Vienne	7	F.	
Vosges	23	68	Plombières, Bains.
Yonne	6	F.	

N. B. On a indiqué en degrés centigrades la température la plus élevée des eaux de chaque département.
F. Froide.
Th. Thermale.

En étudiant les sources minérales de la France dans

leur ensemble et géographiquement, on peut les réunir en quatre groupes :

1° Le groupe des Pyrénées, dont les principes constituants caractéristiques sont les sulfates et l'acide sulfhydrique ;

2° Les sources de l'Auvergne, dont les principes constituants caractéristiques sont le carbonate de soude et l'acide carbonique ;

3° Le groupe du versant occidental des Alpes, du Jura, des Vosges', dans lequel le chlorure de sodium est un des éléments prédominants (Bourbonne-les-Bains, Luxeuil) ;

4° Enfin le groupe des contrées voisines de la Seine et de la Loire, le nord-est, les Ardennes, le Hainaut, la Bretagne, les plateaux tertiaires du nord et du midi ne contiennent guère que des eaux douces avec du fer et un peu d'acide carbonique, dont le type pourrait être représenté par Forges pour les eaux ferrugineuses, et par Enghien pour celles qui sont en même temps sulfureuses.

Aperçu géographique et géognostique des eaux minérales de la France.

Nous empruntons à M. le docteur Lhéritier les considérations suivantes qui sont tirées, en grande partie, de son ouvrage très-intéressant sur la clinique médicale des eaux de Plombières.

« La France est un des pays de l'Europe les plus favorisés sous le rapport du nombre, de la variété et de la température de ses eaux minérales. Nous possédons, en effet, un millier de sources, sans parler de celles qui, placées trop défavorablement, sont restées inexploitées jusqu'à présent.

De Bayonne aux plaines du Roussillon, sur le versant septentrional de la chaîne des Pyrénées, c'est-à-dire dans un espace comparativement fort restreint, on compte plus de trente sources thermales.

Parmi les plus célèbres, nous citerons celles de ***Dax***, de ***Tercis*** et de ***Préchac*** dans le département des Landes; celles de ***Cambo*** sur la Nive; les ***Eaux-Bonnes*** dans la vallée d'Ossau; celles de ***Cauterets***, de ***Saint-Sauveur*** sur le bord du gave de Gavarnie; celles de ***Baréges***, de ***Bagnères-de-Bigorre***, de ***Bagnères-de-Luchon;*** d'***Encausse***, près de Saint-Gaudens; d'***Audinac***, d'***Ussat***, d'***Ax***, dans le pays de Foix; du ***Vernet***, de ***Barbotan***, de ***la Preste***, de ***Moltig***, de ***Vinca***, d'***Arles*** et d'***Olette*** dans le Roussillon.

Presque toutes ces sources, dont la composition présente beaucoup d'uniformité, se rattachent au groupe des eaux sulfureuses. Près de l'axe de la chaîne des Pyrénées se trouvent les sources qui se distinguent par la présence des sulfures; sur les conforts méridionaux, viennent se placer latéralement celles qui contiennent des sulfates.

Il n'existe qu'un très-petit nombre de sources minérales dans les vastes plaines de la Garonne, qui s'étendent au nord des Pyrénées.

En pénétrant dans le Vivarais et vers les provinces centrales de la France, on trouve aussi un assez grand nombre de sources.

Au nord, dans le Roussillon, celles de ***Rennes-les-Bains***, dans lesquelles domine le fer associé aux carbonates calcaire et magnésien; les eaux d'***Avène*** et de ***Balaruc*** dans l'Hérault, dont les principaux ingrédients sont les chlorures de sodium et de magnésium; celles de ***la Maloue***, qui se distinguent par la présence du carbonate de soude ; enfin les eaux ferrugineuses sulfatées d'***Alais*** dans le département du Gard ; de ***Sylvanès*** et ***Cransac*** dans l'Aveyron ; les sources sulfureuses chaudes de ***Bagnols*** dans la Lozère ; les eaux alcalines thermales de ***Saint-Laurent*** et les sources alcalines froides de ***Vals***, remarquables par la grande quantité de carbonate de soude qu'elles contiennent.

Le groupe de l'Auvergne, embrassant les départements du Cantal, du Puy-de-Dôme et de l'Allier, n'est pas moins remarquable que celui des Pyrénées, sous le rapport du nombre et de l'uniformité de composition et du caractère chimique des eaux minérales.

Ici, le carbonate de soude, associé au chlorure de sodium, est le sel qui prédomine dans toutes les eaux chaudes de cette région.

Les eaux froides sont presque toutes acidules et très-chargées de gaz carbonique ; les eaux thermales le sont moins, parce que leur température élevée s'oppose à ce qu'elles retiennent ce gaz en dissolution.

Nous trouvons dans ce groupe les eaux thermales de ***Chaudes-Aigues***, celles du ***Mont-Dore***, de ***Saint-Nectaire***, de ***Clermont-Ferrand***, de ***Château-Neuf***, de ***Châtel-Guyon*** et ***Saint-Mart*** ; plus au nord, ***Vichy***, ***Bourbon-l'Archambault***, ***Néris***.

Parmi les eaux froides de la même contrée, nous devons noter ***Sainte-Marie***, ***Saint-Martin-de-Valmeroux***, ***Bar***, ***Saint-Myon***, ***Vic-le-Comte***, ***Médague*** et ***Châteldon***, sans parler de plusieurs sources à peine connues.

Sur les confins de l'Auvergne, le même caractère général prédomine toujours. Les eaux chaudes y sont moins abondantes ; mais l'acide carbonique et le carbonate de soude sont encore les principaux éléments minéralisateurs de ces sources. Nous citerons, par exemple, les eaux de *Montbrison*, de *Saint-Galmier*, de *Sail-sous-Cousan* dans le département de la Loire; celles de *Pougues* près de Nevers; de *Saint-Alban* près de Roanne, qui, indépendamment du carbonate de soude, contiennent de l'oxyde de fer, un peu de silice et d'alumine. Dans les montagnes du Morvan, près de *Château-Chinon*, les eaux chaudes de *Saint-Honoré* ont aussi beaucoup d'analogie avec les eaux de l'Auvergne. A l'ouest du plateau de cette contrée, *Evaux*, dans la Creuse, se distingue par la présence du sulfate et du carbonate; dans la Vienne, nous trouvons la *Roche-Posay*, dont les eaux sont sulfatées.

Toutes proportions gardées, il existe peu de sources minérales dans les bassins de la basse Loire et de la Seine, qui s'étendent à l'ouest vers l'océan Atlantique.

A peine en existe-t-il quelques-unes qui soient thermales, et leur composition offre un caractère tout différent de celles dont nous avons parlé précédemment.

Les sels de fer avec ou sans acide carbonique, l'acide sulfurique, l'hydrogène sulfuré et le sulfate d'alumine résument leur constitution chimique.

Dans la Loire, les sources de *Noyers*, de *Segray*, de *Saint-Gondom* et de *Ferrières* se font remarquer par leur fer et une certaine proportion de sulfate de magnésie.

Nous mentionnerons dans Seine-et-Marne *Provins;* dans la Marne, *Sermaise;* dans l'Aube, la *Chapelle-Godefroy;* dans Seine-et-Oise, *Enghien;* dans la Seine, *Passy;* dans la Seine-Inférieure, *Forges*, *Rouen*, *Aumale;* dans le nord, les eaux et boues de *Saint-Amand.*

Au nord-ouest de la France, dans la région accidentée qui compose la Vendée, la Bretagne et la basse Normandie, nous pourrions encore énumérer plusieurs sources, en général ferrugineuses, qui présentent dans leur composition des variations assez notables.

Vers la base occidentale des Alpes du Dauphiné, nous trouvons, en allant du midi au nord, une série de sources d'une composition particulière.

Dans le département des Bouches-du-Rhône, les eaux thermales d'*Aix* sont remarquables par leur pureté. Dans les Basses-Alpes, les eaux chaudes de *Digne*, celles de *Gréoulx*, outre le gaz sulfhydrique d'où elles tirent leur caractère spécifique, renferment encore une proportion considérable d'acide carbonique et de chlorure sodique. Les mêmes éléments continuent à prédominer dans les eaux chaudes de *Lamotte* et dans les sources froides d'*Uriage*, près de Grenoble.

Le chlorure de sodium est l'ingrédient principal et généralement assez abondant des eaux thermales de *Bourbon-Lancy*, dans Saône-et-Loire; de *Luxeuil* dans la Haute-Saône; de *Bourbonne-les-Bains* dans la Haute-Marne; de *Salins*, au sud de Besançon. Les sources de *Jouhe* près Dôle, avec celles de *Pouillon* dans les Landes et celles de *Campagne* dans le département de l'Aude, sont à peu près les seules en France qui se fassent remarquer par une proportion très-notable de sels magnésiens.

Examinons maintenant la nature géologique des terrains ainsi que des roches desquelles émergent les principales sources minérales de la France.

Toutes les eaux thermales sulfureuses des Pyrénées jaillissent dans le terrain primitif et à la limite de ce terrain et de celui de transition.

Les eaux minérales, qui sourdent dans les régions pyrénéennes, peuvent être distinguées en :

1° Eaux qui naissent dans la partie élevée de la chaîne; ces eaux jaillissent ordinairement soit du granit, soit des schistes de transition, plus rarement des calcaires métamorphiques : elles sont toutes ou sulfureuses thermales ou ferrugineuses.

2° Eaux qui naissent dans la partie la moins élevée des montagnes; ces dernières jaillissent ordinairement soit des ophites, soit du calcaire, soit des terrains gypseux qui avoisinent les ophites.

Les eaux sulfureuses des Pyrénées, à base de sulfure de sodium (sulfureuses naturelles), sont les plus nombreuses et les plus abondantes; on les trouve sur presque tous les points de la chaîne : elles jaillissent, le plus ordinairement, du granit ou des roches schisteuses qui l'accompagnent ou du calcaire métamorphique; presque toutes sont thermales. Ces eaux ont une réaction alcaline très-prononcée.

Les eaux à base de sulfure de calcium (sulfureuses accidentelles) naissent dans les terrains d'origine plus récente que les sulfurées sodiques; c'est dans les terrains secondaires ou tertiaires, souvent au voisinage des dépôts de gypse : ces eaux sont habituellement froides, plus riches en principes minéralisateurs, moins alcalines que les eaux sulfurées sodiques. Ces eaux sont plus rares dans les Pyrénées que les premières.

Enfin les eaux sulfureuses dégénérées, c'est-à-dire qui ont subi le contact de l'air et perdu leur sulfure de sodium, qui est remplacé par du sulfite, de l'hyposulfite et du sulfate de soude, sont assez nombreuses dans les Pyrénées; elles sont alcalines comme les eaux sulfureuses naturelles. On peut les considérer comme participant aux propriétés des eaux sulfureuses et à celles des eaux salines; elles existent principalement dans la partie orientale de la chaîne. (*M. Filhol.*)

Les sources des Pyrénées qui ne sont pas sulfureuses, thermales ou non, sortent des terrains secondaire et de transition.

Parmi les eaux thermales sulfureuses des Pyrénées, celles de *Cambo*, à leur extrémité atlantique, émergent d'un calschiste noirâtre, en lits très-inclinés, reposant sur un granit graphitique à kaolin.

Les *Eaux-Bonnes* sortent d'un calschiste de transition appuyé sur le granit qu'on voit à peu de distance au sud, et où l'on trouve les *Eaux-Chaudes* sortant directement du granit.

Les eaux de *Cauterets* viennent d'un granit à petits grains, à mica noir, renfermant un peu de stéatite, et probablement inférieur à la formation du micaschiste, qui constitue vers l'est la montagne du *Pic-du-Midi*.

Les eaux de *Baréges* émergent des roches de calschiste primordial ou de transition, qui sont placées immédiatement sous le granit de *Néoville;* celles de *Bagnères-de-Luchon* sourdent du granit en traversant un schiste argileux carboné et pyriteux qui le recouvre; celles d'*Ax* sortent aussi du granit près de sa jonction avec le micaschiste, et celles de *Bagnères-de-Bigorre* naissent d'un calcaire compacte, grisâtre, souvent pyriteux, mêlé de calschiste.

Nous trouvons aussi dans les Pyrénées des eaux minéralisées par le soufre et qui ne sont pas thermales; telles sont celles de *Cadiac*, de *la Basserre*, de *Sévignac*, de *Donzac;* mais il est à remarquer qu'elles sortent toutes vers le pied des montagnes et loin de la partie primordiale de la chaîne.

En allant des Pyrénées-Orientales vers le centre de la France, nous trouvons, dans le département de l'Aude, les sources de *Campagne*, qui sourdent d'un terrain calcaire alumineux; celles de *Balaruc* dans l'Hérault, qui viennent d'un calcaire secondaire; celles de *Cransac*, dans l'Aveyron, qui sortent d'un terrain houiller, et celles de *Bagnols*, dans la Lozère, qui ont leur point d'émergence dans un calcaire compacte alpin ou jurassique, près du terrain granitique.

Dans le centre de la France, on rencontre des masses considérables de basaltes, de porphyres, de trachytes et de tufs, constituant les buttes innombrables et les cratères des volcans éteints qui constituent ce pays. Ces masses reposent sur le granit qu'on voit çà et là au fond des vallées, et surtout à la limite occidentale de l'Auvergne.

Les eaux de *Vic*, et quelques autres qui se trouvent au pied du Cantal, sortent immédiatement du granit. Dans le département de l'Ardèche, celles de *Vals* sortent d'un granit à feldspath décomposé. Tous les sommets environnants consistent en cratères de volcans éteints et en laves épandues dans tout le Vivarais, où elles laissent quelquefois à découvert les roches fondamentales primitives.

Dans la vallée de la Dordogne, les eaux du *Mont-Dore*, au pied du volcan de ce nom, sortent d'une fissure dans le trachyte porphyritique. La chaîne des Monts-Dore consiste en deux classes de roches : en dessus, le basalte, le tuf trappéen et les brèches; en dessous, le trachyte porphyritique, visible dans les sections formées par les vallées. Dans le voisinage des sources, le trachyte passe à l'aphanite, et il est traversé par de nombreuses veines de basalte poreux; enfin, sous ces roches, on rencontre le granit, qui paraît à l'affleurement vers l'extrémité occidentale de la vallée de la Dordogne, près de la *Bourboule*, d'où sortent six sources, dont la température moyenne est de 58° centig.

Les sources de *Saint-Nectaire* sourdent directement d'un gneiss en voie de décomposition, au pied du Mont-Dore. Les sommets environnants sont couverts de fragments de basalte qui s'étendent très-loin du côté oriental.

La vallée même de laquelle sortent ces sources forme une espèce de bassin qui est fermé, du côté de l'est, par les laves du volcan de Chambon; à l'ouest, la Creuse se précipite sur une pente basaltique. Au sud de ces sources est un vaste plateau granitique qui borde, à l'ouest, la Limagne tout entière.

Plusieurs sources thermales naissent du voisinage des différents courants de laves sorties des cratères volcaniques, qui, de tous les côtés, entourent le Puy-de-Dôme; on peut les suivre le long des vallées jusqu'aux plaines de la Limagne. Les principales sont :

Saint-Alyre, qui sort d'une butte composée de débris d'aphanite, et qui tient en dissolution une quantité très-considérable de carbonate de chaux; *Saint-Mart* et *Châtel-Guyon*, qui sourdent, sous les formations volcaniques, peut-être même du granit; *Vichy*, qui sort immédiatement d'un tuf calcaire que les eaux elles-mêmes ont déposé : sous ce dépôt, il existe une autre couche de calcaire qui recouvre le granit. Suivant Brongniart, ces eaux sourdent d'un calcaire alpin et du terrain houiller associé à des poudingues porphyroïdes; *Néris*, qui sort du terrain houiller au milieu de roches granitiques; *Bourbon-l'Archambault*, qui vient d'un schiste de transition et du calcaire alpin; enfin *Bourbon-Lancy*, dont les sources émergent d'un terrain de transition, sur les limites du granit, du calcaire alpin et du terrain houiller.

Ainsi donc, en Auvergne comme dans les Pyrénées, les sources chaudes peuvent être primitivement rapportées au granit fondamental.

Dans ces deux contrées, les sels de soude sont les principaux ingrédients des sources; mais, dans celles des Pyrénées, le gaz prédominant est le sulfhydrique, tandis que dans celles d'Auvergne le gaz prédominant est l'acide carbonique.

Au nord-est de la France, nous trouvons, entre autres sources fort abondantes, les eaux thermales de Plombières et de Luxeuil, qui sortent du granit même, sous le psammite rouge des Vosges; celles de ***Bourbonne***, qui s'échappent du calcaire jurassique.

Près des Alpes occidentales, on trouve les eaux d'***Aix*** (Bouches-du-Rhône) dans le calcaire jurassique; celles de ***Gréoulx***, qui sortent aussi du calcaire compacte jurassique.

Si nous passions en revue la position géognostique qu'occupent les nombreuses sources thermales du Dauphiné, de la Savoie et du Valais, nous les verrions reposer en partie sur les roches primitives de la chaîne centrale elle-même, mais en plus grand nombre encore sur la limite des formations primitive et secondaire. »

Législation, administration et exploitation des établissements d'eaux minérales de la France.

Aux termes d'une ordonnance royale en date du 18 juin 1823, toute entreprise ayant pour effet de livrer ou d'administrer au public des eaux minérales demeure soumise à une autorisation préalable et à l'inspection des hommes de l'art.

Les autorisations sont délivrées par le ministre de l'intérieur.

L'inspection des eaux est confiée à des docteurs en médecine ou en chirurgie; la nomination en est faite par le ministre de l'intérieur.

Il n'y a qu'un inspecteur par établissement; mais, lorsque cela est jugé nécessaire, le ministre nomme des inspecteurs adjoints, pour remplacer les titulaires en cas d'absence, de maladie ou de tout autre empêchement.

L'inspection a pour objet tout ce qui, dans chaque établissement, importe à la santé publique.

Les inspecteurs doivent adresser, chaque année, au ministre de l'intérieur, des tableaux, et les réponses aux renseignements qui leur sont demandés par l'administration, les observations qu'ils ont recueillies; enfin des mémoires sur la nature, la composition et l'efficacité des eaux, ainsi que sur le mode de leur application.

Il y a, en France, cent quarante établissements, y compris ceux des bains de mer, qui possèdent des médecins inspecteurs nommés par le gouvernement.

Ces établissements sont, pour une partie, la propriété de l'État; d'autres appartiennent aux départements, à une ou plusieurs communes réunies, à des hospices; un grand nombre, enfin, des sources les moins importantes sont des propriétés particulières.

Il y a six établissements ou hôpitaux militaires thermaux, qui sont établis à Baréges, Bourbonne-les-Bains, Bourbon-l'Archambault, Vichy, Guagno (Corse) et Amélie-les-Bains.

Nos grands établissements laissent peu de choses à désirer sous les rapports hygiénique et thérapeutique ; mais, quoique la plupart de nos thermes se soient, depuis trente ans, considérablement améliorés à beaucoup d'égards, cependant, dit M. Patissier, « on en compte un assez grand nombre qui sont dépourvus d'appareils balnéaires parfaitement appropriés aux diverses exigences médicales ; il leur manque des baigneurs, des doucheurs, des étuvistes, des masseurs intelligents et habiles, etc.

« Les bâtiments destinés aux habitations des valétudinaires ne sont pas distribués et meublés avec le goût du jour. Le luxe étant devenu un besoin, un élément du succès, il faut s'y soumettre. La question des amusements n'est pas même à dédaigner, parce qu'ils sont parfois un auxiliaire à la cure hydro-minérale ; rien, en effet, n'entrave autant la guérison que l'ennui. Pour attirer et retenir les riches étrangers, les propriétaires d'établissements thermaux doivent donc réunir l'agréable à l'utile, ne rien laisser à désirer pour le confort et les agréments.

« Si les sources de l'Allemagne attirent un si grand nombre de personnes de toutes les conditions de l'Europe, c'est qu'on a fait, des localités qui les renferment, des séjours de plaisance. La France doit profiter de cet exemple ; en perfectionnant ses principaux thermes au point de vue des plaisirs, des distractions, elle y appellera une foule d'étrangers qui viendront y chercher la santé, jouir des douceurs de notre climat ainsi que des charmes d'une société polie et enjouée. »

Les personnes qui ont eu, comme nous, l'occasion de visiter les thermes des pays étrangers, de l'Allemagne spécialement, ont pu remarquer les soins attentifs de toute sorte qu'y prend l'édilité locale, même dans les plus petits endroits, pour le confort, le bien-être et l'agrément des baigneurs; la propreté exigée, obligatoire des maisons, des appartements, du mobilier, ainsi que des couchages et literies.

Des promenades nombreuses et bien entretenues; des chemins ombragés par des arbres; des allées sablées et couvertes, tracées avec art dans les champs, les bois et les prairies du voisinage; toute la campagne, en un mot, convertie en un véritable jardin anglais, avec des tapis de verdure, des gazons, des massifs d'arbres; partout des siéges et des bancs, des stations abritées construites aux endroits les plus agréables et aux points de vue les plus pittoresques, pour le repos des valétudinaires; de nombreux cabinets d'aisances, etc.;

Soir et matin, aux heures où les malades se rendent aux sources pour y boire, une musique, ordinairement bonne, fait oublier au patient ses douleurs, et le dispose agréablement pour le reste de la journée;

Des hôtels garnis, d'une architecture remarquable, avec un mobilier d'une grande propreté, élégant et recherché; un service domestique intelligent, actif et attentionné;

Des salles immenses et magnifiques pour les réunions; des concerts, des bals; des salons de conversation, de jeu et de lecture, etc.;

Des tables servies avec luxe et abondance, où viennent s'asseoir à la fois plusieurs centaines de convives;

Voilà ce que l'on trouve dans toutes les localités balnéologiques un peu importantes de l'Allemagne (1).

(1) Nous ne voulons pas dire, toutefois, qu'en Allemagne les étrangers soient moins exposés que chez nous à être les victimes de la rapacité des propriétaires de logements, des auber-

Nos thermes les plus fréquentés et les plus fashionables, Vichy, Luchon, Cauterets, les Eaux-Bonnes, etc., sont, sous ces divers rapports, bien en arrière encore des thermes de second ordre en Allemagne ; à plus forte raison, ceux qui ne viennent en France qu'en seconde ou troisième ligne.

Quant aux localités d'un ordre inférieur, elles sont, chez nous, pour la plupart, dans un état si déplorable, dans un dénûment si absolu de toute espèce de confortable, qu'il

gistes et des marchands de toute sorte ; au contraire, il est nécessaire, là plus qu'ailleurs, de faire ses conventions et d'arrêter exactement ses prix et ses conditions à l'avance.

Cette rapacité est si générale, si habituelle et souvent tellement portée à l'excès, que les administrations municipales ont *dû établir*, dans presque toutes les localités balnéologiques, des tarifs *officiels* du prix des principaux objets de consommation, ainsi que des appartements, des chambres, même dans les maisons particulières, des chevaux, voitures, du blanchissage, etc., etc.

Mais il faut savoir que ce sont les propriétaires eux-mêmes, les marchands, etc., qui, en leur qualité de magistrats municipaux, font les tarifs ; aussi tous les objets sont-ils taxés à des prix généralement très-élevés.

Partout, les indigènes considèrent les étrangers et les malades comme une proie qui leur appartient et qu'ils ont le droit de rançonner à discrétion ; ils s'étonnent même qu'on leur conteste ce prétendu droit, puisque ce sont *leurs eaux* que l'on vient boire.

A Bath (Angleterre), j'étais logé dans un hôtel dont l'enseigne était à l'*Ange*, où j'étais assez mal et fort chèrement. Le docteur Tunstall me dit : « Nous avons deux anges, l'un bon et l'autre mauvais ; vous êtes tombé sur le dernier. »

serait impossible d'y envoyer des malades appartenant aux classes élevées de la société, habitués à vivre dans une certaine aisance.

Des rues inégales, mal pavées, remplies de fumiers, d'immondices, d'eaux croupissantes, d'animaux de toute sorte;

Pour habitations, des espèces de casernes traîtreusement décorées du nom d'*auberges* et même d'*hôtels;* des chambres basses, humides et obscures, ayant vue sur les cours aux fumiers ou aux écuries; des fenêtres étroites, dont souvent une partie des carreaux est cassée; des portes mal jointes; un carrelage froid, mouillé et dégradé; point de parquets ni de tapis; des murs sales couverts d'ordures dégoûtantes; un ameublement séculaire et vermoulu; enfin des lits et des couchages infects, où sont venus successivement transpirer, depuis dix ou vingt ans, des centaines de malades, sans que ces objets soient jamais nettoyés ni lavés (1).

Pour promenades les grandes routes, les places et les chemins publics, exposés à toute l'ardeur du soleil; le café ou le cabaret du lieu pour salon de réunion; point de bi-

(1) Nous demandons, avec les plus vives instances, que des inspections sérieuses de police médicale s'étendent à ces objets, qui touchent de si près l'hygiène et la santé publiques; car, si l'insalubrité des logements est nuisible à l'homme en bonne santé, elle est pernicieuse et mortelle pour les malades.

En Italie, on brûle tout le mobilier, les couchages, le linge, qui ont servi aux malades qui sont morts à la suite de certaines maladies, telles que la phthisie pulmonaire, etc.

En France, c'est à peine si l'on nettoie la laine ou le crin des matelas qui ont servi à cent malades, qui se sont successivement remplacés dans les auberges. Nous pensons que le net-

bliothèque; point de journaux, si ce n'est quelquefois le journal de l'arrondissement, contenant les petites affiches et les annonces des immeubles à vendre dans la localité.

Quant à l'alimentation, elle est des plus communes et des plus grossières : du pain lourd et mal cuit, de grosses viandes, des ragoûts de toutes couleurs et fortement épicés; pour légumes, des choux, des haricots et des pommes de terre.

Nous pourrions citer bien des localités que la nature a gratifiées des sources minérales les plus précieuses et les plus intéressantes, qui restent improductives et presque sans emploi, à cause du mauvais état où elles se trouvent par suite de l'incurie déplorable des propriétaires et des administrations locales.

A Dax (Landes), où surgit l'une des plus belles et des plus abondantes sources thermales que possède la France, à la température de + 60° c., les abords de la place sont encombrés de femmes qui viennent y laver et battre leur linge sale, échauder et plumer leurs volailles; c'est là que les habitants de la ville viennent tour à tour déposer leurs immondices de toutes sortes; c'est le laboratoire et la succursale de l'abattoir public, où les bouchers et charcutiers vont vider, nettoyer et faire cuire les intestins des animaux. C'est tout à la fois un spectacle dégoûtant et une odeur infecte.

toyage à fond des chambres, le blanchissage des murs, le lavage et l'épuration à la vapeur des literies sont des opérations indispensables qui devraient être prescrites, obligatoires, et exécutées, au moins une fois chaque année, pour toutes les personnes tenant hôtels ou appartements garnis, surtout dans les localités hydro-minérales, dans les hospices et les hôpitaux.

A peu de distance de là, se trouvent des baraques en planches brutes et disjointes, recouvrant des trous ou des excavations pratiquées dans la terre ou dans la boue, que l'on nomme baignoires, contenant de l'eau sulfureuse thermale à laquelle on attribue des propriétés médicales assez remarquables.

Nous devons dire, toutefois, qu'on voit près de Dax des établissements d'eaux minérales sulfureuses qui sont proprement et convenablement tenus.

La ville d'Ax (Ariége) possède plusieurs sources sulfureuses très-abondantes, dont les degrés de sulfuration et de température variés permettraient un emploi thérapeutique des plus étendus. Cette ville, quoique située dans un pays très-pittoresque, n'est, si l'on en excepte quelques constructions récentes, qu'un amas de vieilles maisons en ruines. Plusieurs des établissements de bains sont vraiment hideux et repoussants.

Les bains d'Evaux (Creuse) sont situés au fond d'une excavation de catacombes.

A Capvern (Hautes-Pyrénées), j'ai vu de malheureux baigneurs obligés de passer huit ou dix heures de chaque jour sous l'ombre d'un arbre, presque le seul qui existe dans une vallée que l'ardeur du soleil convertit, pendant l'été, en une fournaise ardente. Il n'y a ni promenades ombragées, ni salle de réunion, ni cabinet de lecture!...

La source ferrugineuse de Bussang (Vosges), l'une des principales de France, qui pourrait, jusqu'à un certain point, rivaliser avec Spa, est éloignée de 4 kilomètres de la ville; on n'y trouve pas même une baraque où l'on puisse s'abriter en cas de pluie. Il y avait autrefois un établissement, mais il s'est écroulé il y a vingt ou trente ans, et on ne l'a pas rebâti. Il faut donc envoyer à Spa, ou ailleurs, des malades qui pourraient trouver aux sources de Bussang une guérison aussi certaine, aussi prompte et beaucoup moins dispendieuse.

Nous ne pousserons pas plus loin cette triste énumération des localités où se trouvent des sources thermales précieuses qui languissent oubliées, perdues ou ensevelies dans une révoltante malpropreté par suite de la négligence de leurs propriétaires, et trop souvent par la faute et le mauvais vouloir des administrations locales.

C'est à Baden-Baden, à Wiesbaden, à Hombourg, à Soden, à Téplitz, à Marienbad, etc., qu'il faudrait envoyer faire leur apprentissage à ces ineptes édiles municipaux, qui n'obéissent qu'à des intérêts mesquins, sordides et jaloux; qui non-seulement ne font rien pour la prospérité de leurs thermes, laissent dégrader et dépérir ce qui a été fait de bien avant eux, mais opposent encore la résistance la plus stupide et la plus opiniâtre à toute espèce d'amélioration (1).

« Il faudrait, dit M. Fontan, que le gouvernement s'occupât un peu plus des établissements thermaux, et don-

(1) « Les eaux minérales de Saint-Moritz (Grisons), dit Ebel, sont les plus énergiques de la Suisse. La source est à une demi-lieue du village. Les malades sont obligés d'aller prendre les eaux tous les jours, à cheval ou en voiture. On ne trouve près de la source d'autre abri, contre les injures du temps, qu'un méchant hangar ouvert. Jusqu'ici, la commune de Saint-Moritz, à laquelle la source appartient, n'a point voulu construire une auberge et des bains à côté de la source ; elle a même refusé les offres d'un prince italien, qui, en reconnaissance du rétablissement de sa santé, voulait y faire élever un grand établissement à ses frais. Ainsi les malades qui veulent se baigner sont obligés de faire transporter les eaux de la source jusqu'au

nât l'impulsion dans toutes ces questions, si importantes à la santé publique. Jamais les conseils municipaux de ces localités ne sauront décider de ces améliorations ni en faire un bon choix. C'est au gouvernement, dans ce cas, à prendre l'initiative. J'ai toujours pensé que, dans toutes les questions d'hygiène et d'utilité publiques, le gouverne-

village. Les personnes qui logent dans l'une des deux auberges du village doivent toujours compter sur 5 florins (12 fr.) de dépense journalière. » (EBEL, *Manuel du voyageur en Suisse.*)

Les abus dont il vient d'être question ont lieu, parce que les administrateurs municipaux de Saint-Moritz sont précisément les aubergistes et les loueurs de chevaux, qui veulent continuer à exploiter et rançonner l'étranger.

Quand M. d'Étigny voulut faire ouvrir une promenade à Bagnères-de-Luchon, il fut obligé de faire venir un régiment de cavalerie pour protéger les travailleurs contre là fureur des intéressés.

La même chose a eu lieu à Eger, en Bohême, où une troupe de plusieurs centaines de porteurs et de femmes vint démolir de fond en comble, en quelques heures, l'établissement que l'on avait commencé à bâtir près des sources.

A Eaux-Bonnes, où les malades laissent annuellement une somme de plus de 3 millions, ce sont des particuliers étrangers qui ont fait faire, à leurs frais, les principales promenades que l'on y trouve : promenades *Grammont*, *Eynard*, etc. Il en est de même de la promenade d'*Argout* à Eaux-Chaudes.

Il y a, aux environs de Cauterets, plusieurs sites pittoresques remarquables, des cascades, etc., que la plupart des étrangers se font un devoir d'aller visiter ; tels sont, entre autres, le Mahourat, le pont d'Espagne, le lac de Gaube, etc. Le chemin qui conduit à ces localités est l'un des plus abominables que je connaisse ; il est même dangereux en plusieurs endroits. Il faut, pendant plusieurs kilomètres d'une pente très-rapide, bordant

6

ment devait, après s'être éclairé, agir par coercition. »

L'intervention de l'État nous paraît urgente et nécessaire dans de telles circonstances : il doit évincer, mettre dehors les concessionnaires qui ne comprennent pas l'étendue de leurs devoirs envers le pays. L'État doit rentrer dans sa propriété; car les sources minérales, après tout, sont la propriété de la France et de l'humanité tout entière, et non la propriété privée de particuliers ou de communes inhabiles à les utiliser.

Que les préfets ne craignent donc pas d'imposer d'office les communes inertes ou récalcitrantes, de les obliger aux réparations nécessaires et à des améliorations utiles dans leur propre intérêt.

des précipices, sauter d'un bloc de pierre sur un autre. Il suffirait de quelques centaines de journées de manœuvres pour aplanir le chemin dans les endroits difficiles et le rendre praticable, car les matériaux se trouvent en abondance sur place.

Cela ne se fait point, parce que les habitants de la ville et de la vallée ont intérêt à louer aux étrangers, fort chèrement, leurs chevaux; qu'on est forcé de prendre des guides, des porteurs toujours fort exigeants, et parfois insolents.

Et cependant, l'argent laissé par les étrangers, à Cauterets seulement, est évalué à 1,750,000 fr. par an, c'est-à-dire à plus de trois fois l'impôt foncier du département tout entier.

Ces excursions, que l'on fait, par partie de plaisir, dans les pays de montagnes, par des chemins trop étroits, abrupts, bordés de précipices et impraticables pour les habitants des plaines ou de l'intérieur de la France, ne laissent pas que d'être trop souvent funestes aux curieux, qui en reviennent avec des contusions, des blessures graves et même des fractures; mais les guides ont grand soin de cacher ces accidents ou d'en rejeter la faute sur l'imprudence des touristes.

Souvent une dépense modique faite à propos peut donner lieu à des avantages et même à des bénéfices considérables. Ainsi l'établissement d'un appareil de douche écossaise, en 1851, dans l'un des cabinets de l'établissement de Plombières, a produit, pour ce seul cabinet, un supplément de 1,400 fr. dès la première année.

Les eaux minérales sont non-seulement des sources de santé publique, mais encore des sources précieuses de richesse et de fortune pour les pays et les localités où elles existent.

Dans l'Ariége, l'impôt foncier était, en 1852, de 600,000 fr.; des calculs statistiques, établis sur des données exactes, ont démontré que les eaux minérales de ce département y appellent, chaque année, 640,000 fr. environ, apportés par les malades étrangers.

L'Allier payait, en 1852, à l'État, pour contribution foncière, 1,300,000 fr., et les étrangers venus aux établissements thermaux de ce département y ont laissé, approximativement, 2,030,000 fr., dont :

à Vichy.	1,600,000 fr.
Néris.	280,000

Dans le département des Hautes-Pyrénées, où l'impôt foncier était, en 1852, de 512,000 fr., les baigneurs ont laissé 2,879,200 fr., dont :

à Baréges.	480,000 fr.
Cauterets.	1,749,000
Bagnères-de-Bigorre. .	350,000

M. *Patissier*, Rapp. 1852.

N'est-il pas juste et raisonnable que les localités hydrothermales fassent quelques dépenses et même des sacrifices pour le bien-être et l'agrément des étrangers, en compensation des sommes considérables que ceux-ci répandent dans le pays?

L'exploitation commerciale des eaux minérales, en France, se fait de deux manières : 1° par voie de *régie;* 2° par *fermage.* Dans le premier cas, des agents comptables, nommés par le gouvernement ou les administrations propriétaires des sources, sont chargés d'effectuer les recettes et dépenses des établissements, conformément aux tarifs fixés par les préfets et aux instructions administratives.

Dans le second cas, l'exploitation des sources est louée, affermée, pour un certain nombre d'années, à des fermiers a leurs risques et périls, moyennant une redevance annuelle déterminée, telles et telles conditions ou obligations stipulées au cahier des charges.

De ces deux modes d'exploitation, la régie est celui qui, pour les malades et surtout pour ceux de la classe indigente ou peu aisée, mérite la préférence; mais on fait à ce mode le reproche d'être peu productif, par la raison que les régisseurs attendent les clients et qu'ils font peu d'efforts pour les attirer.

Les fermiers, au contraire, font résonner toutes les trompettes de la publicité; ils multiplient les annonces et les réclames dans les journaux pour faire connaître leurs sources, appeler sur elles l'attention des malades et des médecins.

Ils font, à la vérité, pour les embellissements des thermes, pour le luxe, pour le plaisir des étrangers, certaines dépenses souvent très-considérables, que le gouvernement ou les communes propriétaires ne consentiraient jamais à exécuter pour leur propre compte.

Mais les fermiers n'ont d'autre but, d'autres soucis que de faire de gros bénéfices; peu leur importe la santé des malades, surtout de ceux qui ne peuvent pas payer cher. Ceux-ci sont donc, le plus souvent, mal servis; on leur donne les heures les plus incommodes; les cabinets de 3e classe sont toujours occupés, soi-disant, ou en réparation; on trouve vingt prétextes pour forcer les malades qui ne peuvent pas faire un long séjour aux eaux à prendre les bains d'un prix supérieur (1).

Il arrive là, en un mot, ce que nous voyons aujourd'hui dans les administrations des chemins de fer, où l'ouvrier, l'homme peu fortuné qui a besoin de faire des économies, est forcé à prendre des places et des convois de première classe s'il ne veut perdre son temps, qui est son pain, subir des retards considérables calculés et combinés avec un art machiavélique, ou être exposé à des maladies graves par des courants d'air dans des vaggons mal clos, etc.

Nous ne saurions flétrir assez énergiquement ces hon-

(1) Et cependant les bains de troisième classe sont déjà beaucoup trop chers !

Voici ce que dit à ce sujet la commission de l'Académie de médecine : « Quant au chiffre du bain de troisième classe (à Vichy) porté à 1 fr. 25 c., ce chiffre nous paraît trop élevé. Ce n'est pas sans surprise que l'on voit ces bains, qui n'ont pour toute dépense que les premiers frais d'établissement, se payer le double des bains domestiques à Paris (60 centimes), où il y a en plus l'achat de l'eau et la cherté du combustible. On oublie que, dans l'état actuel de la société, il existe entre les riches et les pauvres une classe intermédiaire très-nombreuse qui a besoin de se procurer du bien-être à bon marché, et qui, par un motif d'économie, se prive... » (*Rapport* 1852.)

teuses et infâmes spéculations dirigées contre la vie, le temps et la santé des malheureux.

Combien de fois n'avons-nous pas vu de ces infortunés voyageurs montant couverts de sueur dans des vaggons mal fermés, mal garantis contre les vents, la pluie, etc., obligés à s'arrêter en route ou descendre à leur destination visiblement atteints des premiers symptômes d'une pneumonie intense ou d'une fluxion de poitrine!

Les infortunés atteints de maladies graves, résultant de ces barbares dispositions, vont se faire traiter, ils vont mourir dans les hôpitaux et les établissements charitables...; leurs orphelins incombent à la charge de l'État.

C'est, en définitive, le pays, l'assistance publique qui supportent les charges qu'entraîne la cupidité de ces administrations.

Que le riche trouve dans les diligences et les coupés d'épaisses fourrures, de bons tapis, des cylindres remplis d'eau chaude, un large espace, des coussins moelleux, tout le confort de sa propre maison ou de sa propre voiture, rien de mieux; mais faire meurtrir et contusionner *tout exprès* le corps de l'ouvrier, du soldat déjà fatigué, brisé par l'excès du travail, sur des planches dures, contre des ais de fer qu'il serait si facile de recouvrir économiquement et presque sans aucune dépense; l'exposer à l'ardeur du soleil, au vent, à la pluie dans des vaggons mal fermés, lorsqu'on pourrait très-facilement l'en garantir; le laisser geler et transir de froid lorsqu'on jette et qu'on laisse s'échapper inutilement des masses considérables de vapeur et d'eau chaude; lui faire perdre sciemment et avec intention, par des retards et des combinaisons calculés avec une astuce et une perfidie sataniques, son temps, qui est son pain et celui de sa famille, il y a là quelque chose d'infâme et de révoltant!

Et l'on s'étonne que certaines parties de la population soient toujours hostiles aux voies ferrées! Qu'est-ce donc que les administrations de ces chemins ont fait pour leur bien-être? Accordez au moins à l'honnête ouvrier peu favorisé par la fortune, au soldat qui défend vos personnes et vos propriétés ce qui est nécessaire et indispensable pour sa santé, surtout lorsque cela se peut faire presque sans augmentation de dépense.

Quant à nous, si nous étions appelé comme juge ou comme juré à prononcer sur l'immoralité des spéculations que nous venons de stigmatiser et de signaler à la réprobation publique, nous n'hésiterions pas un instant à déclarer ***coupables d'attentat contre l'humanité***, ***d'homicide avec préméditation*** les administrateurs qui font si bon marché de la dignité et de la vie de l'homme pour oser l'avilir, le dégrader, le tyranniser et le torturer d'une manière si barbare et si odieuse.

Des faits et des abus analogues à ceux que nous venons de reprocher si vivement aux administrations des chemins de fer ne manqueront pas d'avoir lieu de la part des administrations fermières des établissements thermaux, si le gouvernement n'apporte la plus scrupuleuse attention à les prévenir.

Il est donc nécessaire que les cahiers des charges prévoient ces fraudes, qu'ils les préviennent, qu'ils les répriment sous les peines les plus sévères, qu'ils ne laissent aucun jour aux abus, aucune porte ouverte à des interprétations frauduleuses; il faut que les médecins inspecteurs et les commissaires du gouvernement soient investis d'une assez grande autorité pour réprimer les abus et résister d'une manière efficace à l'influence de compagnies souvent trop puissantes.

Nous avons insisté avec dessein sur ce point, parce que nous croyons savoir que les tendances actuelles de l'administration sont plutôt en faveur du mode de fermage que pour celui de la régie.

Cependant, ce dernier mode d'exploitation a donné lieu, plus d'une fois, à des résultats très-avantageux pour l'État ou les administrations propriétaires de sources minérales.

Ainsi, les sources de *Néris*, qui en 1828 étaient affermées 1,000 fr., ont vu leurs produits s'élever, sous la régie, à la somme de 26,459 fr. en 1852. — L'établissement du *Mont-Dore*, qui appartient au département du Puy-de-Dôme, était affermé 12,050 fr. en 1828. Le produit *net* de la régie a été, en 1852, de 28,000 fr. — *Vichy*, qui était affermé, en 1843, au prix de 80,000 fr., a produit, en 1844, au régisseur du gouvernement, la somme de 400,000 fr. (*M. Patissier*, rapport de 1852.)

Voici quels sont les résultats statistiques de l'administration des établissements thermaux en France (1852) :

		ÉTABLISSEMENTS.
Malades qui ont pris les eaux en 1852.	93,256 pour	92
Malades payants.	82,552	86
Malades admis gratuitement.	10,704	74
Bains de baignoires.	992,279	78
Bains de piscines.	172,249	27
Douches.	318,144	67
Étuves ou bains de vapeur.	15,174	11
Produit connu de la ferme ou de la régie.	959,438 fr.	76

Évaluation approximative du numéraire laissé dans le pays.	13,618,220	80
Nombre de lits des hôpitaux civils. .	420	6
Nombre de malades traités dans les hôpitaux.	1,612	6
Nombre de malades traités dans les hôpitaux thermaux militaires.	1,719	5

NOMS DES LOCALITÉS.	NOMBRE des malades payants ou gratuits.	NOMBRE des bains, de baignoires ou de piscines.	NOMS DES LOCALITÉS.	NOMBRE des malades payants ou gratuits.	NOMBRE des bains, de baignoires ou de piscines.
Bourbon-l'Archamb..	251	4,314	Eaux-Chaudes......	1,456	15,680
Néris.............	1,025	10,720	Cauterets..........	13,430	255,190
Vichy.............	5,056	118,289	St.-Sauveur........	1,847	7,958
Ax...............	1,753	20,000	Bagnères-de-Bigorre.	3,000	50,000
Chaudes-Aigues.....	710	»	Baréges............	2,416	65.805
Evaux............	450	»	Luxeuil...........	529	8,224
Bagnères-de-Luchon.	3,067	62,250	Bourbon-Lancy.....	716	5,009
Uriage............	2,500	20,900	Plombières.........	1,460	30,678
Dax..............	1,296	15,250	Bains..............	805	13,530
Bourbonne-les-Bains.	1,602	31,062	Contrexeville.......	240	300
Mont-Dore.........	1,260	8,412	Enghien...........	1,435	12,755
Eaux-Bonnes.......	1,907	3,150			

POUR LES HOPITAUX MILITAIRES THERMAUX (1852).

Bourbonne-les-Bains.........	723
Baréges.....................	493
Guagno.....................	249
Vichy......................	177
Bourbon-l'Archambault......	77

DES EAUX MINÉRALES

CONSIDÉRÉES RELATIVEMENT A LEUR SITUATION GÉOGRAPHIQUE, AUX CLIMATS, A L'ALTITUDE, A L'EXPOSITION, ET AUX DIVERSES CONDITIONS MÉTÉOROLOGIQUES GÉNÉRALES ET LOCALES.

> « La géographie médicale fournira peut-être un jour de précieuses ressources à la thérapeutique; on ira demander aux différentes régions des conditions hygiéniques propres à combattre avec succès les maladies qui menacent la santé. »
>
> (*M. Patissier.*)

La composition chimique d'une source minérale et sa température étant données, il ne faut pas croire que ses effets sur l'économie seraient identiques sous le climat de Marseille ou celui de Strasbourg, au niveau de la mer ou à une altitude de plusieurs centaines de mètres, sur un plateau élevé ou dans une vallée profonde, sur la pente méridionale ou au nord d'une montagne, etc.

Toutes ces circonstances, ainsi que beaucoup d'autres générales et même purement locales, comme le degré d'humidité ou de sécheresse, les vents dominants, les courants d'air, les variations plus ou moins brusques de la température, etc., influent nécessairement sur le mode d'administration des eaux, sur la quantité que l'on doit en prendre, la durée de la saison, l'époque la plus convenable, etc., et définitivement sur les résultats qu'on doit en retirer.

Si l'on compare entre eux divers climats, on trouve qu'ils prédisposent chacun à certaines maladies particulières, comme aussi ils offrent de précieux moyens de guérison pour d'autres maladies. Ainsi, dans les climats chauds, les congestions sanguines, les affections bilieuses, celles du foie et de la rate, etc., prennent une grande intensité (fièvre jaune). Par contre, les climats chauds et tempérés sont utiles dans les maladies de la poitrine, dans les maladies nerveuses et chroniques, pour les personnes d'une constitution lymphatique, scrofuleuse, etc.

Le climat froid et humide, l'atmosphère chargée de brouillards dans la Grande-Bretagne prédisposent d'une manière fâcheuse aux maladies de poitrine, aux affections rhumatismales, etc., à toutes les maladies qui résultent de la suppression de la transpiration et de la perturbation des fonctions de la peau.

La situation géographique d'une localité peut, jusqu'à un certain point, servir à caractériser les conditions climatériques de cette localité; mais cela n'a pas toujours lieu d'une manière exacte; différentes causes viennent apporter de grandes modifications à cette appréciation.

Quoique situées sous une même latitude, les localités diffèrent néanmoins beaucoup entre elles sous le rapport du climat et de la température, etc.; suivant qu'elles sont plus ou moins à l'est et à l'ouest. La Nouvelle-Orléans est sous la même latitude que le Caire, Canton et Naples, et certes ces quatre lieux n'ont guère de ressemblance entre eux sous le point de vue climatologique.

Isothermes. On nomme lignes isothermes des courbes qui passent par tous les points du globe où la température moyenne de l'année serait la même, s'ils étaient tous au niveau de la mer.

Ces lignes sont loin de coïncider avec les parallèles qui passent par tous les lieux équidistants de l'équateur.

La France continentale est comprise entre les isothermes ou lignes d'égale température de 15 et de 10° ; en lui joignant la Corse et l'Algérie, entre celles de 20 et de 10°.

Voici le parcours de celles de 15 et de 10°. L'isotherme de 15° coupe la côte ouest de l'Amérique près de San-Francisco (latit., 37°,48), passe dans l'État de Delawarre entre 37 et 38° latitude, puis s'élève vers le nord, atteint la frontière septentrionale du Portugal, passe un peu au nord de Rome, descend vers la Turquie septentrionale, et se termine, au Japon méridional, par 32°,45 de latitude environ.

L'isotherme de 10° est au niveau de l'embouchure de la Colombia, sur la côte occidentale de l'Amérique ; elle descend ensuite dans le nord de l'État de l'Ohio, passe à New-York, puis s'élève brusquement, atteint presque la ville de Londres, coupe la côte de France près de Dunkerque, puis redescend dans l'est, passe près de Prague, suit le nord de la mer Noire et va se terminer à l'île Nipon, dans le Japon.

Isochimènes et *isothères*. — La ligne passant par tous les points de la terre qui ont la même température moyenne, en été, est appelée *ligne isothère*; celle qui passe par tous les points ayant la même température moyenne en *hiver* prend le nom d'*isochimène*. Dans l'ouest de l'Europe, les isochimènes s'abaissent vers l'équateur, et dans l'est elles s'élèvent vers le pôle : c'est le contraire pour les isothères.

La table suivante donne la température moyenne de plusieurs lieux de la terre rangés dans l'ordre de ces températures.

Table des températures moyennes de l'année, de l'hiver et de l'été en différents lieux du globe.

LIEUX.	LATITUD.	ANNÉE.	HIVER.	ÉTÉ.
Couvent du Saint-Bernard	45° 15′N.	— 1° 1	— 8° 0	+ 5° 9
Pétersbourg	59 56	+ 2 8	8 7	16 0
Moscou	55 45	3 8	10 2	17 5
Christiania	59 54	5 3	3 7	15 8
Stockholm	59 20	5 6	3 7	16 3
Copenhague	55 41	7 7	0 9	17 2
Berlin	52 33	8 1	1 0	17 2
Dresde	51 4	8 3	1 2	17 2
Édimbourg	55 57	8 4	+ 3 5	14 1
Ratisbonne	49 01	8 6	— 1 5	17 9
Zurich	47 23	8 9	0 9	17 9
Hambourg	53 33	8 9	+ 0 4	19 0
Bâle	47 34	9 1	— 0 2	17 6
Dublin	53 23	9 6	+ 4 0	15 3
Boston	42 21	9 6	— 1 4	21 0
Genève	46 12	9 7	+ 0 9	18 4
Londres	51 31	9 8	3 2	16 7
Francfort-sur-le-Mein	50 6	9 8	1 4	18 3
Strasbourg	48 35	9 9	1 3	18 1
Prague	50 5	10 0	— 0 4	19 9
Vienne	48 12	10 4	+ 0 2	20 4
Paris	48 50	10 8	3 6	18 0
La Rochelle	46 9	11 7	4 8	19 2
Trieste	45 39	14 6	5 7	23 6
Marseille	43 18	14 6	7 3	22 7
Rome	41 54	15 5	8 3	22 8
Lisbonne	38 42 N.	16 3	11 4	21 6
Buénos-Ayres	34 36 S.	17 0		
Cap de Bonne-Espérance	33 56	19 2	14 8	23 5
Madère	32 38	19 8	17 5	22 0
Alger	36 47	21 6	16 5	26 7
Le Caire	30 2	22 2	14 5	29 5
Rio-Janeiro	22 54 S.	23 4	20 7	26 1
La Havane	23 9	25 5	22 0	28 5
Port-Louis (Maurice)	26 10 S.	25 7	23 0	28 5
Calcutta	22 33 N.	26 4	19 5	28 5

L'altitude des sources minérales, c'est-à-dire la hauteur au-dessus du niveau de la mer du point où ces sources sortent de la terre est souvent considérable.

Ainsi les sources de Louesche (Suisse-Valais) ont une hauteur de 4,500 pieds (près de 1,500 mètres) au-dessus de la mer.

Celles de Baréges (Hautes-Pyrénées) ont 1,241 mètres.

Celles du Mont-Dore (Puy-de-Dôme) ont 1,040 mètres.

« En prescrivant une source minérale, » dit M. Patissier, « le médecin doit tenir compte de sa situation plus ou moins élevée au-dessus du niveau de la mer. Il est certain, en effet, que la différence seule de la pression atmosphérique exerce une modification notable dans nos principales fonctions. Ainsi, chez les individus qui quittent des pays plats pour habiter des lieux élevés, la circulation et la respiration deviennent plus faciles, l'appétit est plus vif, la digestion plus prompte et l'assimilation plus active; on a vu également des malades descendus des montagnes se trouver parfaitement bien du séjour dans la plaine. La géographie médicale, c'est-à-dire la connaissance des lésions morbides, suivant les degrés de latitude et d'altitude, fournira peut-être un jour de précieuses ressources a la thérapeutique; on ira demander aux différentes régions de la France des conditions hygiéniques en harmonie avec les maladies qui menacent la santé. »

Tableau comparatif de l'altitude ou élévation au-dessus de la mer de diverses localités.

	Mètres.		Mètres.
Mont-Blanc	4,810	Le Vésuve	1,198
Pic du Midi	2,877	Madrid	608
Hospice du St.-Bernard.	2,491	Munich	538
Hospice de St.-Gothard.	2,075	Clermont-Ferrand	411
Passage du Mont-Cenis.	2,066	Genève	372
Passage du Simplon.	2,005	Moscou	300
Puy-de-Sancy (Mont-Dore)	1,886	Turin	230
		Dijon	217
Puy-de-Dôme	1,465	Prague.	179
Le Ballon (Vosges)	1,429	Lyon (Rhône)	163

	Mètres.
Vienne (Autr.-Danube).	133
Toulouse (Hte-Garonne).	132
Milan.	128
Rome (capitole).	46
Berlin.	40
Paris (zéro du pont de la Tournelle).	26m,5
Adour.	
A Campan.	676
Tarbes.	302
Allier.	
A Vichy.	245
A Moulins.	210
A son embouchure.	178
Doubs.	
A Pontarlier.	811
Besançon.	236
Dôle.	197
Durance.	
Au pont de Briançon.	1,249
Embrun.	790
Sisteron.	466
Orgon.	70
A son embouchure.	13
Escaut.	
A sa source.	90
Garonne.	
A Saint-Béat.	538
Saint-Gaudens.	367
Toulouse.	132
Bordeaux (étiage).	1
Isère.	
A Grenoble.	230
Loire.	
A Roanne.	267
Nevers.	178
Orléans.	92

	Mètres
Blois.	80
Tours.	48
Saumur.	40
Lot.	
A Cahors.	160
A son embouchure.	64
Marne.	
A Saint-Dizier.	135
Châlons-sur-Marne.	78
Épernay.	69
A son embouchure.	31
Meuse.	
Près Donremy.	269
A Commercy.	240
Verdun.	204
Mézières.	146
Givet.	100
Moselle.	
A sa source.	725
Épinal.	317
Toul.	204
Metz.	168
Oise.	
A la Fère.	51
A son embouchure.	35
Rhin.	
A Bâle.	254
Kehl.	146
Manheim.	92
Mayence.	83
Coblentz.	54
Bonn.	42
Cologne.	37
Dusseldorf.	27
Arnheim.	9
Rhône.	
Lac de Genève.	375

	Mètres.		Mètres.
A l'embouchure de la Saône	162	Eaux-Bonnes	638
A Valence	106	Bagnères-de-Luchon	628
Pont-Saint-Esprit	31	Marienbad (Bohême)	606
Avignon	14,5	Bagnères-de-Bigorre	567
Beaucaire	4,7	Ischl (Autriche)	498
Arles	2,2	Eger-Franzensbad (Bohême)	492
Saône.		Allevard	475
A sa source	396	Lamotte	475
Gray	208	Plombières	421
Châlons	173	Badenweiler	388
Mâcon	170	Carlsbad (Bohême)	370
A son embouchure	162	Schinznach (Suisse)	338
Seine.		Luxeuil	322
A sa source	471	Bains (Vosges)	306
Troyes	101	Schlangenbad (Nassau)	281
Melun	37	Bourbonne-les-Bains	280
Paris	30	Bourbon-l'Archambault	270
Rouen	1	Vichy	245
Yonne.		Aix (Savoie)	251
A Auxerre	95	Néris	240
Sens	66	Canstatt (Wurtemberg)	209
Sources minérales.		Nauheim	207
Saint-Moritz (Suisse)	1,726	Téplitz (Bohême)	200
Louesche (Suisse)	1,412	Baden-Baden	193
Baréges	1,270	Niederbronn	192
Mont-Dore	1,052	Hombourg (Hesse)	188
Saint-Gervais (Savoie)	1,000	Kissingen (Bavière)	185
Cauterets	992	Soden (Nassau)	137
Gastein (Autriche)	877	Pyrmont (Waldeck)	126
La Bourboule	857	Wiesbaden (Nassau)	101
Eaux-Chaudes	775	Ems (Nassau)	91
Saint-Sauveur	770	Creutznach (Prusse)	90
Ax	710	Bath (Angleterre)	5
Pfeffers (Suisse)	668	Bristol	2

Il résulte de l'élévation des lieux où se trouvent placées

les sources minérales des effets importants sur l'économie.

D'une part il y a diminution de la pression atmosphérique, et de l'autre un abaissement de la température.

Par suite de la diminution de la pression atmosphérique et de la raréfaction de l'air, les fonctions respiratoires éprouvent des modifications notables ; les inspirations deviennent plus fréquentes, la poitrine et les poumons se dilatent considérablement pour absorber un plus grand volume d'air, et obtenir ainsi la quantité d'oxygène nécessaire pour opérer la conversion du sang veineux en sang artériel.

La pression atmosphérique étant beaucoup diminuée, puisque la hauteur du baromètre n'est plus que de 60 à 80 centimètres (22 à 26 pouces), il en résulte que les contractions du cœur poussent le sang avec plus de force et d'énergie ; celui-ci pénètre alors avec une plus grande facilité jusque dans les plus petites ramifications des vaisseaux capillaires des tissus et jusqu'à la périphérie ; la circulation s'accélère et devient plus active ; mais il en résulte aussi fréquemment des accidents particuliers, tels que des crachements de sang, des hémorragies pulmonaires, etc., plus ou moins dangereuses.

D'un autre côté, l'altitude apporte dans la température moyenne de la localité des différences très-notables. D'après les expériences et les calculs de MM. de Humboldt, Ramond, etc., la température moyenne décroît de 1 degré centig. pour 180 mètres d'élévation.

A Plombières, qui est élevé à 430 mètres au-dessus de la mer, le thermomètre doit être de 2° plus bas qu'à Paris, quoique la latitude soit la même. (*Francœur.*)

On sait que le sommet des hautes montagnes est toujours couvert de neige. La hauteur des neiges éternelles, dans les Alpes, a été fixée à 2,700 mètres sur le versant nord, et à 3,000 mètres sur le versant méridional; dans les Pyrénées, à 2,730 mètres sur le versant septentrional. Le versant méridional n'offre pas de neiges permanentes.

Ainsi plus une localité s'approchera, par son altitude, de la région des neiges, même non permanentes, plus cette circonstance, ce voisinage devront contribuer à l'abaissement de la température moyenne de cette localité, et déterminer des changements brusques et des variations nuisibles à la santé.

« Quoique la vallée de Louesche, dit Ébel (1), soit exposée au midi, les matinées et les soirées sont toujours très-fraîches, et souvent même froides. J'y ai vu, un matin, au milieu du mois de juillet, toutes les maisons et toutes les campagnes couvertes de neige. Aussi les malades qui viennent y prendre les bains doivent-ils se pourvoir d'habits d'hiver. »

A Saint-Moritz, bourg de la haute Engadine (Suisse, Grisons), dont l'élévation est de 1,726 mètres, et qui possède les eaux les plus énergiques de la Suisse, il faut toujours être habillé en hiver. Le matin, on y voit souvent, au milieu de l'été, les toits et les prairies couverts de neige. (ÉBEL, art. *Saint-Moritz.*)

Lorsque je quittai les bains du Mont-Dore, le 31 août 1851, déjà le froid s'y faisait sentir d'une manière très-intense; la neige couvrait la route de Saint-Nectaire à 2 décimètres d'épaisseur; les chevaux ne pouvant plus avancer, les voyageurs furent obligés de descendre de voiture et d'aller à pied, dans la neige jusqu'à mi-jambe, par un vent glacial et un temps affreux.

Il faut noter que, la veille même du départ, les malades

(1) *Manuel du voyageur en Suisse*, art. Leuk.

avaient pris des bains et des pédiluves très-chauds. Cette seule circonstance pouvait singulièrement aggraver leur état ou, du moins, leur faire perdre les fruits d'une cure longue et dispendieuse. Pour ma part, je fus assez gravement incommodé par suite de ce fâcheux contre-temps.

Il est donc indispensable, lorsque l'on doit prendre les eaux dans une localité très-élevée, sujette, par conséquent, à de brusques variations de température, il est indispensable, disons-nous, de se munir de vêtements chauds, et de terminer le traitement avant que les froids et le mauvais temps n'arrivent.

Dans ces localités, la saison des bains commence tard et finit de bonne heure.

On ne prend guère les bains de Plombières que depuis juin jusqu'à la fin d'août, et même dès le milieu de ce mois il y a peu d'étrangers. (*Francœur.*)

Le choix de l'époque de la saison la plus convenable pour prendre les eaux doit donc être subordonné à plusieurs conditions climatologiques et météorologiques, telles que la latitude, l'altitude, la température moyenne, etc. Les mois de mai, juin et septembre, où la chaleur atmosphérique est ordinairement modérée, sont les plus favorables au traitement des affections nerveuses et gastro-intestinales, tandis que, pour les rhumatismes, les dermatoses, les scrofules, etc., la température élevée des mois de juillet et d'août vient puissamment en aide à l'action de la cure thermale.

La pureté et la vivacité de l'air, dans les localités élevées, peuvent devenir un puissant auxiliaire des eaux. Le grand air excite, fortifie et vivifie; il convient surtout aux personnes qui ont une grande faiblesse nerveuse, à celles qui ont besoin d'être puissamment animées, qui ont des affections chroniques passives des membranes muqueuses des organes de la voix ou de la respiration, etc.

La *profondeur*, les *dimensions*, l'*étroitesse*, l'*exposition*, la *direction* ou l'*orientation* et la *ventilation* des vallées, dans lesquelles viennent s'ouvrir les sources minérales, sont d'une grande importance à considérer relativement aux conséquences que ces diverses circonstances peuvent avoir sur la santé des malades, et même des habitants.

Lorsqu'une vallée est étroite, profonde, entourée par des rochers et de hautes montagnes, qui forment comme une espèce de muraille qui l'emprisonne, elle est froide et constamment humide, parce que le soleil ne peut venir l'échauffer de ses rayons.

Ainsi, à Pfeffers (Suisse, canton de Saint-Gall), au midi et à 50 mètres de distance des sources, s'élèvent verticalement des rochers nus et décharnés jusqu'à la hauteur de 220 mètres. « Aux mois de juillet et d'août, les habitants des bains ne voient lever le soleil qu'à onze heures du matin, et dès les trois heures de l'après-midi il est déjà caché par les rochers. Les appartements sont de mauvaises chambres plus ou moins obscures, etc. » (1).

A Eaux-Chaudes, Cauterets, Plombières, etc., l'élévation considérable des rochers et des montagnes qui dominent ces localités fait que le soleil s'y montre beaucoup plus tard et se cache de très-bonne heure, ce qui rend les matinées et les soirées généralement fraîches et humides. Les variations de température y sont aussi très-brusques. Les malades dont les organes de la respiration sont déli-

(1) Ebel, *Manuel du voyageur en Suisse*.

cats doivent prendre de très-grandes précautions dans ces localités.

« A Plombières, dit Francœur, la hauteur des deux montagnes qui enferment la ville tant au nord qu'au midi retarde d'au moins une heure l'instant du lever du soleil pour le fond de la vallée, et avance d'autant celle du coucher, circonstance qui doit encore ajouter à l'abaissement de la température en diminuant la durée de la présence de l'astre sur l'horizon. »

Par contre, lorsque ces vallées profondes se trouvent à l'exposition du midi, la chaleur y est excessive pendant l'été, surtout vers le milieu du jour ; c'est une véritable fournaise échauffée par les rayons brûlants du soleil, réfléchis et concentrés par les rochers qui entourent ce foyer presque incandescent.

Dans les vallées profondes, outre la pression atmosphérique, qui augmente avec la profondeur et qui, par conséquent, agit d'une manière particulière sur les organes et les fonctions de la respiration, il y a une humidité habituelle et constante ; l'air y est souvent malsain. Il y en a de nombreux exemples dans la Suisse (le Valais), le Tyrol, etc., où les habitants sont chétifs et souffreteux, où le crétinisme est endémique.

Dans les vallées étroites, comme celles de la Teple à Carlsbad, de la Lahn à Ems, etc., les malades dont la respiration est difficile et laborieuse sont quelquefois incommodés par le défaut d'air ; ils s'y trouvent mal à leur aise. Je me rappelle une dame de Paris qui me disait tous les jours à Ems : *Ah! j'étouffe ici*..... Peut-être aussi cet effet doit-il être attribué, en partie, aux émanations de gaz carbonique qui se dégagent en quantité considérable le long des bords de la Lahn.

Dans les vallées, dans les gorges de montagnes, il s'établit ordinairement des *courants d'air* plus ou moins vifs à certaines heures du jour ou selon les vents.

Lorsque le courant est modéré, il rafraîchit la température, corrige les effets d'un soleil trop brûlant; il enlève l'excès d'humidité du terrain, il assainit et purifie le pays et l'atmosphère.

Mais dans certaines localités, au détour de quelques défilés, le courant d'air est parfois si vif et si froid dans les lieux élevés ou même seulement ombragés, qu'il serait très-imprudent de rester exposé à ce courant après une marche un peu longue, lorsque le corps est en transpiration, sans être couvert de vêtements chauds et très-épais.

Ces courants d'air, qui augmentent quelquefois d'intensité lorsque le soleil vient à être caché par des nuages, amènent des changements brusques dans la température, un refroidissement considérable et instantané qui peut devenir pernicieux pour les personnes sensibles et délicates.

Il y a, dans les environs de Cauterets et d'Eaux-Chaudes, plusieurs points où les courants d'air sont ordinairement très-rapides et froids.

L'*orientation* ou l'*exposition* des vallées, leur *direction* et leur *ouverture* au nord, au midi, à l'est ou à l'ouest sont autant de causes locales qui modifient les circonstances et les conditions générales du climat, et qui influent puissamment sur la santé des habitants.

Le voisinage des hautes montagnes, qui sont couvertes de neige pendant une partie de l'année, la proximité de grandes forêts donnent aux contrées avoisinantes une certaine âpreté : ainsi Vichy et Néris se sentent du voisinage des montagnes de l'Auvergne; Plombières, de celui des Vosges.

Mais ce qu'il importe de considérer surtout, c'est si les sources ou les habitations sont situées sur le versant sud ou nord des montagnes; si elles sont plus ou moins abritées, protégées contre les vents du nord et de l'est ou si elles y sont exposées. Dans ce dernier cas, les conditions sont encore plus défavorables lorsque la source est située à une grande élévation.

Le climat de Wiesbaden est plus doux et plus tempéré que celui des localités avoisinantes, parce que cette ville se trouve abritée contre les vents du nord et de l'est par les monts Taunus.

Il en est de même de la ville de Nice, située sur le versant méridional des Alpes, qui la protégent contre les vents froids; mais, pour ressentir tous les bons effets de ce climat très-doux, il est nécessaire de pénétrer jusque vers le fond de la vallée, car la température au voisinage de la mer est bien plus variable et moins chaude que dans l'intérieur des terres.

Dans la partie des Vosges située au delà de Saverne, la hauteur moyenne de ces montagnes est d'environ 900 mètres. La pente occidentale des Vosges est très-douce, la pente orientale beaucoup plus rapide est d'environ 2° et demi. Il résulte, de là, que les vallées orientales des Vosges sont profondes et très-abritées. Le versant occidental, au contraire, offre une sorte de plateau uniformément incliné vers les plaines de la Lorraine, sur lequel les vents ont plus de prise.

Les cours d'eau plus ou moins abondants, plus ou moins rapides entretiennent une fraîcheur agréable ou une humidité habituelle et surabondante de la terre.

« A Plombières, la grande abondance des eaux courantes produit, par l'évaporation d'un sol sillonné de mille ruisseaux, un abaissement notable de température, qu'accroissent encore les vastes forêts voisines. Il fait donc bien plus froid à Plombières qu'à Paris, surtout le matin et le soir. » (*Francœur.*)

Les eaux stagnantes forment des marécages et produisent, dans certaines saisons surtout, des fièvres intermittentes endémiques.

Ainsi, à l'hôpital du Saint-Esprit, à Rome, le nombre des malades admis est double et même triple, dans les mois de juillet, août et septembre, de ce qu'il est pour les autres mois de l'année, à cause des fièvres locales endémiques.

Quelquefois une culture bien entendue peut atténuer en grande partie les effets de ces effluves pernicieux en faisant disparaître cette cause d'insalubrité.

On en voit des exemples à Eger, à Pise, etc.

Enfin, dans beaucoup de localités, le voisinage des sources minérales donne lieu à un dégagement plus ou moins considérable de gaz carbonique ou de vapeurs sulfureuses. — Ces gaz se répandent dans l'air environnant, lorsqu'il est agité, ou restent concentrés et presque immobiles dans les parties inférieures. A Acqui, dans certains temps de l'année, les émanations de nature sulfureuse sont tellement abondantes qu'on doit souvent interdire l'approche des sources.

L'air atmosphérique, imprégné de vapeurs sulfureuses qui se dégagent des sources minérales d'Ax, d'Amélie-les-Bains, y rend la phthisie pulmonaire très-rare. (*M. Alibert.*)

Enfin l'air des bords de la mer, chargé de particules salines, est éminemment utile comme tonique et fortifiant.

On sait que l'on rencontre rarement des écrouelleux sur le littoral maritime.

Dans quelques localités de l'intérieur du continent on a mis à profit l'évaporation considérable qui a lieu dans les bâtiments de graduation des salines. On a constaté que l'air qui environne ces édifices est très-chargé de particules de chlorure de sodium. On a construit à Creutznach, à Nauheim, des habitations où les malades peuvent venir respirer cet air marin, demeurer plus ou moins longtemps soumis à l'action bienfaisante de ces vapeurs.

On en a obtenu de très-bons effets.

CLIMATOLOGIE ET MÉTÉOROLOGIE DE LA FRANCE.

Nous avons dit, précédemment, que la France est comprise entre les *isothermes* ou lignes d'égale température de 10 à 15°.

Les lignes d'égale température en été (*isothères*) et celles d'égale température en hiver (*isochimènes*) ont un trajet fort différent les unes des autres, et fort différent aussi des *isothermes* ou lignes d'égale température *moyenne;* ainsi, suivant Berghaus, l'*isothère* de 20° part de l'embouchure de la Gironde, coupe la Loire au niveau de Moulins, la Saône à son confluent avec le Doubs, et le Rhin non loin de Mulhouse. L'*isochimène* de 5° coupe la presqu'île de l'Armorique à Saint-Brieuc, puis descend parallèlement à la côte ; puis, au niveau de la Rochelle, se dirige vers l'est, coupe le Rhône à la hauteur de Valence et se prolonge vers le golfe de Gênes. Le trajet de ces lignes est d'une grande importance, car il se lie intimement à celui des courbes qui limitent les régions occupées par certains végétaux sauvages ou cultivés.

Température moyenne. Si l'on cherche la température moyenne de tous les points de la France où cette température a pu être déterminée avec une précision suffisante, on peut estimer sensiblement la température moyenne de la France à 12° centigrades; mais on comprend que, dans un pays aussi étendu, il y a de nombreuses variations, de grandes différences du nord au midi.

Dans l'état actuel de nos connaissances sur les températures moyennes des principales villes de France et des localités thermales, on ne peut encore fixer d'une manière certaine les isothermes ; il reste à faire sur ce point des observations exactes qui deviendront un jour du plus haut intérêt.

Toutefois on peut prendre comme certaines les températures moyennes des dix villes ci-dessous désignées et supposées au niveau de la mer :

Pau.	14°,7	Genève.	11°,8
Toulouse.	13 ,4	Strasbourg.	10 ,6
Marseille.	14 ,3	Paris.	11 ,0
Orange.	13 ,3	Metz.	10 ,7
Lyon.	12 ,7	Bruxelles.	10 ,3

D'une manière générale, on peut dire que les isothermes vont de l'est à l'ouest en s'élevant vers le nord. Ainsi Strasbourg et Bruxelles, Genève et Nantes sont sensiblement sous les mêmes isothermes, quoique leur latitude soit bien différente.

Si nous comparons ensemble les différences entre la température moyenne de l'hiver et celle de l'été dans les diverses régions de la France, nous trouverons que ces différences vont en diminuant à mesure que l'on s'approche de l'Océan ou de la Méditerranée.

Ainsi plus on s'éloigne des côtes, plus la différence

entre la température moyenne de l'été et celle de l'hiver augmente.

Les vents de sud-ouest, si fréquents en hiver, annoncent en Angleterre les chaudes vapeurs de l'océan Atlantique, qui s'opposent au rayonnement de la terre et dégagent, en se précipitant sur le sol, une énorme quantité de chaleur latente ; de là l'extrême douceur des hivers en Irlande et sur la côte occidentale d'Angleterre. L'hiver est la saison des eaux à Bath.

La rigueur des hivers et la chaleur des étés augmentent à mesure qu'on pénètre dans le continent européen.

Pluie. — La quantité de pluie qui tombe annuellement varie selon les saisons et les différentes localités. L'Europe, sous le point de vue de distribution de la pluie dans les diverses saisons, se divise en trois zones bien distinctes. Celle à pluie d'hiver comprend la pointe occidentale de la péninsule Ibérique, la pointe méridionale de la Sicile et le Péloponèse.

La seconde, où la plus grande quantité de pluie tombe en automne, s'étend tout le long des côtes occidentales de l'Europe, depuis le cap Nord jusqu'à Coimbre, en Portugal, et sur tout l'archipel des îles Britanniques.

La troisième région, où les pluies d'été sont les plus abondantes, embrasse toute l'Europe continentale et forme une pointe qui s'avance au milieu de la France jusqu'au 46e degré de latitude. Les provinces du nord-est et du centre appartiennent à cette région.

La quantité de pluie dans les diverses saisons diminue à mesure qu'on s'avance dans l'intérieur des continents. Sur la côte occidentale d'Angleterre, elle est de 94 centimètres par an ; sur la côte orientale et à l'intérieur, de 34 centimètres. Sur la côte de France et de Hollande, elle est de 67 centimètres ; dans l'intérieur de ces deux pays, de 65 centimètres ; — dans les plaines d'Allemagne, de 54 centimètres ; — enfin à Pétersbourg et Bude, seulement de 35 à 37 centimètres.

La quantité moyenne annuelle de pluie qui tombe en France est de 68 centimètres.

En étudiant la distribution de la pluie dans les diverses saisons, on voit que dans toute la France, le nord-est et le centre excepté, la plus grande quantité d'eau tombe en automne.

L'été vient ensuite, puis le printemps et enfin l'hiver. Toutefois cet ordre varie dans les diverses régions climatoriales de la France, comme on pourra le voir par le tableau suivant :

Pluie dans les cinq régions climatoriales de la France.

CLIMATS.	Quantité annuelle moyenne en mill.	QUANTITÉ RELATIVE.				ORDRE DES SAISONS, eu égard à la quantité de pluie.	NOMBRE des jours de pluie.
		Hiver.	Printemps	Été.	Automne.		
Vosgien..........	669	19	23	31	27	Été, automne, printemps, hiver.....	137
Séquanien (les presqu'îles exceptées).	548	21	22	30	27	Été, automne, printemps, hiver.....	140
Girondin.........	586	25	21	23	34	Automne, hiver, été, printemps.	130
Rhodanien........	946	20	24	23	34	Automne, printemps, été, hiver..	107
Méditerranéen.....	651	25	24	11	41	Automne, hiv., printemps, été.......	53
Moyenne. .	681	22	23	23	33		113

Vents. — La France appartient à la grande zone du

vent du sud-ouest, zone qui s'étend du 28ᵉ au 60ᵉ degré de latitude septentrionale.

D'après M. Kaemtz, la direction moyenne du vent dans toute la France est sud-88-ouest.

En égalant à 100 le nombre des vents d'est, celui des vents d'ouest est représenté par 252; en égalant à 100 le nombre des vents du nord, celui des vents du sud est représenté par 103.

Sous le point de vue de la direction moyenne du vent, on peut, avec M. Fournet, diviser la France en quatre régions :

1. Région du vent du sud-ouest..	Côtes occidentales de Bordeaux à Dunkerque; massif central; vallée du Rhin.
2. Région du vent du nord.......	Vallée de la Saône et du Rhône, de Dijon à Viviers.
3. Région du vent d'ouest........	Bassins de la Garonne et de l'Aude.
4. Région du vent du nord-ouest (*mistral*)......	Bassins de l'Hérault et du Rhône jusqu'à Viviers.

Le vent du sud-ouest est le vent pluvieux dans toute la France, excepté au pied des Pyrénées et dans le bassin de la Saône et du Rhône.

Orages. — La France se trouve placée dans la région des orages d'été, qui comprend presque toute l'Europe. Le nombre relatif des orages d'été croît à mesure qu'on s'éloigne de l'Océan, tandis que celui des orages d'hiver diminue. Vers les côtes de la Méditerranée la proportion des orages d'automne tend à devenir prédominante.

On peut dire aussi que, à latitude égale, les orages sont

plus communs à mesure que l'on s'avance de l'ouest à l'est.

D'après M. Kaemtz, en supposant que le nombre des orages pendant une année soit de 1,000, la distribution des orages a lieu de la manière suivante :

Nombre relatif des orages dans les quatre saisons.

RÉGIONS.	HIVER.	PRINTEMPS.	ÉTÉ.	AUTOMNE
Europe méridionale.	89	177	525	200
Suisse...........	4	206	600	100
Allemagne.........	14	244	660	82
Europe centrale....	0	157	793	50

Grêle et grésil. — En supposant que le nombre total des grêles, pendant une année, soit de 1,000, leur distribution, suivant les saisons, serait :

Hiver.	328	Été.	70
Printemps.	395	Automne.	207

Hauteur du baromètre. — Réduite à ce qu'elle serait au bord de la mer, la hauteur moyenne du baromètre n'est pas la même à différentes latitudes; elle va en diminuant d'une manière assez rapide à mesure qu'on s'éloigne de l'équateur.

Hauteur moyenne du baromètre supposé au niveau de la mer :

Marseille.	762^{mm},14	Paris.	761^{mm},41
Avignon.	762 ,02	Dunkerque. . . .	760 ,49

Suivant M. Ch. Martins (1), auquel nous empruntons en

(1) *Patria.*

grande partie les documents qui suivent relativement à la climatologie spéciale de la France, on peut distinguer, en France, cinq régions climatoriales ou climats différents, en donnant à ce dernier mot un sens plus restreint que celui qu'il a dans le langage de la météorologie générale.

Ces climats peuvent être distingués sous les noms suivants :

1. Le climat vosgien ou du nord-est;
2. Le climat séquanien ou du nord-ouest;
3. Le climat girondin ou du sud-ouest;
4. Le climat rhodanien ou du sud-est;
5. Le climat méditerranéen ou provençal.

Les deux premiers nous offrent l'exemple de climats assez froids; mais l'un est continental comme celui de l'Allemagne, et l'autre marin comme celui de l'Angleterre. Les deux climats suivants présentent les mêmes différences, mais ils sont beaucoup plus tempérés.

1. CLIMAT VOSGIEN.

C'est celui de toute la région comprise entre le Rhin, la Côte-d'Or, les sources de la Saône et la chaîne qui s'étend de Mézières à Auxerre.

Température. — La température moyenne des villes de cette région est de 9°,6 environ. Les hivers y sont plus rigoureux que dans aucune autre partie de l'empire, car leur moyenne, pour les villes de Strasbourg, Mulhouse, Épinal et Genève, ne s'élève pas au-dessus de 0°,6. Mais, d'un autre côté, les étés sont beaucoup plus chauds, à latitude égale, que dans les régions occidentales. Ainsi l'été moyen de ces mêmes villes est de 18°,6, par conséquent presque aussi chaud qu'à l'embouchure de la Loire; tandis que l'hiver est souvent aussi froid que celui du Holstein. La température du mois le plus froid égale souvent celle du même mois à Hambourg, et celle du mois le plus chaud correspond à la chaleur du même mois à la Rochelle.

La différence moyenne entre l'hiver et l'été, dans cette région, est d'environ 18°,0.

Le nombre moyen annuel des jours de gelée s'élève à 70° ; à Paris, il n'est que de 56.

Pluie. — La quantité moyenne annuelle de pluie qui tombe dans cette région est évaluée à 669 millimètres, c'est-à-dire qu'elle est supérieure à celle qui arrose annuellement les bassins de la Seine, de la Loire et de la Gironde.

Dans le climat vosgien la quantité d'eau des pluies d'été l'emporte sur celle des pluies d'automne, tandis que c'est le contraire dans les climats girondin, rhodanien, méditerranéen. La quantité de pluie qui tombe en été est, en moyenne, de 40 millimètres de plus qu'en automne.

Le nombre moyen annuel de jours de pluie est de 137. A Strasbourg, la moyenne des jours de pluie est de 34 en été et de 32 en automne.

Vents. Sauf un petit nombre d'exceptions locales, ce sont les vents sud-ouest et nord-est qui dominent dans le climat vosgien.

Orages. — Le nombre annuel des orages est considérable dans cette région ; 20 à 25 orages annuels.

Climat de Strasbourg.

Altitude, 144 mètres.

Température moyenne annuelle (32 ans) = 9°,8.

Hiver.	1°,1	Été.	18°,3
Printemps.	10 ,0	Automne.	10 ,0

Nombre annuel des jours de gelée = 57.

Températures mensuelles moyennes.

Janvier.	0°,2	Juillet.	18°,5
Février.	3 ,0	Août.	18 ,1
Mars.	5 ,5	Septembre.	14 ,5
Avril.	9 ,4	Octobre.	9 ,8
Mai.	15 ,1	Novembre.	4 ,9
Juin.	16 ,9	Décembre.	1 ,9

Pluie. — Quantité annuelle moyenne = 685^{mm},2.

Pluie par saisons :

Hiver.	113^{mm},47	Été.	220^{mm},13
Printemps. . . .	159 ,24	Automne.	175 ,41

Nombre moyen annuel des jours de pluie = 115.

Jours de pluie par saison (1804-1820).

Hiver.	23 jours.	Été.	33 jours.
Printemps. . . .	29	Automne.	30

Nombre annuel moyen des jours de

Neige.	16	Couverts.	138
Brouillard.	59	Sereins.	79

Mois les plus humides : novembre, janvier, décembre.

Mois les plus secs : mai, avril, juin.

Vents. — Fréquence relative, le nombre total étant supposé de 1,000 (1806-1820).

Nord.	97	Sud.	268
Nord-est.	237	Sud-ouest.	120
Est.	58	Ouest.	39
Sud-est.	87	Nord-ouest.	94

Orages. — (1806-1827.)

Nombre annuel moyen = 16,40.

Orages d'été = 10,17; orages d'hiver = 0,04.

La hauteur moyenne du baromètre, réduit à zéro, est, à Strasbourg, de 749^{mm},20 (151^{m},5 au-dessus du niveau de la mer).

A Metz, la hauteur moyenne du baromètre, réduit à zéro, est de 745^{mm},96; la hauteur au-dessus du niveau de la mer est de 187^{m},9.

Le climat vosgien peut se caractériser ainsi qu'il suit :

Étés chauds, hivers rigoureux.

Quantité de pluie annuelle plus considérable que dans le nord-ouest, le sud-ouest et le midi, et moindre que dans la vallée du Rhône. Les pluies d'été l'emportent sur celles d'automne.

Les vents régnants sont le sud-ouest et le nord-est, qui soufflent à peu près aussi souvent l'un que l'autre dans le cours de l'année.

Orages fréquents, surtout en été; à peu près inconnus en hiver.

Le climat vosgien a une grande analogie avec celui de l'Allemagne continentale.

2. CLIMAT SÉQUANIEN OU NORD-OUEST.

Il comprend toute la frontière du nord, depuis Mézières jusqu'à la mer, d'un côté; et de l'autre jusqu'à Auxerre, le cours de la Loire et du Cher.

Le climat séquanien ressemble beaucoup à celui de l'Angleterre et de la Hollande; c'est un climat marin, insulaire, égal.

Température. — La température moyenne annuelle des villes de cette région est d'environ 10°,9. La différence entre la température moyenne annuelle de l'hiver et celle de l'été est beaucoup moins forte que dans le nord-est de la France, et elle devient d'autant plus faible que l'on s'avance davantage vers l'ouest; elle est de 15°,9 à Arras, de 14°,1 à Paris, de 12°,2 à Angers, de 10°,8 à Cherbourg et à Brest.

Les étés sont moins chauds et les hivers moins rudes que dans la région vosgienne. La différence entre les températures moyennes de l'hiver et de l'été n'est que de 13°,6, tandis qu'elle s'élève à 18° dans la région vosgienne.

Le grand courant d'air océanien réchauffe les côtes de France pendant l'hiver et les rafraîchit pendant l'été.

Les hivers, eu égard à leur température, sont intermédiaires entre les hivers rigoureux du climat vosgien et les hivers doux dont on jouit dans le midi de la France.

La température moyenne de l'hiver peut être estimée à 3°,95. Dans la vallée du Rhin, elle est seulement de 1°,0. — Dans le climat girondin, nous la trouverons de 5°,0.

Le nombre des jours de gelée est moindre que dans le climat nord-est, et s'élève, en moyenne, à 50 pour Bruxelles, Paris et Bourges.

Les étés sont moins chauds dans le nord-ouest; la température moyenne de l'été n'est que de 17°,6 dans la région séquanienne, tandis que dans la vallée du Rhin elle est de 18°,5.

Pluie. — La quantité absolue de pluie qui tombe dans la région séquanienne pendant le cours de l'année est de 548 millimètres; elle est moindre que dans le climat vosgien, mais elle va en augmentant à mesure que l'on s'avance vers l'ouest. Dans les départements de la Manche, des Côtes-du-Nord, du Morbihan, elle s'élève probablement à 800 millimètres, et va jusqu'à 900 millimètres dans le Finistère. En même temps, tout le long du littoral, les pluies d'automne l'emportent sur les pluies d'été; mais, à Paris, les pluies d'été l'emportent de 20 millimètres sur les pluies d'automne. Dans toute cette région, c'est en hiver qu'il tombe le moins d'eau.

Le nombre moyen annuel des jours de pluie est de 140. Le nombre moyen des jours de pluie, en été, est de 31; il est de 37 en automne. A Paris, les deux nombres sont à peu près égaux, 36 et 37.

Vents. — Le vent dominant dans la région séquanienne est le sud-ouest, qui souffle dans cette direction pendant un tiers de l'année. Après le sud-ouest, les vents de nord-est et de nord sont les plus communs.

Orages. — Le nombre annuel des orages varie de 12 à 20, tandis que dans le climat vosgien il est de 16 à 24. Ils sont moins communs, en été, que dans le climat vosgien, mais ils sont moins rares en hiver.

La pression atmosphérique au bord de la mer est de 761^{mm},40.

On peut résumer ainsi les caractères du climat nord-ouest ou *séquanien :*

C'est un climat égal ou marin dont les caractères se prononcent d'autant plus qu'on approche davantage du bord de la mer. Vers l'est, il prend les caractères d'un climat continental; vers l'ouest, ceux d'un climat insulaire.

Les hivers sont moins rigoureux que dans l'est, plus froids que dans le midi. Les étés sont moins chauds que dans l'est et le midi; de là une température relativement uniforme dans le cours de l'année, du mois et du jour.

Dans l'est de la région, la plus grande quantité de pluie tombe en été. A l'ouest de Paris, les pluies d'automne l'emportent sur celles de l'été à mesure qu'on se rapproche davantage de l'Océan. La moyenne du nombre des jours de pluie est aussi plus grande en automne qu'en été.

Le nombre annuel des orages paraît être moindre que dans toutes les autres régions de la France. Un peu plus de la moitié des orages éclatent en été ; les autres au printemps, en automne et en hiver.

Climat de Paris.

Altitude. — Le zéro placé au pont de la Tournelle est à 26m,2 au-dessus de la mer.

La température moyenne de l'année = 10°,74.

La température par saisons (33 ans) :

Hiver.	3°,3	Été.	18°,1
Printemps.	10 ,3	Automne.	11 ,2

Températures mensuelles moyennes (20 ans) :

Janvier..	2°,05	Juillet.	18°,61
Février.	4 ,75	Août.	18 ,44
Mars.	6 ,48	Septembre..	15 ,76
Avril.	9 ,83	Octobre.	11, 35
Mai..	14 ,55	Novembre.	6 ,78
Juin.	16 ,97	Décembre.	3 ,96

Nombre de jours de gelée = 56.

Pluie. — Nombre de jours de pluie = 144,5.

Quantité moyenne annuelle de pluie = 471 millimètres ; sur le sol de la cour de l'observatoire = 546 millimètres.

Cette quantité, d'après M. de Gasparin, se distribue de la manière suivante entre les diverses saisons :

Hiver.	116mm,40	Été.	171mm,89
Printemps. . . .	140 ,76	Automne.	134 ,45

La quantité de pluie qui tombe en un jour est, en moyenne, de $3^{mm},61$.

Nombre annuel moyen des jours de pluie dans les diverses saisons (20 ans) :

Hiver.	34 jours.	Été.	36 jours.
Printemps. . . .	35	Automne.	37

Nombre annuel moyen des jours de

Neige.	12	Brouillards.	180
Couverts.	184	Grêle.	9
Nuageux.	181		

Orages. — Nombre annuel moyen = 13,6.

Orages par saisons :

Hiver.	0,3	Été.	7,6
Printemps.	3,8	Automne.	1,9

Vents. — Fréquence relative (pour 1,000) :

Nord.	127	Sud.	173
Nord-est.	106	Ouest.	190
Est.	64	Nord-ouest.	94
Sud-est.	65		

Direction moyenne du vent dans chaque saison :

Hiver.	S. 48° O.	Été.	N. 88° O.
Printemps. . . .	N. 88 O.	Automne.	S. 48 O.

Pression atmosphérique. — A 65 mètres au-dessus du niveau de la mer, à l'observatoire, la hauteur moyenne du baromètre est de $756^{mm},08$.

3. CLIMAT SUD-OUEST OU GIRONDIN.

Il s'étend depuis la Loire et le Cher jusqu'aux Pyrénées.

Le climat girondin participe à la fois du climat séquanien et du climat rhodanien ; il a moins d'analogie avec le nord-est et la Provence.

Température. — La température moyenne générale est de 12°,7, par conséquent plus élevée de 2 degrés environ que dans le nord-ouest de la France. La différence moyenne entre l'hiver et l'été est de 16°, et par conséquent supérieure de 2° 1/2 à la même différence dans le climat séquanien. Cette particularité s'explique très-bien par l'avancement que font, dans l'Océan, le Cotentin et l'Armorique.

La température moyenne des étés, dans la région du sud-ouest, est de 20°,6.

La température moyenne des hivers est de 5° environ. Les hivers ne sont donc guère plus doux que dans le nord-ouest; mais les étés y sont plus chauds.

A Toulouse et à Pau, le nombre des jours de gelée n'est que de la moitié de celui de Paris.

Pluie. — La quantité annuelle moyenne de pluie, dans cette région, peut être évaluée à 586 millimètres; vers les Pyrénées, la quantité de pluie augmente beaucoup. En égard aux quantités de pluie, les saisons doivent être rangées dans l'ordre suivant : automne, hiver, été, printemps; tandis que dans le nord de la France l'ordre est différent, savoir : été, automne, printemps, hiver.

Le nombre annuel moyen des jours de pluie ne s'élève qu'à 130 ; c'est moins que dans le nord-ouest.

Vents. — Cette région est aussi sous l'empire des vents sud-ouest ; mais ils ne sont plus dominants comme dans le centre et le nord de la France. A mesure qu'on avance vers le sud, les Pyrénées forment une barrière qui arrête ces vents, et ceux de l'ouest deviennent alors prédominants.

Orages. — Plus communs que dans le nord-ouest de la France, les orages le sont moins que dans le nord-est et le sud-est. — Leur nombre varie entre 15 et 20; la plupart éclatent pendant l'été.

Climat de Pau.

Altitude, 205 mètres au-dessus du niveau de la mer.
Température moyenne annuelle = 13°,39.
Moyennes mensuelles :

Janvier	3°,98	Juillet	21°,65
Février	7 ,69	Août	23 ,47
Mars	11 ,13	Septembre	19 ,98
Avril	11 ,38	Octobre	14 ,16
Mai	16 ,61	Novembre	7 ,84
Juin	20 ,07	Décembre	5 ,89

Nombre annuel moyen des jours de gelée = 25 jours.
Pluie. Quantité moyenne annuelle, 1,085 millimètres.

Hiver	287mm	Été	151mm
Printemps	322	Automne	325

Nombre annuel des jours de pluie = 125; de grêle, 4.
Hauteur moyenne du baromètre, réduit à zéro, à midi, = 745mm,3.
Bagnères-de-Bigorre, d'après M. Ganderax :
Température moyenne annuelle = 12°,09.
Moyennes mensuelles :

Janvier	5°,20	Juillet	18°,72
Février	6 ,30	Août	18 ,44
Mars	8 ,10	Septembre	16 ,72
Avril	11 ,65	Octobre	13 ,09
Mai	14 ,54	Novembre	8 ,10
Juin	16 ,97	Décembre	7 ,30

Les caractères du climat girondin sont en résumé :

Une température moyenne plus élevée que dans le nord, moindre que dans la Provence et le Languedoc; un climat plus excessif que dans le nord-ouest, plus égal que dans le nord-est et le sud-est; la prédominance des pluies d'automne et d'hiver; celle des vents de sud-ouest et de nord-est dans le nord de la région, de nord-ouest ou de sud-est dans le sud; 15 à 20 orages annuels, voilà ce qui caractérise spécialement le climat girondin, que l'on peut regarder comme le climat moyen de la France, tandis que les climats vosgien et méditerranéen sont des climats extrêmes.

4. CLIMAT SUD-EST OU RHODANIEN.

Le climat rhodanien ou du sud-est comprend toute la vallée de la Saône et du Rhône.

Température. — La température moyenne est de 11° environ dans la vallée de la Saône et du Rhône.

Les différences entre l'hiver et l'été sont aussi fortes que dans le climat vosgien; car elles s'élèvent, en moyenne, à 18°,6. Les hivers sont plus doux que dans le nord-est, leur moyenne est de 2°,5; mais les étés sont aussi beaucoup plus chauds.

La moyenne de l'été est de 21°,3.

Pluie. — La quantité de pluie annuelle moyenne est supérieure à celle qu'on observe dans toute la France. Il tombe, annuellement, dans cette région 946 millimètres d'eau.

En désignant par 100 la quantité annuelle moyenne de pluie, cette quantité se partage dans les diverses saisons de la manière suivante :

Automne.	34	Été.	23
Printemps.	24	Hiver.	20

Le nombre annuel des jours de pluie est de 120 à 130; le long du Rhône, de Lyon à Viviers, il varie de 100 à 115. Les pluies sont, en général, abondantes.

Vents. — Ceux du nord et du sud dominent dans cette région. Après eux, ce sont ceux du nord-ouest et de l'ouest qui soufflent le plus souvent.

Orages. — Cette région est une de celles où les orages sont le plus fréquents; le nombre des jours de tonnerre varie entre 25 et 30. Cette fréquence tient au voisinage de l'Adriatique, qui est la région la plus orageuse de l'Europe, et au voisinage des montagnes qui bordent le cours de la Saône et du Rhône.

Les tremblements de terre, dans cette région, sont fréquents et violents.

Les caractères du climat rhodanien sont les suivants:

La température moyenne des villes est intermédiaire entre celles des régions du nord-ouest et du sud-ouest. La différence entre l'hiver et l'été est aussi forte que dans le nord-ouest; elle tient surtout à l'élévation de la moyenne des étés. C'est donc un climat continental tempéré.

La quantité de pluie est plus considérable que dans aucune autre région; elle tombe surtout en automne et au printemps. Le nombre des jours de pluie est moindre que dans toutes les autres régions, la Provence et le Languedoc exceptés.

Parmi les vents, c'est le nord et le sud qui dominent; les orages et les tremblements de terre sont plus communs que dans le reste de la France.

5. CLIMAT DU MIDI, MÉDITERRANÉEN, OU PROVENÇAL.

Le triangle formé par les villes de Viviers, Marseille et Montpellier constitue cette région.

Température. — La température moyenne de cette région est plus élevée que celle du reste de la France. La moyenne générale est de 14°,8, par conséquent supérieure de 2 degrés à celle du climat girondin; mais la différence entre l'hiver et l'été paraît être la même que dans le sud-ouest. Les étés sont plus chauds et les hivers moins froids que dans le climat girondin.

La moyenne de la température de l'été est de 22°,6; celle de l'hiver est de 6°,5.

Le Rhône, en Provence, gèle deux ou trois fois par siècle.

Pluie. — La quantité moyenne annuelle de pluie qui tombe dans cette région est de 651 millimètres.

La distribution des pluies, dans les diverses saisons, est très-différente de ce qu'elle est dans les autres climats de la France.

En exprimant par 100 la quantité de pluie qui tombe annuellement dans cette région nous aurons les rapports suivants :

Quantité relative de pluie :

Automne.	41	Printemps.	24
Hiver.	25	Été.	11

Les pluies d'automne sont donc encore plus prédominantes, ici, que dans le sud-ouest, et les pluies d'été de moitié moins abondantes.

Le nombre annuel moyen des jours de pluie est de 53; par conséquent, plus de moitié moindre que dans le sud-ouest; mais la quantité de pluie étant à peu près la même dans les deux régions, il faut que les pluies soient plus abondantes sur les bords de la Méditerranée.

Vents. La prédominance du vent de nord-ouest, ou mistral, caractérise le climat provençal. La violence de ce vent est extrême : il parcourt, quelquefois, jusqu'à 20 mètres par seconde.

A Marseille, le mistral souffle aussi souvent en été qu'en hiver. A Toulon, il ne se fait sentir qu'en hiver et en automne; il est rare en été. C'est dans la vallée de la Durance qu'il souffle avec le plus de force et le plus souvent; puis à Arles, à Aix et à Marseille. Il est beaucoup moins fort et moins fréquent dans le bas Languedoc, à Nîmes, à Montpellier. Enfin, dans la vallée de l'Aude, il perd son caractère de violence. On a remarqué que le mistral tombait vers le soir, pour recommencer le lendemain.

Après le vent nord-ouest, c'est en général le sud-est qui est le plus commun dans la région méditerranéenne et qui amène la pluie ; mais les chaînes de montagnes et le voisinage de la mer apportent des modifications locales.

Orages. — C'est toujours en été et au printemps que la plupart des orages ont lieu. Leur nombre moyen annuel est de 11 à 25 ; cependant ils sont moins rares en hiver que dans le nord et le sud-ouest.

La bauteur moyenne du baromètre au bord de la mer, à Marseille, réduit à zéro, est de 762^{mm},14. Le mistral fait baisser le baromètre.

Climat de Marseille.

Température moyenne annuelle = 14°,08.

Hiver.	7°,42	Été.	21°,11
Printemps.	12 ,80	Automne.	14 ,96

Le port a gelé en 1493, 1507, 1594, 1638 et 1709.

Pluie. — Quantité annuelle moyenne = 512 millimètres.

Hiver.	132mm,8	Été.	55mm,1
Printemps.	118 ,5	Automne.	205 ,9

Nombre annuel moyen des jours de pluie = 55.

Hiver.	17 jours.	Été.	8 jours.
Printemps. . . .	17	Automne.	17

Nombre annuel moyen des jours de gelée = 11.

Climat de Montpellier.

Température moyenne annuelle = 13°,6.

Hiver.	5°,8	Été.	22°,0
Printemps.	12, 6	Automne.	14 ,3

Pluie. — Quantité moyenne annuelle = 769mm,7.

Pluie par saisons :

Hiver.	232mm,7	Été.	105mm,5
Printemps.	183 ,0	Automne.	303 ,2

Nombre annuel moyen des jours de pluie = 67 jours.

Vents. — Fréquence relative :

Nord-ouest (magistraou).	262	Nord-est (grec).	124
Sud-est (marin).	186	Est.	84
Ouest (ponant).	186	Nord (tramontaue).. . .	20
Sud (marin).	124	Sud-ouest.	14

Climat d'Hyères.

Température moyenne de l'année = 15°.

Pluie. — Quantité annuelle moyenne, 746mm,6.

Hiver.	267mm,0	Été.	41mm,7
Printemps.	142 ,6	Automne.	295 ,2

Nombre annuel moyen des jours de pluie = 40 jours.

Climat de Nice.

Température moyenne de l'année = 15°,6.

Hiver.	+ 9°,3	Été.	22°,5
Printemps.	13 ,3	Automne.	17 ,2

Mois le plus froid, janvier. . . . . + 8°,5.
Mois le plus chaud, août. . . . . . . 23 ,6.

Nombre moyen annuel des jours de pluie = 52.

Hiver.	15 jours.	Été.	6 jours.
Printemps. . . .	15	Automne.	16

Quantité relative de pluie dans les quatre saisons, la quantité annuelle étant supposée 100 :

Automne.	30	Printemps.	29
Hiver.	29	Été.	12

Résumé des caractères du climat méditerranéen :

Le climat méditerranéen est le plus chaud de la France; il tient le milieu entre les climats marins et les continentaux. Le nombre annuel des jours de pluie est moindre que dans tout le reste de la France. La quantité de pluie est aussi grande que dans le nord-est et le sud-est, plus que dans la vallée de la Seine. Les pluies tombent principalement en automne, en hiver et au printemps. L'été est d'une sécheresse extrême. Le vent dominant comme force et comme fréquence est le nord-ouest dans la moitié orientale de la région, et l'ouest dans la moitié occidentale. Les orages sont plus communs en automne et en hiver que dans le reste de la France.

D'après ce que nous venons de dire d'une manière générale sur la climatologie de la France, il est facile de voir combien il serait utile que l'on pût connaître, d'après des observations exactes, les conditions climatologiques et météorologiques des différentes localités où se trouvent les sources minérales; la hauteur barométrique, l'altitude, l'hygrométrie, la température moyenne de l'année, de chaque saison, de chaque mois; l'époque et la quantité des pluies; les vents dominants, les courants d'air habituels ou accidentels qui ont lieu à telles ou telles époques de l'année ou à telles ou telles heures du jour; les maladies particulières ou les plus fréquentes dans ces localités; la durée de la vie moyenne des habitants; enfin toutes les circonstances et les renseignements qui peuvent éclairer sur les diverses conditions hygiéniques que présentent les localités hydro-minérales.

Malheureusement, nous ne possédons qu'un petit nombre de données certaines à cet égard; nous faisons des vœux ardents pour que les médecins, qui comprennent mieux que tous les autres l'importance de pareils documents, veuillent bien y consacrer leur temps et leurs veilles; alors, sans aucun doute, la géographie médicale donnera lieu à des applications intéressantes et bien précieuses pour la thérapeutique. En effet, deux sources minérales, dont la composition chimique serait exactement identique, peuvent donner lieu, néanmoins, à des résultats thérapeutiques spéciaux et bien différents suivant les localités, l'altitude, la température moyenne, l'exposition, les vents, le degré d'humidité ou de sécheresse, ainsi que les diverses circonstances météorologiques ou climatériques générales et locales qui les caractérisent.

DES SOURCES MINÉRALES EN GÉNÉRAL.

Nous avons dit, précédemment, que les eaux minérales contiennent diverses substances salines ou gazeuses dont elles se sont chargées ou qu'elles ont dissoutes dans leur parcours souterrain.

L'origine des sources minérales est, pour beaucoup d'entre elles, fort éloignée du point où elles viennent apparaître à la surface de la terre : elles sont alimentées par d'immenses réservoirs souterrains; elles traversent d'énormes dépôts salifères qu'elles dissolvent et détruisent tous les jours; car certaines sources fournissent, chaque année, plusieurs millions d'hectolitres d'eau minérale contenant des centaines de milliers de kilogrammes de différents sels.

On a calculé que les sources de Carlsbad produisent, chaque année, 150 mille quintaux (8 millions de kilogrammes) de substances salines, dont 70 mille quintaux (4 millions de kilogrammes) de sulfate de soude.

Dans leur trajet souterrain, les eaux minérales et thermales doivent nécessairement se mélanger aux eaux douces et froides qui se trouvent sur leur passage.

Il existe le plus ordinairement, dans le voisinage des sources minérales importantes, plusieurs autres sources plus ou moins abondantes soit de même nature, soit différentes par leur composition chimique.

On en compte, à Ax, 58; — à Bagnères-de-Luchon, 38; — à Bagnères-de-Bigorre, 26; — à Ems, 22; — à Cauterets, 15; — à Plombières, 15; — à Wiesbaden, 14, et à Vichy, 7.

Souvent ces diverses sources voisines ont à peu près les mêmes éléments minéralisateurs, mais dans des proportions variées. Exemples : Carlsbad, — Vichy, — Ems.

Quelquefois aussi la composition chimique de ces eaux, quoique voisines, présente de notables différences.

Tantôt ce sont des sources sulfureuses et salines, — Dax, — Aix-la-Chapelle; tantôt salines et ferrugineuses, — Plombières, Luxeuil, Baden-Baden, etc.

Bagnères-de-Bigorre possède la réunion très-précieuse de sources purement salines et purement ferrugineuses; d'autres qui sont à la fois salines et ferrugineuses.

A Cambo, il y a deux sources voisines, dont l'une est sulfureuse et l'autre ferrugineuse.

Il faut remarquer, toutefois, que les eaux ferrugineuses surgissent en grand nombre dans tous les terrains (le primitif excepté).

Les sources minérales d'une même région géographique se ressemblent généralement par leur composition. Ainsi les eaux minérales des Pyrénées sont sulfureuses; celles de l'Auvergne, des bords du Rhin, qui proviennent de terrains volcaniques, sont chargées de gaz carbonique. Néanmoins il y a de nombreuses exceptions, car les eaux qui viennent à la surface du sol, dans une même région géographique, proviennent souvent de terrains très-différents et d'endroits fort éloignés du point d'émergence.

Brongniart avait établi une classification des eaux minérales fondée sur la nature des terrains qui leur donnent naissance. Les eaux minérales seraient ainsi réparties en cinq groupes.

1. *Eaux minérales des terrains primitifs.* — Ces eaux,

ordinairement thermales, contiennent de l'acide carbonique, de l'acide sulfhydrique, de la silice, des sulfures alcalins, des sels de soude et surtout du carbonate, peu de sels de chaux et de fer. (Eaux des Pyrénées, Cransac, Chaudes-Aigues.)

2. *Eaux minérales des terrains de sédiment inférieurs.* — La composition de ces eaux se rapproche de celle des précédentes, mais leur température est moins élevée. Elles contiennent beaucoup de sels de soude; le carbonate de soude y est rare, de même que la silice. Elles renferment presque toujours du sulfate de chaux. (Eaux de Plombières, Luxeuil, Bagnères-de-Bigorre, etc.)

3. *Eaux minérales des terrains de sédiment supérieurs.* — Ces eaux sont froides; elles ne renferment que peu ou point d'acide carbonique. Les sels qui dominent dans ces eaux sont les sulfates de chaux, de magnésie et de fer; les carbonates de chaux et de fer. (Eaux de Forges, d'Enghien, d'Epsom.)

4. *Eaux minérales des terrains de transition.* — On trouve réunies dans ces eaux les matières que contiennent les eaux des trois groupes précédents, c'est-à-dire les acides carbonique, sulfhydrique et les différents sels que nous avons cités. (Eaux de Bath, de Spa, de Vichy, de Bourbon-l'Archambault.)

5. *Eaux minérales des terrains de trachytes anciens et des terrains volcaniques modernes.* — La composition de ces eaux se rapproche beaucoup de celle des eaux des terrains primitifs : eaux du Mont-Dore, de Saint-Alyre (terrains trachytiques); eaux de l'Islande, de Java, etc. (terrains volcaniques modernes).

On trouve, dans la vallée de Reikum (Islande), plusieurs sources thermales intermittentes dont la plus célèbre est le grand Geyser, qui forme un jet de 30 à 40 mètres de hauteur sur un diamètre de 5 mètres environ. La température de l'eau d'émission atteint quelquefois 127°; elle retombe dans un bassin dont la température se maintient moyennement à 85°. (*M. Descloiseaux.*) L'eau du Geyser contient de l'acide carbonique et de l'acide sulfhydrique. 1 litre de cette eau, refroidie jusqu'à 40°, contenait 2 centimètres cubiq. 448 d'acide sulfhydrique. Cette eau, de même que les eaux des sources voisines, possède une réaction alcaline; elle tient en dissolution une forte proportion de silice, qu'elle abandonne sous forme de concrétions d'une blancheur éclatante qui forment, autour de chaque source, une sorte de bassin ou de cratère. (*M. Pelouze.*)

Au delà du Rhin, dans le duché de Nassau, en Bohême, dans les contrées bouleversées par les éruptions des volcans, on retrouve dans les eaux minérales les caractères qui distinguent celles de l'Auvergne. Ainsi la présence du carbonate de soude, jointe à une quantité plus ou moins considérable de gaz carbonique, caractérise ces eaux. Telles sont les sources d'Ems, de Bilin, Téplitz, Selters, Tonnisstein, Schwalbach, etc.

Dans les sources qui sourdent directement des volcans actifs, la cause de leur température est manifeste aussi bien que l'origine des matières solides ou gazeuses qui les imprègnent, puisqu'elles sont de même nature que les matières déposées ou projetées des cratères volcaniques à la suite des éruptions.

Pour les sources salées, qui se trouvent dans le voisinage des grands dépôts salifères, la cause et le principe de leur minéralisation s'expliquent très-facilement.

Mais toutes les eaux minérales ne sont pas circonscrites dans des limites aussi étroites. Une source peut dériver d'une formation différente de celle à travers laquelle elle émerge à la surface du globe. Plus cette formation est moderne, plus elle est éloignée de celles qui constituent les couches inférieures de la terre, et plus il devient difficile de déterminer la formation d'où procède la source.

Nous pouvons, par exemple, dire que les eaux minérales qui sortent du granit dérivent de cette roche ou de quelque autre inférieure à elle; mais cette certitude n'existe plus lorsqu'il s'agit des eaux minérales émergeant des schistes primitifs, des calcaires de transition, des grauwackes, des terrains houiller, oolithique, etc.; car nous ne saurions affirmer qu'elles n'ont pas traversé toutes les séries de formations placées entre ces dernières roches et le granit fondamental, ou même qu'elles ne naissent pas au-dessous de lui.

Température. — La chaleur propre des eaux minérales présente de grandes variations. Un grand nombre d'entre elles sont froides et au-dessous de + 12° centig.; d'autres sont tièdes; dans d'autres, au contraire, la température s'élève jusqu'à 80, 90, 95° centig. La température de l'eau du grand Geyser, en Islande, est de + 110° à 127° centig.

Il y a, en général, une *stabilité* remarquable dans la température des eaux minérales; c'est-à-dire que cette température se maintient généralement au même degré pendant un grand nombre d'années; qu'elle ne varie pas d'un jour à l'autre, d'une saison ni même d'une année à l'autre. Il y a, toutefois, des exceptions à cette règle.

La cause de la chaleur des eaux thermales n'est pas encore bien connue; suivant les uns, elle serait due à la décomposition de pyrites ou substances sulfureuses qui s'embrasent par leur contact avec l'eau. Suivant d'autres, ces eaux proviendraient du voisinage des volcans, et ils appuient leur opinion sur les perturbations qu'ont éprouvées certaines sources, par suite des éruptions volcaniques ou commotions souterraines. Enfin, et cette opinion paraît la plus vraisemblable, ces eaux seraient échauffées pendant leur passage ou leur contact avec les couches profondes de l'écorce du globe terrestre, ou par des vapeurs émanées de ces couches, dont la chaleur va en augmentant au fur et à mesure qu'on se rapproche du centre de la terre.

On admet que le globe terrestre a primitivement été en fusion complète, et que maintenant encore il se compose d'une croûte solidifiée de peu d'épaisseur dont l'intérieur est rempli de matières fondues et incandescentes.

L'expérience a démontré que la chaleur de l'intérieur de la terre augmente généralement de 1 degré centig. par chaque 30 mètres de profondeur, soit 0°,033 pour 1 mètre.

Le puits de Grenelle, dont l'eau a une température de + 32° centig., a été perforé jusqu'à la profondeur de 540 mètres.

Cependant cet accroissement ne se fait pas toujours avec la même rapidité ; il est quelquefois 1 degré seulement pour 38 à 40 mètres. Dans d'autres circonstances, il est de 1 degré pour 16 mètres. La conductibilité plus ou moins grande du sol paraît exercer une grande influence sur la rapidité de cet accroissement.

Si l'élévation de température est de 1° pour 30 mètres de profondeur, à 3 mille mètres seulement, la chaleur doit être de 100° ; à 30 kilomètres elle doit être de 1,000°. Et, comme le rayon terrestre a moyennement 6 millions 366,200 mètres de longueur, on voit qu'à une profondeur de 60 kilomètres, qui n'atteint pas même un centième du rayon de la terre, on doit trouver une température de

2,000 degrés, chaleur à laquelle tous les corps connus sont en fusion.

Un projet sérieux, fondé sur ces données scientifiques et appuyé par Arago ainsi que par d'autres hommes considérables de la science, avait été présenté au conseil municipal de Paris, à l'effet de faire exécuter au jardin des Plantes un puits foré, jusqu'à une profondeur suffisante pour obtenir de l'eau à une température de + 40° centig., pouvant échauffer les serres sans combustible, et fournir à la capitale une masse considérable et très-économique d'eau chaude pour les usages domestiques. Puisse, un jour prochain, ce beau projet être mis à exécution! L'eau jaillissante ne pourrait-elle pas être aussi minéralisée et devenir alors une source de santé, une richesse nouvelle pour la capitale?

Tableau comparatif de la température des principales sources thermales.

FRANCE.	Degrés cent.		Degrés cent.
Chaudes-Aigues	81	Rennes	51
Olette	78—27	Balaruc	50—40
Ax	75	Bains	50
Plombières	70—10	Bagnères (Bigorre)	48—18
Luxeuil	63	Vichy	48—12
Bourbon-Lancy	62—39	Bagnols	45
Dax	61—31	Mont-Dore	45
Arles (Amélie)	61	Saint-Nectaire	44
Bourbon-l'Archamb	60—10	Tercis	41
Bourbonne-les-Bains	59	Ussat	40—32
Bagnères-de-Luchon	56	Cauterets	39
Evaux	55	Gréoulx	38
Néris	53	Sylvanès	38—33
Saint-Antoine (Corse)	52	Vernet	37
La Bourboule	52	Aix	36—31
		Baréges	36

	Degrés cent.
Royat	35
Châtelguyon	35—25
Saint-Sauveur	34
Eaux-Chaudes	34
Saint-Honoré	32
Eaux-Bonnes	32
Campagne	27
Capvern	24
Allevard	24
Gréoulx	23—20
Vinca	23
Cambo	23
Encausse	22
Audinac	22
Uriage	19—15
Royat	19
Soultz-les-Bains	18
Bilazai	18
Niederbronn	17
Forbach	17
Saint-Alban	17
Cusset	16
Hauterive	15
Salies	15
Vals	14
Dieuze	14
Enghien	14—10
Châteldon	13—10
Vic-sur-Cère	12
Camarès	12—10
Pougues	12
Soultzbach	10
Saint-Pardoux	7
Forges	7

ÉTRANGER.

Allemagne.

	Degrés cent.
Borcette	77—43
Carlsbad	73—83
Wiesbaden	70—47
Baden-Baden	67—46
Aix-la-Chapelle	58—43
Ems	50—22
Téplitz	48—25
Gastein	47—37
Baden (Autriche)	35
Bertrich	32
Schlangenbad	30
Creutznach	30
Badenweiler	27

Amérique.

Ile Saint-Michel	99
Ile Sainte-Lucie	95
Cuença	71
Guadeloupe	65—30
Saint-Yago	60
Saint-Domingue	52
Martinique	50
Saint-Thomas (Jamaïque)	50
Saint-Juan	30

Angleterre.

Bath	47—40
Buxton	27
Bristol	25

Asie.

Malha (Kamtschatska)	100
Schoahoa (Thibet)	88
Tiflis	50—31
Surate	46

Belgique.

Chaude-Fontaine	32
Saint-Amand	26

Espagne.

Caldas-Mombuy	70

	Degrés cent.		Degrés cent.
Almeria	52	Acqui	51—38
Lesdema	50	Aix (Savoie)	50—47
Caldas (Reyes)	49	Pouzzoles	43
Grenada	44	Saint-Gervais (Sard.)	41
Graena	40—13	Monte-Catini	33
Malvellas	35	Acqua-Vesuviana	30
Grèce.		*Portugal.*	
Aidipso	90—67	San Pedro-Dosul	67
Thermopyles	65	Chaves	60
Milo	60	Caldas de Favaios	33
Kythnos	55—40	Caldas de Rainha	32
Thermia	33—25	*Russie. — Caucase.*	
Hongrie. — Croatie.		Source de Pierre	90
Postheny	63	— de Catherine	81
Mehadia	63	— de Paul	74
Ofen	62	— d'Alexandre	47
Teplika	56—36	— d'Élisabeth	31
Islande.		*Suisse.*	
Les Geysers	120—51	Baden	50—47
Italie, etc.		Louèche	50
Ischia	98—70	Pfeffers	37
Abano	82—37	Schinznach	32

NOTA. Lorsqu'il y a plusieurs sources dans une même localité, on a indiqué de préférence la température de la source la plus chaude ou de la source principale.

Il n'y a point de corrélation sensible entre la température des sources minérales et leur altitude, c'est-à-dire leur élévation au-dessus de la mer, au point où elles viennent se répandre à la surface du sol.

Les eaux de Bagnères-de-Bigorre, à 567 mètres au-dessus du niveau de la mer, ont une température de 48° à 18 degrés centig.;

Celles de Baréges, à 1,270 mètres, ont 45° à 34;

Celles du Mont-Dore, à 1,052 mètres, ont 45°;

Celles de Saint-Sauveur, à 770 mètres, ont 34° ;
Celles de Luchon, à 628 mètres, ont 56° ;
Celles de Plombières, à 420 mètres, ont 70° ;
Celles de Carlsbad, à 370 mètres, ont 73° ;
Celles de Bourbonne-les-Bains, à 280 mètres, ont 59° ;
Celles de Néris, à 240 mètres, ont 52° ;
Celles de Wiesbaden, à 101 mètres, ont 69° ;
Celles d'Ems, à 91 mètres, ont 46° ;
Celles de Bath, à 5 mètres, ont 46°.

Ces observations démontrent surabondamment que l'élévation, considérée d'une manière absolue, n'a point d'action sur la température des sources.

Mais on remarque que, dans un grand nombre de localités situées dans le voisinage des sources chaudes, on trouve des eaux froides fortement chargées de gaz carbonique; et, dans ce cas, les eaux froides imprégnées de gaz sont plus élevées que les sources chaudes. (*M. Lhéritier.*)

D'après Brongniart, les eaux des terrains primordiaux sont presque toutes thermales et possèdent même, en général, une haute température.

En examinant et comparant les faits relatifs à la distribution de la chaleur dans les eaux des Pyrénées, on voit que la masse principale des sources chaudes de cette chaîne est accumulée sur sa moitié orientale, là surtout où le granit se montre non recouvert par les roches de stratification, particulièrement dans le Roussillon, entre les vallées du *Tech* et du *Tet*, et que les autres sources chaudes ne se rencontrent que dans les roches plus récentes, sous lesquelles le granit apparaît.

Il y a encore un autre fait très-remarquable à noter ici; c'est que la chaleur des sources des Pyrénées est d'autant plus considérable qu'elles se rapprochent davantage de l'axe cristallin de la chaîne. Ainsi les eaux d'Olette, dans le Roussillon, ont 78° centig.; celles d'Ax, 75°; celles de *Luchon* et de *Baréges*, plus à l'ouest, ont une température moins élevée. Les plus chaudes de la vallée d'Ossan n'ont guère que 38° centig., et celles de *Cambo*, encore plus éloignées du noyau granitique, n'ont plus qu'une vingtaine de degrés.

On observe, comme nous l'avons remarqué, la *stabilité* dans la température des eaux minérales ainsi que dans leur composition chimique; c'est-à-dire qu'elles n'éprouvent point d'un jour, ni même d'une année à l'autre, des variations notables, si ce n'est, toutefois, dans la quantité des gaz qu'elles laissent échapper; ainsi, la plupart des sources bien captées ont conservé généralement leur température à peu près au même degré que celui qui a été observé il y a un siècle.

Les sels et les éléments minéralisateurs sont toujours restés de même nature et n'ont point changé.

Cependant on a remarqué dans quelques sources soit une élévation, soit un abaissement de température, ce qui peut s'expliquer très-facilement par une fuite ou un mélange accidentel d'eaux froides ou chaudes.

Les changements de saisons et les variations atmosphériques, c'est-à-dire les grandes chaleurs, les grands froids, les grandes sécheresses ou les grandes pluies, sont, pour ainsi dire, sans influence sur les eaux thermales qui tirent leur origine à de grandes profondeurs dans la terre; cependant, pour quelques sources froides, qui viennent de terrains peu profonds, ces circonstances modifient quelquefois la température ainsi que le volume et la composition des eaux.

Ainsi, à Bussang (Vosges), à la suite des grandes pluies, les eaux sont réellement moins chargées de fer et moins abondantes en gaz carbonique qu'à l'ordinaire; à Pullna, à Saidschütz, etc., où l'on recueille l'eau minérale dans des espèces de citernes ou puisards, les eaux sont beaucoup plus faibles lorsque les pluies ont été trop prolongées et très-abondantes. Cette circonstance doit être connue du praticien qui administre ces eaux, parce que le degré de force et de concentration du liquide n'est pas toujours identique.

On a remarqué que certaines sources minérales éprouvent, à l'approche des orages, des perturbations dans l'émission des gaz qu'elles contiennent.

Ces sources bouillonnent beaucoup plus fortement, elles se troublent même quelquefois à cette époque.

Ces effets peuvent être attribués à la dilatation plus considérable des gaz produite par la chaleur des couches terrestres supérieures que les eaux traversent, ainsi qu'à la diminution de la pression barométrique.

Ce sont surtout les commotions souterraines, les tremblements de terre qui affectent gravement un grand nombre de sources thermales.

Quoique ces commotions aient lieu dans des contrées fort éloignées de celles où les sources minérales surgissent à la surface de la terre, celles-ci n'en sont pas moins vivement influencées par ces phénomènes.

Ainsi certaines sources thermales ont éprouvé un changement total, dans leurs qualités et leur quantité, à la suite de tremblements de terre. Quelques-unes ont même disparu; d'autres se sont subitement arrêtées; le cours des eaux a été suspendu pendant plusieurs heures, plusieurs jours, plusieurs semaines, après quoi les sources ont reparu, quelquefois avec des modifications dans leur température et leurs qualités.

Le 26 juillet 1805, les eaux de Carlsbad disparurent, pendant plusieurs heures, au moment du tremblement de terre d'Icernina. En 1809, le *Sprudel* et les autres sources de la même ville éprouvèrent les altérations les plus singulières. L'une d'elles, le *Schlossbrunn*, disparut même tout à fait pour se représenter en 1823, mais avec un changement dans sa température.

Sous l'influence du tremblement de terre de Lisbonne, en 1755, les eaux d'Aix, en Savoie, devinrent froides et déposèrent un sédiment bleuâtre. Ce phénomène dura pendant trois à quatre jours. (*M. Despine.*)

A la même époque, la source de la Reine, à *Bagnères-de-Luchon*, prit subitement un accroissement de température de 41° centig. (*Campardon.*)

A *Bagnères-de-Bigorre*, la chaleur thermale des eaux disparut subitement. La même chose était arrivée à la suite du tremblement de terre de 1660.

Le 1er novembre 1755, vers onze heures du matin (1), lors du désastre de Lisbonne, il surgit à Néris une nouvelle source sous la forme d'une colonne d'eau de 3 à 4 mètres de hauteur et qui se soutint pendant quelques secondes. Le volume des eaux dans le bassin thermal fut prodigieusement augmenté ; elles se troublèrent, prirent une couleur laiteuse. Les fondements du puits dit de *César* furent emportés, et la nouvelle source se creusa, au pied de l'ancienne, un bassin plus vaste et plus profond. (*Boirot Desserviers.*)

(1) Les secousses eurent lieu à Lisbonne à neuf heures un quart du matin. (*Patria.*)

Le même jour, entre trois et quatre heures du soir, à Bourbon-l'Archambault, le volume de la source a augmenté au point de déborder par-dessus les margelles des puits et même d'inonder la ville. La chaleur de l'eau s'accrut singulièrement; l'eau devint d'une couleur ardoisée trouble, d'une saveur âcre et savonneuse. La source ne revint à son état ordinaire que le 4 novembre.

Le même jour encore, 1er novembre 1755, entre onze heures et midi, les eaux de la source principale à Téplitz, en Bohême, devinrent troubles d'abord, ensuite d'une couleur noire-jaunâtre et fort épaisses ; elles cessèrent complétement de couler pendant plusieurs minutes, après quoi elles jaillirent avec une si grande violence, qu'elles débordèrent au dehors des bassins ; l'eau avait d'abord une couleur jaune-rougeâtre, mais après une demi-heure elle reprit sa transparence ordinaire.

Une agitation extraordinaire dans toutes les eaux minérales, sans aucun mouvement sensible sur terre, fut observée par un grand nombre de médecins et de physiciens, le même jour et à peu près à la même heure où les plus violentes commotions renversaient la capitale de Portugal. Voyez les *Transactions philosophiques de Londres*, année 1755, tome XLIX.

Quelque temps après, le 9 novembre 1755, à Canstatt, près de Stuttgard (Wurtemberg), par suite d'une commotion souterraine, une maison située dans le voisinage des sources minérales s'enfonça de plusieurs pieds en terre, avec un craquement effroyable.

En 1768, à la suite d'un tremblement de terre, les sources sulfureuses de Baden près de Vienne furent violemment agitées ; elles s'élevèrent à 30 centimètres de hauteur au-dessus de leur niveau ordinaire en répandant une odeur sulfureuse très-intense.

Le 22 décembre 1846, à la suite d'un violent ouragan qui se fit sentir dans une grande partie de l'Allemagne, un puits, qui avait été foré à Nauheim, près de Francfort, pour le service d'une saline, et qui n'avait, jusqu'alors, point donné d'eau, se prit à couler ; il surgit de terre une colonne d'eau ayant la forme d'une gerbe, s'élançant à plusieurs mètres de hauteur, et tellement abondante qu'elle faillit inonder le pays. Cette source, qui a jailli depuis lors sans interruption, est très-chargée de chlorure de sodium et de gaz carbonique.

Le volume ou la quantité d'eau fourni par les sources minérales est très-variable. Quelques-unes d'entre elles sont extrêmement abondantes.

Ainsi les sources d'Olette (Pyrénées-Orientales) fournissent des torrents d'eau sulfureuse ; 1,800 mètres cubes par vingt-quatre heures.

Celles de Bourbon-l'Archambault, 2,400 mètres cubes.

Celles de Néris,	965	mètres cubes.
Celles de Bourbon-Lancy,	320	—
Celles de Mont-Dore,	427	—
Celles de Vichy,	564	—

La source principale de Bussang fournit seulement 90 litres par heure ;

La buvette d'Ems (le Kraenchen), 62 litres par heure.

Tableau comparatif de volume d'eau (en litres) **fourni en 24 heures par diverses sources minérales.**

	Litres.		Litres.
Bourbon-l'Arch...	2,400,000	Arles ou Amélie-les-Bains..........	1,000,000
Olette...........	1,772,000	Chaudes-Aigues...	974,880
Gréoulx..........	1,728,000		

	Litres.		Litres.
Néris............	965,000	Luxeuil..........	200,000
Saint-Honoré......	800,000	Niederbronn......	200,000
Saline de Dieuze..	770,000	Bagnères-de-Bigor.	200,000
Allevard.........	579,200	Baréges	160,000
Cauterets.........	571,120	Campagne........	144,000
Vichy............	564,300	Saint-Sauveur.....	124,000
Ussat............	520,000	Bourbonne-les-B...	120,000
Uriage...........	500,000	Saint-Antoine.....	84,100
Mont-Dore........	427,680	Bagnères - de - Bigorre..........	70,000
Royat............	403,200	Enghien..........	61,824
Bagnères-de-Luch..	296,640	Contrexeville......	52,000
Cauterets.........	392,000	Cusset...........	51,000
Bourbon-Lancy ...	320,000	Forges...........	32,400
Balaruc...........	315,000	Bourboule (Grand-Bain)..........	28,800
Lamotte..........	300,000	Cransac..........	7,200
Saint-Nectaire.....	296,640	Vals.............	7,000
Capvern..........	250,000	Saint-Pardoux. ...	4,800
Plombières.......	240,000	Bussang..........	2,160
Châtelguyon......	226,050		
Bains............	223,200		
Bagnols..........	218,400		

NOTA. Lorsqu'il y a plusieurs sources dans une même localité, on a indiqué le volume total produit par les sources ou par la source principale.

DES PROPRIÉTÉS PHYSIQUES DES EAUX MINÉRALES.

Les eaux minérales sortent des rochers le plus ordinairement claires, transparentes, limpides comme du cristal, et parfaitement incolores.

Cependant, vues dans les bassins, quelques-unes paraissent avoir une teinte verdâtre : exemples, Néris, Dax; ce qui tient à la présence des plantes aquatiques, ulves, conferves, etc., qui tapissent le fond et les parois de ces bassins.

D'autres (Naples, Castellamare) paraissent avoir une teintê azurée, par suite de la réflexion de la lumière bleue du ciel.

Exposées à l'air, les unes conservent leur transparence et leur limpidité ; d'autres se troublent, blanchissent, deviennent laiteuses (Luchon) et forment un dépôt, soit à la surface (Ems, Wiesbaden), soit au fond des vases ; d'autres enfin dégagent en plus ou moins grande quantité de petites bulles de gaz pendant un temps plus ou moins long et même pendant plusieurs heures. (Selters.)

L'odeur est quelquefois nulle ; d'autres fois elle est fade, animale. Dans les eaux sulfureuses, l'odeur ressemble tantôt à celle des œufs cuits (Eaux-Bonnes), tantôt à celle des œufs pourris ou du gaz sulfhydrique. Quelquefois elle est piquante et monte au nez lorsque la source dégage beaucoup d'acide carbonique.

La saveur est quelquefois nulle ; quelquefois elle est agréable, appétente ; d'autres fois elle est plus ou moins salée, saumâtre, amère, alcaline, aigrelette, hydrosulfurée, nauséabonde, âcre, rebutante. Dans plusieurs sources elle est comme animalisée, semblable à du bouillon de viande blanche ou de poulet très-étendu. (Wiesbaden, Baden.)

Cette particularité a été attribuée à la présence des animalcules infusoires qui existent en grand nombre dans certaines sources.

Par suite de l'exposition à l'air pendant un temps plus ou moins prolongé, certaines eaux (Ems, Wiesbaden, etc.) se recouvrent, à leur surface, d'une pellicule très-mince, irisée, que l'on a nommée *crème*, et qui paraît due au carbonate de chaux neutre qui se forme par l'effet de dégagement du gaz carbonique qui était contenu dans l'eau.

C'est un effet analogue à celui qu'on observe à la surface de l'eau de chaux filtrée.

A Aix-la-Chapelle, l'ouverture du trou de la source de l'Empereur est tapissée de très-belles cristallisations de soufre d'un jaune doré.

Les eaux sulfureuses d'Ax et celles de Bagnères-de-Luchon fournissent aussi des incrustations de soufre assez considérables.

A Baden-Baden, la voûte du réservoir est recouverte d'une couche épaisse de matière noirâtre charbonneuse.

Par le simple contact de l'air, quelques eaux se troublent, deviennent blanches et laiteuses (Aix-la-Chapelle, Bagnères-de-Luchon); les combinaisons sulfureuses se décomposent et le soufre se précipite.

Le séjour dans les bassins, dans les tuyaux de conduite altère notablement certaines eaux.

Ainsi, dans la plupart des eaux sulfureuses, la quantité de sulfure de sodium, que contient l'eau arrivant dans la baignoire, est beaucoup moindre que celle contenue dans l'eau de la même source prise au griffon ou au point d'émergence (Cauterets, Bagnères-de-Luchon).

Enfin plusieurs eaux laissent déposer, soit dans le bassin où on les fait refroidir, soit dans les tuyaux de conduite, des sédiments de diverses natures en plus ou moins grande quantité; ces dépôts ont tantôt la consistance de la boue, tantôt ils forment des incrustations solides, des roches d'une nature particulière, composées de silice, d'alumine, de carbonate de chaux, d'oxyde de fer, etc., en proportions variables, dont les arts de luxe ont même tiré un parti avantageux.

Ces dépôts constituent souvent des masses considérables auxquelles on a donné le nom de *travertins*. A Vichy, on remarque, au-dessous de la source des Célestins, des roches d'aragonite déposées par les eaux.

A Carlsbad, les dépôts des sources minérales forment des masses assez volumineuses dans la rivière de la Teple pour en obstruer le cours. La ville est bâtie sur les dépôts des eaux ; il en est de même pour Vichy.

A Saint-Alyre (Clermont-Ferrand), ces dépôts ont formé une sorte de pont naturel, appelé *pont de pierre*, qui, au premier aspect, semble être l'ouvrage des hommes. La longueur de cette masse de travertin est de 80 mètres sur 6 à 7 mètres de hauteur.

A Saint-Nectaire comme à Saint-Alyre, on emploie les eaux des sources très-chargées de bicarbonate de chaux, pour produire des incrustations artificielles qui sont connues sous le nom de *pétrifications*.

Ce n'est autre chose qu'une couche de carbonate de chaux, qui était tenue en dissolution dans l'eau par l'acide carbonique, et que l'on fait déposer à la surface de différents objets, tels que des fleurs, fruits, nids d'oiseaux, etc., en les soumettant à l'action continuée, pendant plusieurs jours, d'un filet d'eau minérale très-divisé et tombant sous forme d'une pluie fine. Le gaz carbonique s'échappe, et le bicarbonate se dépose à l'état de carbonate neutre cristallin, d'une blancheur éclatante.

Enfin certaines sources laissent dégager une quantité si considérable de bulles de gaz, qu'elles semblent continuellement en ébullition. (Vichy, Kissingen, Bourbon-l'Archambault, Selters.)

Ces bulles sont, en grande partie, formées de gaz acide carbonique avec ou sans mélange d'azote. Si l'on approche une lumière à la surface de l'eau, elle s'éteint immédiatement ; les hommes qui s'en approcheraient seraient de même asphyxiés à l'instant.

Dans quelques endroits, on a utilisé cette grande quantité d'acide carbonique qui se perdait dans l'air. A Vichy, on en fait du bicarbonate de soude ; à Eger, Marienbad, Nauheim, Kissingen, on l'utilise pour des bains et des douches de gaz carbonique, qui sont employés avec avantage dans plusieurs maladies : nous en avons parlé précédemment, page 28.

DES ÉLÉMENTS OU PRINCIPES MINÉRALISATEURS CONTENUS DANS LES EAUX.

Quoique le plus ordinairement très-limpides et transparentes comme le cristal, les eaux minérales ne sont cependant point de l'eau pure ou distillée ; elles sont plus ou moins chargées de principes et d'éléments solubles qui en accroissent le poids, qui en augmentent la densité et leur communiquent des propriétés médicamenteuses particulières.

L'évaporation de l'eau, soit au feu, soit à l'air libre, produit un résidu de substances solides et fixes, qui varie suivant la nature et la qualité des sources.

Le tableau suivant fait connaître la quantité des principes fixes ou résidu que l'on en obtient par l'évaporation de 1 kilogramme d'eau des sources minérales les plus importantes.

Tableau comparatif du poids total des substances salines ou des principes solides contenus dans 1 kilogramme d'eaux minérales.

FRANCE.

	Grammes.
Méditerranée.......	40,74
Manche.............	35,25
Océan..............	34,73
Salies.............	34,06
Lons-le-Saulnier......	17,68
Uriage.............	11,13
Balaruc............	9,08
Vichy (Puits-Hauterive)............	8,95
Bourbonne-les-Bains..	8,00
Vals (Marquise)......	7,80
Cusset (Hôpital)......	7,27
Saint-Nectaire (Gr. Boette)...........	6,90
Vichy (grande grille)..	6,70
Forbach............	6,48
La Bourboule (Fiévres)	6,13
Châtelguyon.........	6,13
Uriage.............	5,76
Vic-sur-Cère.........	5,62
Cransac (Basse-Rich.).	5,40
Châteldon (Puits pond)	5,12
Royat (grande source).	4,98
Niederbronn.........	4,60
Soultz-les-Bains......	4,40
Bourbon-l'Archamb...	4,30
Gréoulx (source ancienne)..............	4,03
Pougues	3,83
Passy (source n° 2)..	3,68
Camarès (Andabre)...	3,24
Contrexeville (Bains).	3,15
Bagnères-de-Bigorre..	3,01
Encausse............	3,07
Clermont (Jaude).....	2,08
Aulus (source Baque).	2,64
Saint-Alban..........	2,06
Tercis..............	2,06
Sainte-Marie.........	2,45
Allevard.............	2,24
Sail-sous-Couzan.....	2,15
Capvern.............	2,08
Cambo (sulfureuse)..	2,05
Barbazan (source principale)...........	2,03
Audinac (Bains)......	1,90
Saint-Galmier.	1,88
Bourbon-Lancy......	1,75
Evaux (source du milieu)..............	1,70
Soultzbach..........	1,66
Mont-Dore (César)....	1,52
Bussang (d'en bas)...	1,48
Saint-Pardoux.	1,18
Luxeuil (Grand-Bain).	1,11
Néris...............	1,11
Préchac.............	1,08
Rennes (bain fort)....	1,04
Saint-Antoine........	0,96
Chaudes-Aigues......	0,94
Barbazan............	0,91
Ussat (Buvette).......	0,89
Enghien (Pêcherie)...	0,76

	Grammes.		Grammes.
Provins	0,73	Harrowgate	14,05
Saint-Honoré	0,67	Leamington	14,04
Bagnols	0,61	Pyrmont	14,01
Eaux-Bonnes	0,60	Sandrocks	12,02
Aumale	0,57	Creutznach	11,04
Plombières	0,50	Meinberg	10,02
Bains (savonneuse)	0,49	Windsor-Forest	9,46
Dax	0,47	Bilin (Seitenqu.)	8,98
Olette (Saint-André)	0,43	Marienbad (Kreuz.)	8,60
Ax (Teich-Étuve)	0,35	Wiesbaden	7,48
Baréges (Barzun)	0,35	Castellamare	6,35
Arles (gr. Escaldad)	0,30	Canstadt	6,25
Eaux-Chaudes	0,30	Abano	5,73
Forges (Cardinale)	0,27	Carlsbad (Spr.)	5,45
Vernet (Mercader)	0,26	Eger (Kalter-Sprudel)	5,08
Forges (Reinette)	0,26	Ischia	5,08
Vinça (principale)	0,24	Baden (Suisse)	4,34
Seine (pont d'Ivry)	0,24	Aix-la-Chapelle	4,07
Aix (Sextius)	0,22	Selters	3,64
Baréges (Buvette)	0,208	Fachingen	3,28
Saint-Sauveur	0,19	Baden-Baden	3,00
Cauterets (Raillère)	0,18	Ems (Kesselbr.)	2,77
Loire, à Meung	0,13	Téplitz (Gartenqu.)	2,13
ÉTRANGER.		Louèche	2,06
Mer Morte	400	Bath	2,01
Lunebourg	262,09	Bertrich	1,72
Castro-Caro	121,04	Baden (Vienne)	1,64
Vicaris-Bridge	50,08	Malmedy	1,30
Steinwasser	39,06	Schwalbach	0.84
Pullna	32,07	Schlangenbad	0,78
Ischl (Soolqu.)	31,00	Spa (Pouhon)	0,55
Nauheim, n° 2	30,04	Aix (Savoie)	0,40
Saidschutz	20,09	Gastein	0,32
Hombourg (Bade qu.)	18,06	Pfeffers	0,22
Soden	15,06	Tunbridge-Wells	0,012

NOTA. Lorsqu'il y a plusieurs sources dans une même localité, on a indiqué de préférence les quantités de principes solides que contiennent les sources les plus chargées ou les sonrces principales.

C'est un fait très-digne de remarque que la plupart des substances que l'on trouve dans les eaux minérales se trouvent aussi dans les matières rejetées par les éruptions des volcans, comme on peut le voir par le tableau suivant :

Tableau indicatif des corps simples que l'on a trouvés dans les eaux minérales et dans les émanations volcaniques.

NOMS des CORPS SIMPLES rangés dans l'ordre de leurs propriétés électro-positives d'après Berzelius.	TROUVÉS dans les eaux minérales.	TROUVÉS dans les émanations volcaniques.	LES PLUS RÉPANDUS à la surface du globe.	NOMS des CORPS SIMPLES rangés dans l'ordre de leurs propriétés électro-positives d'après Berzelius.	TROUVÉS dans les eaux minérales.	TROUVÉS dans les émanations volcaniques	LES PLUS RÉPANDUS à la surface du globe.
Potassium....	0	0	0	Bore.........	0	0	0
Sodium......	0	0	0	Arsenic......	0	0	0
Lithium......	0	—	—	Phosphore....	0	—	0
Barium.	0	—	—	Azote..	0	0	0
Strontium....	0	—	—	Soufre.......	0	0	0
Calcium......	0	0	0	Oxygène......	0	0	0
Magnésium...	0	0	0	Iode.........	0	—	—
Aluminium...	0	0	0	Brome.......	0	—	—
Manganèse...	0	0	0	Chlore.......	0	—	0
Fer.	0	0	0	Fluor........	0	—	0
Cuivre.......	0 ?	0	—				
Hydrogène. ..	0	0	0				
Silicium.	0	0	0	Total.....	24	15	16
Carbone......	0	0	0				

Les eaux, dans leur parcours souterrain, se trouvent en contact non-seulement avec les matières vomies par les volcans, mais encore avec un grand nombre de substances salines, minérales, métalliques, végétales, animales, etc.;

elles les pénètrent, les lavent et arrivent à la surface de la terre plus ou moins chargées de ces substances, qu'elles tiennent en dissolution, qui diffèrent et varient selon la nature des terrains que les eaux ont rencontrés dans leur parcours.

Il est facile de voir, d'après cela, que les eaux minérales peuvent contenir un nombre considérable de substances très-différentes, nous dirons même presque tous les corps solubles dont se compose l'écorce du globe terrestre.

Si l'on opérait les analyses chimiques sur de très-grands volumes d'eau, il est certain que l'on y découvrirait un beaucoup plus grand nombre d'éléments minéralisateurs qu'on n'en a trouvé jusqu'à présent, soit parce qu'on ne les y a pas cherchés, soit parce qu'ils n'y existent qu'en très-petite quantité. — On y trouverait de *tout* un peu.

Mais beaucoup de ces substances y existent dans des proportions si faibles, qu'on ne peut guère, à notre avis, leur attribuer d'effet utile appréciable pour le traitement et la guérison des maladies.

Ainsi que nous l'avons déjà dit, nous consommons, dans un seul repas, plus de chlorures, plus de phosphates, de silice, de soude, etc., que n'en contiennent plusieurs litres d'eaux minérales très-renommées.

Il faudrait boire plus de 1,000 litres de certaines eaux, c'est-à-dire pendant des années entières, avant d'avoir ingéré seulement quelques grammes des sels, souvent inertes, qu'elles contiennent.

Nous n'attachons donc qu'une faible importance à ces fractions infinitésimales de matière indiquées dans les analyses chimiques; aussi les quantités des substances *inertes*, qui sont au-dessous de 1 centigramme dans 1 litre ou 1 kilogramme d'eau minérale, nous paraissent-elles avoir bien peu d'influence sur les résultats thérapeutiques de ces eaux.

Quant aux éléments ou ingrédients *actifs*, tels que le fer, le brome, l'iode, l'arsenic, le gaz sulfhydrique, etc., souvent des quantités extrêmement faibles de ces substances impriment aux eaux des propriétés très-marquées, leur communiquent une odeur et une saveur particulières, des caractères physiques très-sensibles et très-reconnaissables.

Le nombre des substances ou des éléments minéralisateurs qui se trouvent dans les eaux en proportion suffisante pour produire des effets médicamenteux bien réels est assez restreint.

Le chlore, le soufre, le carbone et leurs combinaisons avec la soude, la magnésie et la chaux ; le fer, le manganèse, l'arsenic, l'iode, le brome, la silice, telles sont les substances qui constituent la presque totalité des principes minéralisateurs essentiels que l'on rencontre dans les eaux.

Nous allons rappeler très-brièvement les propriétés physiques, chimiques et médicales de ces diverses substances.

Bases. — On appelle *base* tous les corps qui ont la faculté de saturer les acides et de former des *sels*.

Les *oxydes* métalliques, spécialement les *alcalis*, sont des *bases*. Les bases que l'on rencontre en plus grande quantité dans les eaux minérales sont la soude, la potasse, la magnésie, la chaux et la strontiane, qui ne sont autre chose que des oxydes métalliques ou des composés de sodium, de magnésium, de calcium et d'oxygène.

Les *alcalis* sont des substances solubles dans l'eau, ayant, en général, une saveur urineuse, âcre, caustique; ils verdissent le sirop de violettes, rétablissent la couleur bleue du tournesol, rougie par un acide. Les alcalis ont la plus grande tendance à s'unir aux acides, avec lesquels ils forment de nouveaux composés auxquels on donne le nom de *sels*, et dont les propriétés et les caractères diffèrent tout à la fois de ceux des acides et de ceux des alcalis dont ils sont formés.

Les alcalis sont toujours dans les eaux à l'état de sels, c'est-à-dire combinés avec les acides, et particulièrement l'acide sulfurique, l'acide carbonique, le chlore, etc.

Les sels formés par l'acide sulfurique et une base portent le nom de *sulfates*. Exemples : sulfate de soude, sulfate de magnésie, sulfate de chaux.

Les sels formés par l'acide carbonique et une base s'appellent *carbonates*. Exemple : carbonate de soude.

Enfin les sels formés par l'union du chlore avec une base portent le nom de *chlorures*. Exemple : chlorures de sodium, de calcium.

Les alcalis combinés avec le soufre, l'iode, le brome, etc., forment des *sulfures*, des *iodures*, des *bromures* de sodium, de calcium, etc., qui se rencontrent dans un grand nombre de sources minérales.

Potasse, kali, oxyde de potassium. — Cet alcali est solide, blanc, inodore, d'une saveur âcre et caustique, très-soluble dans l'eau; exposé à l'air, il en attire l'humidité et l'acide carbonique, et passe à l'état de sous-carbonate de potasse, qui est déliquescent. La dissolution aqueuse de potasse présente les caractères chimiques des alcalis, verdit le sirop de violettes, rétablit la couleur bleue de tournesol, rougie par un acide; elle n'est point troublée par les acides carbonique et sulfurique avec lesquels elle forme un carbonate et un sulfate solubles.

La potasse se dissout dans l'alcool et dans les huiles; elle forme les *savons* avec les corps gras; elle cautérise et

12

détruit rapidement les tissus animaux avec lesquels on la met en contact. C'est la pierre à cautère.

La potasse ne se trouve dans les eaux minérales qu'en très-petite quantité; elle y est toujours combinée avec les acides, et forme du carbonate, du sulfate de potasse, etc.; avec le chlore, du chlorure de potassium; avec le soufre, du sulfure de potassium.

La *soude*, oxyde de sodium hydraté, est un alcali solide, ayant les mêmes propriétés que la potasse; elle est caustique, alcaline, très-soluble dans l'eau; elle attire l'humidité de l'air d'abord, puis l'acide carbonique avec lequel la soude forme un sous-carbonate de soude qui est efflorescent, tandis que le sous-carbonate de potasse est déliquescent.

La soude est employée dans les arts pour la fabrication du verre et du savon.

C'est la *base* ou l'élément minéralisateur qui se trouve en plus grande abondance et le plus ordinairement dans les eaux minérales.

Elle y est combinée avec les acides pour former des sels (sulfate, carbonate de soude). Le sodium, combiné au chlore, forme le *chlorure de sodium*; combiné au soufre, il forme le sulfure de sodium qui constitue le principe médicamenteux essentiel de la plupart des eaux sulfureuses.

La soude existe à l'état de silicate de soude dans les roches primitives.

Tableau comparatif de la quantité de sels sodiques anhydres (sulfate, chlorure et carbonate réunis) **contenue dans 1 kilogramme d'eaux minérales.**

FRANCE.	Grammes.
Salies (Hte-Garon.)...	30,13
Mer Méditerranée....	27,22
Manche............	27,05
Océan..............	25,10
Uriage...	8,24
Vals...............	7,37
Balaruc............	6,81
Vichy.............	6,30
Cusset.............	6,23
Bourbonne-les-Bains.	6,05
Hauterive..........	6,02
Forbach............	5,72
Saint-Nectaire.......	5,62
La Bourboule.......	5,58
Vic-sur-Cère........	4,42
Soultz-les-Bains.....	3,45
Niederbronn........	3,09
Bourbon-l'Archamb..	2,88
Royat	2,73
Camarès...........	2,60
Tercis.	2,12
Clermont...........	1,48
Contrexeville........	1,46
Bourbon-Lancy......	1,30
Saint-Alban.........	1,24
Mont-Dore..........	1,078
Evaux (César).......	1,05
Allevard...........	1,03
Châtelguyon........	0,98
Sail-sous-Couzan....	0,97
Néris..............	0,94
Pougues...........	0,90
Bussang............	0,89
Luxeuil...	0,89
Châteldon..........	0,79
Soultzbach..........	0,78
Préchac............	0,65
Saint-Antoine(Guag.)	0,54
Passy..............	0,54
Saint-Honoré.......	0,50
Bagnères...........	0,45
Bagnols............	0,45
Sylvanès...........	0,44
Gréoulx.	0,43
Bilazai.............	0,43
Chaudes-Aigues.....	0,39
Rennes......... ...	0,38
Eaux-Bonnes........	0,34
Encausse...........	0,34
Bains..............	0,32
Baréges............	0,32
Saint-Galmier.......	0,30
Eaux-Chaudes.......	0,20
Plombières..........	0,189
Dax...............	8,183
Vinça..............	0,182
Olette...	0,176
Bagnères-de-Luchon.	0,144
Aulus..............	0,140
Vernet.............	0,138
Campagne..........	0,135
Bains, près Arles....	0,128
Cauterets..........	0,122
Ax (Breil)..........	0,116
Capvern............	0,116

	Gram.		Gram
Saint-Sauveur.......	0,107	Borcette............	4,04
Enghien............	0,089	Abano..............	4,03
Saint-Pardoux.......	0,065	Aix-la-Chapelle.	3,77
Seine (Chaillot)......	0,062	Krouthal...........	3,64
Aix................	0,039	Saidschutz..........	3,51
ÉTRANGER.		Saint-Gervais.	3,38
Lunebourg........	251,56	Selters.............	2,99
Ashby..............	118,61	Castellamare........	2,99
Monte-Catini........	73,82	Fachingen..........	2,73
Salzungen......	61,58	Ems................	2,34
Ischl...............	29,68	Weilbach...........	2,21
Nauheim...........	25,00	Sandrocks..........	2,21
Hall...............	18,48	Riepoltsau..........	2,08
Kissingen..........	17,18	Baden-Baden........	2,90
Pullna.............	16,01	Téplitz.............	1,95
Soden..............	14,19	Baden (Suisse)......	1,95
Hombourg..........	14,06	Windsor-Forest.....	1,82
Harrowgate.........	13,02	Salzbrunn..........	1,56
Pyrmont...........	10,80	Bertrich............	1,30
Cheltenham.........	10,02	Tonnisstein.........	1,17
Salzhausen.........	9,50	Altsohl.............	1,04
Creutznach.........	9,11	Geilnau............	0,78
Leamington.........	8,46	Marienbad..........	0,78
Bilin...............	8,46	Bath...............	0,78
Marienbad..........	7,68	Schlangenbad.......	0,65
Friedrichshall.......	5,98	Malmedy...........	0,52
Wiesbaden.........	5,85	Baden (Autriche)....	0,39
Ischia..............	5,33	Bristol.............	0,26
Heilbrunn..........	5,33	Spa (Pouhon).......	0,13
Bocklet............	4,42		

La *magnésie*, oxyde métallique terreux du *magnésium*, est blanche, douce au toucher, insipide et presque insoluble dans l'eau, mais soluble en proportion notable dans l'eau chargée de gaz carbonique; elle verdit le sirop de violettes.

Exposée à l'air, elle en attire l'acide carbonique. Elle se dissout très-bien dans les acides avec lesquels elle forme des sels dont les uns sont solubles et d'autres insolubles.

La magnésie n'existe pas pure dans la nature; elle y est toujours à l'état de sel, spécialement de sulfate ou de carbonate, ou combinée avec d'autres corps.

Les serpentines, l'écume de mer sont des silicates de magnésie.

La magnésie est employée, en médecine, comme absorbant, comme contre-poison des acides, pour combattre les calculs de la vessie et la gravelle, pour neutraliser les acides qui se développent souvent dans l'estomac; enfin, comme purgatif. Le sulfate de magnésie est l'un des éléments prédominants de certaines eaux minérales, purgatives, très-estimées. — Sedlitz, Epsom.

Tableau comparatif de la quantité de sels anhydres de magnésie (sulfate, chlorure et carbonate réunis) **contenue dans 1 kilogramme d'eaux minérales.**

FRANCE.	Grammes.		Grammes.
Méditerranée	13,27	Audinac	0,51
Océan	9,28	Capvern	0,50
La Manche	5,99	Contrexeville	0,45
Uriage	1,24	Rennes	0,44
Balaruc	1,13	Sainte-Marie	0,44
Saint-Galmier	1,09	Salies	0,43
Châtelguyon	0,86	Saint-Alban	0,42
Cambo	0,74	Bourbonne-les-Bains	0,39
Allevard	0,59	Vic-sur-Cère	0,37
Bagnères-de-Bigorre	0,57	Châteldon	0,36
Encausse	0,55	Clermont	0,36
Bourbon-l'Archamb.	0,54	Barbazan	0,36
Passy	0,52	Aulus	0,34
		Sail-sous-Couzan	0,34

	Grammes.		Grammes.
Cusset	0,33	Lunebourg	4,68
Ussat	0,32	Windsor-Forest	4,55
Niederbronn	0,31	Monte-Catini	4,03
Vichy	0,30	Kissingen	3,90
Tercis	0,30	Vicaris-Bridge	3,64
Saint-Nectaire	0,30	Friedrichshall	3,51
Camarès	0,249	Leamington	2,73
Gréoulx	0,233	Salzungen	2,21
Soultz-les-Bains	0,200	Pyrmont	1,56
Campagne	0,185	Nauheim	1,30
Soultzbach	0,176	Hombourg	1,30
Châteldon	0,169	Salzhausen	1,17
Bussang	0,150	Ischl	1,17
La Bourboule	0,149	Weilbach	0,91
Vals	0,125	Schwalbach	0,91
Dax	0,122	Altsohl	0,65
Préchac	0,116	Kronthal	0,65
Mont-Dore	0,096	Schinznach	0,65
Sylvanès	0,090	Harrowgate	0,52
Aix (Sextius)	0,061	Creutznach	0,52
Evaux	0,045	Baden (Suisse)	0,39
Luxeuil	0,024	Castellamare	0,39
Plombières	0,012	Sandrocks	0,39
ÉTRANGER.		Baden (Autriche)	0,39
Gran	96,48	Cheltenham	0,26
Steinwasser	37,63	Selters	0,13
Pullna	15,49	Soden	0,13
Sedlitz	14,32	Wiesbaden	0,13
Saidschutz	10,67	Spa	0,13

La *chaux*, oxyde de calcium, terre calcaire, est une terre alcaline très-répandue dans la nature à l'état de sel (*carbonate de chaux*, ou pierre à chaux, à bâtir; *sulfate de chaux*, gypse ou pierre à plâtre); elle a une saveur âcre et caustique; elle présente les caractères chimiques des alcalis, c'est-à-dire qu'elle verdit le sirop de violettes, etc.

La chaux est indécomposable par la chaleur et ne se fond qu'à l'aide du chalumeau à gaz; la pile électrique la décompose en oxygène et en un métal appelé *calcium.*

La chaux, exposée à l'air, en absorbe l'humidité, ainsi que l'acide carbonique. Elle absorbe l'eau avec avidité, s'échauffe, se fendille, met l'eau en vapeurs et finit par se réduire en poudre, ce qui constitue l'*hydrate de chaux.* Cet hydrate, mêlé à l'eau, forme le *lait de chaux*; dissous dans environ 400 parties d'eau, il forme l'eau de chaux, liquide alcalin, dont l'acide carbonique et l'acide oxalique précipitent la chaux : l'acide sulfurique la dissout, au contraire, et ne forme point de précipité.

On obtient la chaux en décomposant la pierre à chaux, ou carbonate de chaux, à l'aide d'une forte chaleur; l'acide carbonique est expulsé, la chaux *vive* reste et présente les caractères que nous avons indiqués.

La chaux existe dans les eaux minérales à l'état de sels : *sulfate* et *carbonate* de *chaux*; combinée avec le soufre, elle forme le *sulfure* de *calcium*, qui est l'un des éléments très-énergiques de plusieurs eaux minérales sulfureuses calciques; avec le chlore elle constitue le *chlorure* de *calcium,* qui est l'un des principes les plus utiles des eaux salines de Hombourg, Creutznach, etc.

La chaux a été employée, en médecine, comme absorbant, comme cathérétique ou caustique doux.

La partie solide des os est formée par du phosphate de chaux. D'après les expériences de M. Boussingault, la chaux des eaux potables concourt, avec celle que contiennent les aliments, au développement du système osseux.

Les eaux incrustantes de Saint-Alyre et de Saint-Nectaire contiennent une très-forte quantité de bicarbonate de chaux en dissolution, qui se dépose spontanément.

Tableau comparatif de la quantité de sels calciques ou de chaux anhydres (sulfate, chlorure, carbonate, etc., réunis) **contenue dans 1 kilog. d'eaux minérales.**

FRANCE.	Grammes.		Grammes.
Salies (Hte-Garon.)...	3,40	Sail-sous-Couzan....	0,60
Passy.............	2,81	Ussat (Buvette).....	0,56
Encausse...........	2,16	Provins............	0,55
Bagnères-de-Bigorre.	1,94	Bilazai.............	0,51
Châtelguyon........	1,88	Soultzbach.	0,48
Aulus..............	1,88	Enghien............	0,47
Contrexeville........	1,82	Gréoulx............	0,46
Sainte-Marie........	1,79	Bussang......... ..	0,45
Uriage..............	1,63	Vichy..............	0,43
Barbazan...........	1,63	Rennes.............	0,41
Pougues.	1,51	Aumale.............	0,39
Manche.............	1,44	Campagne..........	0,38
Châteldon...........	1,42	Allevard............	0,37
Capvern............	1,33	Océan..............	0,35
Audinac............	1,31	Préchac............	0,30
Cambo.............	1,24	Camarès.	0,30
Saint-Galmier.......	1,21	Mont-Dore.	0,28
Bourbon-l'Archamb..	1,09	Bourbon-Lancy......	0,28
Balaruc.	1,07	Seine (Chaillot).....	0,27
Niederbronn........	1,04	Bourbon-l'Archamb..	0,26
Bourbonne-les-Bains.	1,007	Aix (Barret).........	0,24
Royat..............	0,98	Méditerranée.	0,24
Saint-Alban.........	0,89	Sylvanès...........	0,22
Clermont...........	0,80	Vals.	0,18
Vic-sur-Cère........	0,75	Evaux..............	0,17
Cransac............	0,72	Néris.	0,17
Saint-Nectaire.	0,71	Dax................	0,17
Soultz-les-Bains.....	0,70	Seine (pont d'Ivry)..	0,15
Cusset (Hôpital).....	0,66	Hauterive.	0,14
		Eaux-Bonnes........	0,12

	Grammes.		Grammes.
Saint-Honoré........	0,13	Wilhelmsbad.......	1,36
Saint-Pardoux......	0,108	Tonnisstein.........	1,17
Eaux-Chaudes.......	0,108	Sandrocks..........	1,17
Luxeuil............	0,058	Bruchsal...........	1,17
Bains..............	0,045	Bocklet............	1,04
Plombières.........	0,028	Schinznach.........	1,04
Cauterets..........	0,020	Wiesbaden.........	0,91
ÉTRANGER.		Saidschutz.........	0,91
Ashby..............	12,24	Castellamare........	0,91
Marienbad..........	5,46	Soden..............	0,91
Leamington........	3,90	Harrowgate.........	0,91
Nauheim...........	3,51	Baden-Baden.......	0,78
Riepoltsau..........	3,38	Kissingen..........	0,78
Saint-Gervais.......	3,38	Baden (Autriche)....	0,65
Hombourg..........	3,25	Bristol.............	0,52
Carlsbad...........	2,86	Vicaris-Bridge......	0,52
Cheltenham........	2,34	Friedrichshall......	0,39
Sedlitz............	2,08	Pullna.............	0,39
Bath...............	1,93	Fachingen..........	0,26
Windsor-Forest.....	1,82	Selters.............	0,26
Baden (Suisse)......	1,82	Ischl..............	0,26
Pyrmont...........	1,82	Acqui..............	0,26
Salzhausen.........	1,82	Ischia..............	0,20
Heilbrunnen........	1,43	Schwalbach.........	0,18
Creutznach.........	1,36	Bertrich...........	0,15
Hall...............	1,36	Ems...............	0,14
Lunebourg.........	1,36		

Du *chlore et de ses combinaisons qui se trouvent dans les eaux minérales.* — Le chlore est un corps simple, non métallique, gazeux, d'une couleur jaune verdâtre, d'une saveur désagréable et d'une odeur tellement suffocante qu'on ne peut le respirer même lorsqu'il est mélangé à quinze ou vingt fois son volume d'air ; il détruit les couleurs végétales et animales ; lorsqu'il est sec, il n'est point altérable par la lumière ni la chaleur.

Combiné à l'oxygène, il forme les acides chloreux, chlorique, et les sels appelés *chlorates*.

Combiné à l'hydrogène, il forme le chlorure d'hydrogène ou *acide chlorhydrique*.

Combiné avec les autres corps simples, métaux ou métalloïdes, il forme des *chlorures*.

Le chlorure de sodium (sel ordinaire), les chlorures de magnésium et de calcium sont l'un des principes minéralisateurs les plus abondants et les plus importants des eaux minérales.

Le *sublimé corrosif*, le *calomel*, qui sont des médicaments très-actifs et très-employés, sont des chlorures de mercure.

L'eau à la température de + 20° dissout une fois et demie son volume de gaz-chlore.

La solution de chlore ou *chlore liquide* a l'odeur, la couleur et la saveur du chlore gazeux; elle détruit les couleurs végétales et animales; elle est décomposée par la chaleur et la lumière qui la transforment en acide chlorhydrique.

A l'état gazeux, le chlore, répandu dans l'air en petite quantité, est employé comme moyen hygiénique pour détruire les miasmes putrides, purifier l'air des salles des hôpitaux, des prisons, etc.; c'est un désinfectant et un antiseptique des plus énergiques; il agit en détruisant les molécules des substances animales répandues dans l'air. On l'emploie aussi contre le typhus, la gale, les fièvres putrides, la scarlatine; c'est à la fois un médicament astringent et tonique.

Dans les arts, il sert pour le blanchiment des toiles, du papier, etc.; c'est la base de l'*eau de Javelle*.

Les *chlorures* de *chaux*, de *soude* (chlorure d'*oxyde* de *sodium*) jouissent, au plus haut degré, de propriétés désinfectantes, anticontagieuses et stimulantes; on les emploie dans le pansement des ulcères infects, des plaies compliquées de pourriture, des brûlures larges et superficielles, des engelures, etc.

Le *chlorure* de *sodium* (sel commun, sel de cuisine) est l'élément qui prédomine dans les eaux chlorurées; on le trouve dans un grand nombre d'eaux minérales.

Le sel est recherché par la plupart des animaux, qui le mangent avec plaisir. Il aide et favorise la digestion des aliments; c'est un antiputride et un antiseptique puissant : on sale les viandes pour les conserver. Pris à une dose élevée, il a des propriétés purgatives; on l'administre en lavements dans certains cas graves d'asphyxie, chez les noyés, etc. Enfin on l'emploie à l'extérieur dans les pédiluves ou bains de pieds, pour en rendre l'action plus vive et plus énergique sur la peau.

Le chlorure de sodium possède, comme tous les sels neutres, la propriété de s'opposer à la coagulation de l'albumine et de la fibrine. Transporté dans le courant circulatoire, ce composé exerce une influence puissante sur la transformation des tissus; cette action se manifeste à la fois par une augmentation de toutes les sécrétions muqueuses, principalement celles des intestins, et par une plus grande activité des reins. Les urines sont alors plus abondantes et plus chargées de principes solides; effet qu'aucun diurétique du règne végétal ne peut produire.

Le sel est très-utile et fréquemment employé comme excitant du système lymphatique, comme *fondant* dans les engorgements des glandes, du foie, de la rate, du mésentère, et surtout dans les affections scrofuleuses.

Un grand nombre de sources thermales, en France, con

tiennent du chlorure de sodium ; celles de Bourbonne-les-Bains en contiennent environ 5 grammes par litre d'eau ; celles de l'Océan, 25 grammes. La source de Salies (Basses-Pyrénées) contient 204 grammes de chlorure de sodium par litre. (*MM. Leymerie* et *Filhol.*)

En Allemagne, celle de Wiesbaden, 5 grammes.

Le chlorure de potassium, qui se trouve dans les eaux de la mer et dans plusieurs sources minérales (mais en très-petite quantité), possède des propriétés médicinales analogues à celles du chlorure de sodium.

100 grammes de chlorure de sodium sont composés de 60gr,3 de chlore et de 39gr,7 de sodium.

Le *chlorure* de *calcium* a une saveur âcre, amère, piquante et désagréable ; il est soluble en proportion notable dans l'eau. Cette substance se trouve en petite quantité dans les sources salées, dans les eaux de mer, et plusieurs eaux sulfureuses froides ou chaudes. Le chlorure de calcium ainsi que le chlorure de *magnésium*, appliqués directement sur les organes, y produisent une surexcitation. L'usage de ces sels, continué pendant quelque temps, resserre le ventre et diminue les sécrétions muqueuses ; on utilise cette propriété dans certaines circonstances, lorsqu'il y a relâchement avec torpeur de la muqueuse intestinale.

Fourcroy avait signalé, il y a longtemps, le chlorure de calcium comme un *fondant* très-actif dans les engorgements lymphatiques et les affections scrofuleuses. L'expérience a confirmé, par de nombreux faits, la haute valeur de ce médicament contre ces sortes d'affections ainsi que contre le rachitisme et les maladies des os. La chaux, combinée avec l'acide phosphorique, forme du phosphate calcaire, qui est l'élément solide des os.

A Creutznach, à Nauheim, où l'on traite avec un grand succès les maladies scrofuleuses, on ajoute à l'eau des bains une certaine quantité d'eaux mères des salines, qui contiennent une forte proportion de chlorure de calcium et de magnésium.

100 grammes de chlorure de calcium sont composés de 63gr,3 de chlore et de 36gr,7 de calcium.

Le chlorure de magnésium a des propriétés médicinales analogues à celles du chlorure de calcium.

100 grammes de chlorure de magnésium sont composés de 73gr,7 de chlore et de 26gr,3 de magnésium.

Les eaux mères des marais salants de la Méditerranée contiennent, par kilogramme, 16 grammes de chlorure de magnésium.

En parlant des eaux chlorurées en général, nous ferons connaître les proportions comparatives de chlorures de sodium, de calcium, etc., contenues dans les eaux minérales.

Du soufre et de ses combinaisons. — Le soufre et ses composés sont l'un des éléments les plus importants, les plus communs des eaux minérales.

Le soufre, corps simple non métallique, se trouve, dans la nature, à l'état natif, cristallisé, en masse ou en poussière fine ; le plus souvent on le rencontre uni à des métaux, à la soude, à la chaux, avec lesquels il forme des *sulfures ;* ou bien combiné avec l'oxygène et formant des sels appelés *sulfates* ou *sulfites.*

Le soufre est solide, dur, très-fragile, d'une cassure luisante, et s'électrise résineusement par le frottement. Lorsqu'il a été sublimé ou réduit en vapeurs, il se dépose, par le refroidissement, sous la forme pulvérulente ; on lui donne, dans ce cas, le nom de *fleurs de soufre.*

Il se fond à la température de + 104° centig., brûle avec une flamme bleue, en s'emparant de l'oxygène de l'air, avec lequel il forme le gaz *acide sulfureux*, qui a une odeur piquante et pénétrante.

Combiné à l'oxygène, le soufre forme le gaz acide *sulfureux*, qui donne les sels appelés *sulfites; l'acide sulfurique*, qui entre dans la composition des *sulfates* (sulfates de potasse, de soude, de magnésie, de chaux). 40 grammes de soufre et 60 grammes d'oxygène forment 100 grammes d'*acide sulfurique*.

Combiné avec l'hydrogène, il constitue l'acide *sulfhydrique*, hydrosulfurique ou l'hydrogène sulfuré, qui est le principe médicamenteux, caractéristique des eaux minérales dites sulfureuses.

Uni au carbone, il forme le *carbure de soufre*, qui est incolore, transparent, d'une odeur fétide, d'une saveur âcre, plus volatil et plus pesant que l'eau.

Chauffé avec des métaux ou des métalloïdes, il produit des *sulfures*.

Le soufre, de même que l'oxygène, forme souvent avec un même métal plusieurs combinaisons; *mono-sulfures bi-sulfures*, etc. Les mono-sulfures métalliques jouent le rôle de base par rapport à d'autres sulfures et forment les *sulfo-sels*.

Enfin, combiné avec les alcalis, la potasse, la soude, la chaux, il forme des *sulfures* alcalins, de potassium, de sodium, de calcium, qui constituent le principe actif de la plupart des eaux minérales sulfureuses alcalines.

Le sulfate de soude (sel de Glauber) est l'élément minéralisateur principal des eaux sulfatées sodiques.

On le trouve abondamment dans plusieurs sources minérales : Carlsbad, Marienbad, Püllna, Cheltenham, dans les salines de Dieuze, de Château-Salins (Meurthe), etc.

100 grammes de sulfate de soude sont composés de 43gr,7 de soude et de 56gr,3 d'acide sulfurique.

Les cristaux de sulfate de soude contiennent 55gr,91 pour 100 de leur poids d'eau.

Le sulfate de soude agit plus particulièrement sur les intestins; administré à la dose de 30 grammes, il produit un effet purgatif bien marqué; mais c'est un purgatif très-doux, un apéritif.

Une très-petite quantité de ce sel est absorbée pendant son trajet par les voies alimentaires; après la troisième ou quatrième évacuation, la presque totalité du sel que l'on a ingéré est rejetée avec les selles.

Quand cette substance est donnée à de petites doses (c'est ce qui a lieu pour les eaux minérales), elle est très-légèrement laxative; ses molécules pénètrent dans le sang, on les y a trouvées. Dans ce cas, le cours des urines est augmenté; l'appareil urinaire a été excité par le sel. (*Barbier.*)

On a attribué au sel de Glauber une propriété fondante, capable de résoudre les tumeurs du foie, du mésentère, les dépôts de lait, etc.; on le conseille dans certaines maladies cutanées, dans la jaunisse de longue durée, etc. Ces effets peuvent être dus aussi à une dérivation insensible, habituelle et prolongée opérée par l'action laxative du médicament sur les intestins; mais il ne convient pas dans le cas d'une âcreté morbifique du sang ni dans les affections cutanées scorbutiques.

Le sulfate de magnésie (sel d'Epsom, d'Egra, de Sedlitz, sel cathartique amer) est l'élément minéralisateur principal des eaux sulfatées magnésiques.

Il prédomine dans les eaux de Sedlitz, de Püllna, de

Saidschütz, etc.; l'eau de mer en contient aussi une proportion notable (6 à 7 grammes par litre).

Ce sel a une saveur amère, désagréable, nauséabonde. Il s'effleurit à l'air sec, si la température est élevée; il se dissout dans son poids d'eau froide.

A 0°, 100 parties d'eau dissolvent 6 parties de sulfate de magnésie.

100 grammes de sulfate de magnésie sont composés de 34 grammes de soude et 66 grammes d'acide sulfurique.

Le sulfate de magnésie de certaines eaux minérales paraît provenir de la réaction du sulfate de chaux, contenu en dissolution dans l'eau, sur le calcaire magnésien qui constitue le terrain; par suite d'un séjour longtemps prolongé, il se dépose du carbonate de chaux, et le sulfate de magnésie se dissout.

Les propriétés médicinales du sulfate de magnésie sont analogues à celles du sulfate de soude. C'est un purgatif, mais plus énergique que ce dernier; on l'administre à la dose de 10 à 30 grammes; à petite dose, il est seulement laxatif; il stimule les reins et augmente le cours des urines. On l'emploie aussi comme *fondant*, c'est-à-dire excitant, des glandes et du système lymphatique.

Le *sulfate de chaux* (sélénite, gypse, pierre à plâtre) se trouve dans un grand nombre d'eaux minérales, d'eaux de sources ou de puits.

Il est sous forme d'aiguilles blanches, satinées, peu consistantes, presque insipides, solubles dans 300 à 350 parties d'eau. Calciné, il perd son eau de cristallisation et constitue le *plâtre*.

100 grammes de sulfate de chaux sont composés de 41gr,5 de chaux et de 58gr,2 d'acide sulfurique.

Les eaux qui contiennent une quantité notable de ce

sel sont crues, pesantes, dissolvent mal le savon; elles sont aussi un peu laxatives, et quelquefois fébrifuges.

« Une expérience, qui date de plusieurs siècles, a constaté l'efficacité des sources salines séléniteuses d'une manière positive et incontestable. Quelques personnes considèrent comme inutile, sinon comme nuisible, la forte proportion de sulfate de chaux qu'elles contiennent quelquefois. Je doute fort que cette manière de voir soit exacte, et je suis loin d'être convaincu que le sulfate de chaux, qui est l'élément dominant dans ces eaux, n'entre pour rien dans leur action médicatrice. » (*M. Filhol.*)

En parlant des eaux sulfatées, nous ferons connaître les proportions des sulfates de soude, de chaux, etc., contenus dans les eaux minérales.

Sulfures. — On donne ce nom aux composés de soufre et d'un métal ou métalloïde.

Les sulfures de potassium, de sodium, de calcium et de fer sont les principaux sulfures qui se rencontrent en dissolution dans les eaux minérales.

La plupart des sources sulfureuses des Pyrénées sont minéralisées par le sulfure de sodium; dans quelques-unes seulement, on trouve le sulfure de calcium.

Le sodium, le potassium et le calcium forment avec le soufre un grand nombre de combinaisons : *mono-sulfure, bi-sulfure, tri-quadri-penta-sulfure;* ce dernier est le *foie de soufre.*

Le sulfure de potassium est solide, d'une couleur brune, dur, fragile, d'une cassure vitreuse. Il a une saveur âcre, caustique et amère; il verdit le sirop de violette, attire l'humidité de l'air et se dissout très-bien dans l'eau.

Le sulfure de sodium est efflorescent et a les mêmes propriétés chimiques et médicinales que le sulfure de potassium; il a aussi une réaction alcaline très-prononcée.

Les eaux sulfurées sodiques sont presque toutes thermales.

Le sulfure de calcium a une réaction alcaline moins intense que le sulfure de sodium; son action est moins altérante, moins fluidifiante et moins active que celle de ce dernier : il exerce une action dérivative marquée sur les intestins. (*M. Filhol.*)

Les sulfures sont excitants; ils augmentent la chaleur générale et les sécrétions muqueuses : ils agissent spécialement sur la peau. On les emploie surtout dans les maladies cutanées, dartreuses, psoriques, etc.

Il y a des sulfures acides que l'on nomme ***sulfacides***, des sulfures basiques qu'on appelle ***sulfo-bases;*** les sulfures acides se combinent aussi avec les ***sulfo-bases*** et forment les ***sulfo-sels.***

Acide sulfhydrique ou hydrosulfurique—hydrogène sulfuré. — **100** parties en poids d'acide sulfhydrique contiennent **94,19** de soufre et **5,81** d'hydrogène.

C'est la présence et le dégagement de ce gaz qui produisent l'odeur caractéristique des eaux dites ***sulfureuses.***

Il est gazeux, incolore : son odeur est très-fétide, analogue à celle d'œufs pourris; il éteint les corps enflammés, rougit la teinture de tournesol; il décolore un grand nombre de substances végétales.

Il est décomposé par l'iode et par le chlore, qui s'emparent de son hydrogène et en précipitent le soufre.

Lorsqu'on approche de lui un corps en ignition, il absorbe l'oxygène de l'air, s'enflamme, et il se dépose du soufre.

L'eau, à la température ordinaire, peut dissoudre trois

fois son volume de gaz acide hydrosulfurique, ce qui constitue cet acide sous forme liquide.

Il peut se combiner avec un grand nombre d'oxydes métalliques, et forme alors des sels qu'on a nommés hydrosulfates ou sulfhydrates.

Le gaz hydrosulfurique, introduit dans les poumons, lors même qu'il est mêlé avec cinq ou six fois son volume d'air atmosphérique, détermine instantanément l'asphyxie et la mort.

On peut reconnaître avec une grande facilité les plus petites quantités d'acide sulfhydrique contenues dans l'air ou dans les eaux minérales, au moyen d'un papier réactif imbibé d'une dissolution d'acétate de plomb. Ce papier, qui est incolore, noircit promptement lorsqu'on l'expose, mouillé, à l'air, ou dans l'eau contenant les plus légères traces d'hydrogène sulfuré.

On emploie le soufre, en médecine, comme excitant général qui, à haute dose, est tonique et purgatif; pris en petite quantité, il active les sécrétions bronchique, cutanée, rénale; ce qui le rend utile dans certaines affections catarrhales, certains engorgements; on s'en sert spécialement dans les affections cutanées, surtout dans la gale et les dartres.

Les préparations de soufre, en général, prises à l'intérieur en petite quantité, semblent exciter les facultés digestives; du moins elles ne les troublent pas. La perspiration cutanée est augmentée, ainsi que la chaleur animale; le pouls devient plus fréquent.

On retrouve les molécules sulfureuses dans les humeurs excrétées du corps : l'urine, la sueur, le lait, etc., contractent une odeur fétide; cette odeur d'hydrogène sulfuré, qu'exhalent le corps et les excrétions, est produite, sans doute, par les combinaisons diverses du soufre avec les alcalis, qui ont lieu dans l'intérieur de nos organes.

L'usage prolongé du soufre excite vivement l'organisme et surtout le système vasculaire artériel ; le pouls devient vif; il survient un crachement de sang, des insomnies, etc. Une telle médication ne doit être employée qu'avec des précautions par les personnes pléthoriques et sujettes à éprouver des congestions sanguines.

Toutefois l'influence stimulante des molécules sulfureuses sur le tissu pulmonaire produit les résultats les plus satisfaisants dans les catarrhes chroniques.

Les préparations sulfureuses sont utiles également dans les affections goutteuses et rhumatismales, soit parce que ces substances ont une action spécifique sur le système dermoïde, soit parce qu'elles donnent aux fonctions perspiratoires une plus grande activité.

Mais c'est surtout dans le traitement des maladies de la surface cutanée, telles que les dartres, la teigne, la gale, la destruction de certains animaux parasites, que le soufre et ses composés ont une efficacité incontestable.

Il est reconnu que c'est en excitant les tissus malades que le soufre guérit les affections cutanées, et non point en répercutant l'irritation morbide ou en la déplaçant. (*Barbier.*)

Acide carbonique. — Il est gazeux, incolore, élastique, transparent, doué d'une saveur aigrelette et d'une odeur piquante; il éteint les corps enflammés, rougit la teinture de tournesol. Il est plus pesant que l'air; son poids spécifique = **1,5196.**

Il existe dissous dans un grand nombre d'eaux minérales desquelles il s'échappe sous la forme de bulles plus ou moins grosses, souvent très-abondantes, qui donnent aux sources l'apparence de l'eau en ébullition. C'est l'un des éléments principaux et caractéristiques des eaux gazeuses.

L'eau dissout son volume de gaz acide carbonique à la température et sous la pression barométrique ordinaires; le liquide qui en résulte est doué d'une saveur aigrelette agréable.

Sous l'influence d'une pression de plusieurs atmosphères le gaz acide carbonique se condense et se liquéfie.

1 litre de gaz carbonique à 0° de température et sous la pression barométrique de 76 centimètres pèse 1gr,977.

100 parties en poids de cet acide sont formées de 27gr,376 de carbone et de 72gr,624 d'oxygène.

Il est employé, en médecine, comme rafraîchissant, digestif, antiseptique et diurétique. Nous avons fait connaître, précédemment, les avantages du gaz carbonique sous forme de bains, de douches, etc., page 28.

Carbonate de soude. — Ce sel existe dans les cendres de presque toutes les plantes qui croissent sur les bords de la mer.

Il a une saveur âcre, légèrement caustique; il est efflorescent, fusible par l'action de la chaleur et soluble dans deux parties d'eau à 12°. Il se transforme en bicarbonate lorsqu'on lui fait absorber du gaz carbonique.

On le trouve dans beaucoup d'eaux minérales à l'état de carbonate neutre et de bi-carbonate.

Tous les acides, même les plus faibles, décomposent le carbonate de soude, en dégagent l'acide carbonique et s'emparent de la soude; la chaux, la potasse enlèvent aussi l'acide carbonique à la soude et laissent cet alcali séparé et à nu. On peut donc admettre que ce sel, introduit dans les voies digestives, sera bientôt décomposé, et qu'il donnera lieu à de nouvelles combinaisons.

100 grammes de carbonate de soude sont composés de 58gr,5 de soude et de 41gr,5 d'acide carbonique. Les cristaux de ce sel contiennent 69 pour 100 d'eau.

100 grammes de bi-carbonate de soude sont composés de 41gr,5 de soude et de 58gr,5 d'acide carbonique.

100 parties d'eau dissolvent 8 parties de ce sel. Lorsque l'on fait bouillir pendant longtemps une dissolution de bi-carbonate de soude, l'acide carbonique en excès se dégage, et le bi-carbonate devient un carbonate neutre.

En ajoutant aux eaux crues ou calcaires une petite quantité de carbonate de soude, la chaux se précipite et l'eau devient potable et de meilleure qualité.

Le carbonate de soude est un agent altérant, qui a la propriété de dissoudre l'albumine et la fibrine, et de rendre plus fluides les liquides de l'économie.

Le carbonate de soude, de potasse, etc., très-étendu, donne à l'absorption une grande activité et stimule les organes sécréteurs de l'urine.

Toutefois, dit Barbier, l'action de ce sel sur les tissus vivants ne paraît pas produire un développement de leur vitalité, une accélération de leurs mouvements. Après l'usage de ce sel, on n'observe pas que le pouls devienne plus vif, plus fréquent, que la chaleur du corps augmente; ce sel ne procure jamais ni l'écoulement des règles ni la diaphorèse. Son effet n'est ni tonique ni excitant; par son usage l'urine devient sensiblement alcaline.

On a employé les carbonates de soude, de potasse et de magnésie pour dissoudre les calculs dans la vessie, pour guérir la gravelle. L'expérience a démontré que les eaux carbonatées conviennent spécialement dans ce dernier cas, lorsqu'il y a un excès d'acide urique dans l'urine. Les carbonates alcalins se combinent avec cet acide, qui alors ne prend plus la forme concrète. Cette action est différente de celle du sel circulant avec le sang et attaquant tous les tissus comme nous le dirons bientôt.

On a vanté les carbonates de soude et de potasse comme précieux dans les engorgements des viscères, dans les altérations des tissus, dans les gonflements des glandes. Mascagni les avait recommandés pour dissoudre les concrétions albumineuses qui se forment dans la pleurésie et la péripneumonie.

Suivant l'opinion de plusieurs médecins distingués, le carbonate de soude et les alcalis peuvent favoriser la résorption des tubercules à l'état naissant et prévenir ou mieux en empêcher le développement.

On sait que les eaux minérales d'Ems, du Mont-Dore, dont le carbonate de soude est l'élément prédominant, sont employées avec succès au début de ces maladies.

L'emploi prolongé d'un sel alcali amène peu à peu une profonde mutation dans l'économie animale ; le sang perd sa consistance ordinaire; les tissus vivants deviennent moins denses, comme ramollis; leur complexion intime est visiblement modifiée; le corps éprouve un amaigrissement sensible. Ce changement intestin ne peut-il pas opérer des résolutions, décider bien des modifications curatives? (*Barbier.*)

Carbonate de magnésie. — Ce sel, qui a la forme d'une poudre très-légère, blanche, douce au toucher, est insipide au goût et peu soluble daus l'eau. Lorsqu'on le chauffe, il perd son acide carbonique, et il ne reste que la *magnésie calcinée.*

Le sous-carbonate de magnésie exige 2,393 parties d'eau à + 15° centig. pour se dissoudre et 9,000 parties d'eau bouillante. Il est soluble dans un excès d'acide carbonique, dans les dissolutions d'hydrochlorate et de sulfate de potasse et de soude.

Tous les sels solubles de magnésie ont une saveur amère.

Le carbonate de magnésie, tenu en dissolution dans les eaux minérales, à la faveur de l'acide carbonique, est décomposé par la chaleur; il se dépose du sous-carbonate de magnésie, et l'acide carbonique se volatilise.

Les propriétés médicinales du carbonate de magnésie sont analogues à celles du carbonate de soude.

Ce sel est employé avec succès comme absorbant dans les affections où il se développe des acides dans les premières voies, dans les aigreurs d'estomac, etc.

On l'a employé aussi avec avantage, de même que le carbonate de soude, pour combattre les calculs vésicaux, la gravelle, et surtout pour prévenir leur formation.

A la dose de 15 grammes, il produit un effet purgatif dont on a obtenu de bons résultats à la suite de violents accès de goutte et de rhumatisme.

Fer. — Ce métal est très-répandu dans la nature; on le trouve à l'état natif, ou combiné à l'oxygène et à des acides formant des sels ferrugineux; ou combiné au soufre et formant des sulfures, etc.

Le fer est d'une structure granuleuse, un peu lamelleuse, très-ductile et malléable. Il répand une certaine odeur lorsqu'on le frotte; il est très-magnétique. Son poids spécifique est de 7,788. Il ne se fond qu'à une température élevée (130° pyromét. W.).

Il absorbe l'oxygène de l'air humide, même à froid; et l'oxyde formé s'empare de l'acide carbonique contenu dans l'air pour former un sous-carbonate de fer jaune. Le fer, uni à une petite proportion de charbon, constitue l'acier ; si la quantité de carbone est plus forte, il forme la mine de crayon, carbure de fer, ou plombagine.

Le soufre s'unit avec le fer et forme des sulfures de fer ou *pyrites*.

Le fer décompose l'eau à une température élevée, en absorbe l'oxygène avec lequel il forme un oxyde, l'hydrogène de l'eau est mis en liberté.

Plusieurs acides se combinent avec le fer pour former des sels, tels que les sulfates et les carbonates. C'est sous cette forme, et plus généralement sous celle de carbonate, que le fer existe dans les eaux minérales dites ferrugineuses.

Le carbonate de protoxyde de fer est l'élément minéralisateur le plus général des eaux ferrugineuses ; il est insoluble dans l'eau ordinaire, mais soluble dans l'eau qui contient un excès d'acide carbonique, et forme un bi-carbonate de fer. Il se précipite sous la forme d'une poudre rougeâtre ocreuse, qui est un sous-carbonate de tritoxyde de fer, lorsque l'eau a été exposée à l'air, et que l'excès de gaz carbonique qui tenait le fer en dissolution s'est dégagé.

L'eau de Spa (Pouhon), dont la saveur ferrugineuse est très-forte et les effets très-énergiques, contient à peine 5 centigrammes de fer par litre d'eau, et un peu plus que son volume de gaz carbonique.

Le *sulfate* de fer ou protosulfate (vitriol vert) est astringent ; il exerce une action constrictive sur les vaisseaux capillaires et diminue la sécrétion de la peau. On l'emploie comme fébrifuge, etc. Il sert pour faire l'encre, le bleu de Prusse. Il se trouve en quantité notable dans plusieurs eaux minérales : Passy, Cransac.

Le fer se trouve aussi combiné avec l'acide *crénique*, acide organique, dans plusieurs eaux minérales ferrugineuses ; cet acide a une saveur astringente, non acide.

Dans la source de la Géronstère, à Spa, le fer est tenu, en partie, en dissolution par l'acide crénique.

L'action topique des sels ferrugineux formés par les acides organiques (*humates, crénates*) est peu ou point astringente.

Le fer est un médicament tonique et fortifiant des plus précieux et des plus utiles ; c'est le quinquina du règne minéral.

Le fer, dans les eaux minérales, est assez souvent associé au *manganèse*, métal très-dur et très-fragile.

Les propriétés médicinales du manganèse sont assez analogues à celles du fer, dont il aide, soutient et corrobore l'action tonique.

L'eau minérale de Cransac (Aveyron) contient par litre, d'après M. Henry, 0gr,75 de sulfate de fer et 0gr,50 de sulfate de manganèse.

Arsenic. — On a constaté la présence de ce poison, si actif et si dangereux, dans un grand nombre d'eaux minérales, entre autres dans celles de Bagnères-de-Bigorre, Bourbonne-les-Bains, Bussang, Mont-Dore, Plombières, Vichy, etc.

Lorsque l'on a signalé pour la première fois l'existence de l'arsenic dans la composition de quelques-unes des eaux que nous venons de nommer, cette annonce a jeté de l'inquiétude dans l'esprit de certaines personnes. « Mais ces craintes doivent disparaître, dit M. Patissier, quand on considère que la proportion de ce toxique dans les eaux est extrêmement minime ; cet arsenic se trouve, d'ailleurs, en combinaison avec la chaux et le fer, qui atténuent presque complétement ses propriétés vénéneuses. Mais ce qui prouve l'innocuité de l'arsenic dans ces eaux, c'est l'usage prolongé, inoffensif et salutaire que l'on fait de ces mêmes eaux en boisson; c'est ainsi que les eaux de Bussang, de Vichy, dont on consomme chaque jour une grande quantité, loin d'être nuisibles à ceux qui les boivent, contribuent, au contraire, au rétablissement de leur santé. Ajoutons que, d'après des expériences nombreuses entreprises à Vichy, les urines des buveurs d'eau ne contiennent pas la moindre trace d'arsenic. Il est digne de remarquer que les sources minérales, dont l'efficacité curative est renommée depuis des siècles, sont précisément au nombre de celles où l'on trouve de l'arsenic; il est présumable que la nature change les poisons en remèdes par des décompositions et des mélanges qu'elle seule a le secret de faire. »

M. Thénard a constaté récemment la présence de l'arsenic dans les principales sources minérales de l'Auvergne. Celles du Mont-Dore lui ont donné par litre $0^{\text{milligram.}},53$ d'arsenic; celles de Saint-Nectaire, $0^{\text{mm}},82$.

C'est dans les eaux de la Bourboule qu'ont été trouvées les proportions les plus énormes d'arsenic : la quantité par litre est de $8^{\text{mm}},5$, environ quinze fois plus qu'au Mont-Dore; et ces eaux, loin d'être malfaisantes, ont une action extrêmement salutaire pour la guérison des maladies scrofuleuses et cutanées.

On a cherché à doser l'arsenic contenu dans les eaux de Vichy, de Bussang et de Plombières; voici les chiffres donnés :

	Grammes	
Vichy, source Lucas, 33 litres 333 centilitres ont donné	0,01	arsenic.
Fontaine des Célestins, 100 litres	0,01	—
— de l'Hôpital, 10 litres	0,01	—
— des Acacias, 16 litres	0,01	—
— des Dames, 14 lit. 285 centilit.	0,01	—

Les dépôts des eaux de Vichy ont fourni :

Fontaine de l'Hôpital, 1,000 litres	0,125	—
— du Clos, 1,000 litres	0,010	—
— des Acacias, 1,000 litres	0,070	—
— d'Hauterive, 1,000 litres	0,500	—
Bussang, 27 litres 777 centilitres ont fourni	0,100	—
Plombières, 26 litres ont fourni	0,010	—

Table des principales eaux minérales dans lesquelles on a trouvé de l'arsenic (1).

FRANCE.

Aulus.
Bagnères-de-Bigorre.
Bagnols.
Bains.
Balaruc.
Bourbon-Lancy.
Bourbon-l'Archambault.
Bourbonne-les-Bains.
La Bourboule.
Bussang.
Camarès
Chaudes-Aigues.
Clermont-Ferrand.
Contrexeville.
Cransac.
Cusset.
Desaignes.
Forges.
Haman-Mez-Coutin (Algérie).
Hauterive.
Lamotte.
Luxeuil.
Mont-Dore.
Niederbronn.
Plombières.
Pougues.
Provins.
Royat.
Saint-Alyre.

(1) M. A. Chevallier, *Notice historique sur la découverte de l'arsenic dans les eaux minérales*. Paris, 1855.

Saint-Mart.	ÉTRANGER.
Saint-Nectaire.	Brohl.
Saint-Pardoux.	Canstatt.
Soultzbach.	Ems.
Uriage.	Griesbach.
Ussat.	Kissingen.
Valence.	Lamscheid.
Versailles.	Riepoldsau.
Vichy.	Schwalbach.
Vic-sur-Cère.	Spa.
	Wiesbaden.

Iode. — L'iode est un corps simple métalloïde, ainsi nommé parce qu'il produit une belle vapeur de couleur violette lorsqu'on le volatilise.

On le trouve dans les cendres des plantes marines, dans les eaux mères des marais salants, des salines, dans les dépôts de tourbe, de sel gemme. On a constaté la présence de ce corps dans le plus grand nombre des eaux douces; il existe aussi dans beaucoup d'eaux minérales, surtout de celles qui tiennent des chlorures en dissolution; on l'a trouvé aussi dans les eaux ferrugineuses et sulfureuses.

L'iode, dans les eaux, est toujours en combinaison avec les alcalis, à l'état d'iodure, de potassium, de magnésium et de sodium, etc.; mais il n'y existe qu'en très-petites portions, à peine 5 ou 6 centigrammes par kilogramme d'eau.

La source d'Heilbrunn, en Bavière, qui est l'une des plus riches en iode, contiendrait 12 centig. d'iodure de sodium par kilogramme d'eau? Celle de Creutznach (Prusse rhénane) en contient 5 centig.

Les eaux iodurées ainsi que les iodures sont employés avec un grand succès contre les affections scrofuleuses, le goître, les tubercules non développés, etc. L'huile de foie de morue doit ses propriétés médicamenteuses à l'iode qu'elle contient.

Brome. — Le brome, qui est aussi un corps simple, mais liquide, se trouve assez généralement avec l'iode, dans les eaux mères des salines, à l'état de ***bromure*** alcalin; il existe aussi dans plusieurs eaux minérales chlorurées, dans celles de la mer Morte, etc. : il jouit de propriétés médicamenteuses analogues à celles de l'iode.

Le brome et l'iode ne sont pas toujours en rapport proportionnel avec la quantité de chlorure sodique contenue dans les eaux. Il y a même plusieurs sources chlorurées dans lesquelles on n'a point trouvé d'iode.

Le brome n'accompagne pas toujours l'iode. La source de Cheltenham contient du brome et point d'iode; il en est de même des eaux de la mer Morte.

L'eau de la source Élise de Creutznach, qui est la plus riche en bromures, contient par kilogramme

0gr,55 de bromure de calcium,
0gr,1 de bromure de magnésium.

D'après Osann, les eaux mères des salines de Creutznach contiennent par kilogramme :

44	grammes	de bromure de calcium,
12	—	de bromure de magnésium,
20	—	de bromure de sodium.

L'eau de la mer Morte contient 4 grammes de bromure de magnésium pour 1 kilog. d'eau.

Des gaz. — Il s'échappe d'un grand nombre de sources minérales des gaz de diverses natures sous forme de bulles plus ou moins grosses, plus ou moins abondantes.

Les gaz qui se trouvent le plus ordinairement dans les

eaux minérales sont le gaz carbonique, le gaz sulfhydrique, l'azote, l'hydrogène carboné, l'air atmosphérique plus ou moins désoxygéné.

Nous parlerons des premiers à l'article des eaux carbo-gazeuses et des eaux sulfureuses.

L'*azote* se trouve, mais en assez faible quantité, quelques centilitres par litre, dans les eaux *thermales* de Wiesbaden, Carlsbad, Bourbonne-les-Bains, Luxeuil, Bourbon-Lancy, Néris, Aix-la-Chapelle, etc.

La présence de ce gaz dans les eaux a été expliquée de diverses manières par les chimistes. On suppose que, dans plusieurs cas, l'azote provient de l'air atmosphérique, dont l'oxygène aura été absorbé par les corps organiques végétaux et animaux vivant dans ces eaux.

Le gaz hydrogène carboné se trouve, quoique rarement et en petite quantité, dans quelques eaux minérales; ce gaz paraît provenir des couches de tourbe et des terrains carbonifères traversés par les eaux.

Il y a des eaux dans lesquelles les gaz carbonique et sulfhydrique sont dissous d'une manière si faible, que la presque totalité du gaz s'échappe promptement lorsque les eaux qui les contiennent sont exposées au contact de l'air.

Tout le monde sait que, lorsqu'on débouche une bouteille d'eau de Seltz artificielle, le gaz carbonique s'échappe vivement et instantanément; après une heure d'exposition à l'air, cette eau a perdu tout son gaz qui n'était qu'interposé, mais non dissous dans le liquide ou combiné avec lui.

Il n'en est pas de même de l'eau de Seltz ou plutôt de *Selters* naturelle, qui conserve son gaz pendant longtemps, quoique restant débouchée ou exposée à l'air.

La fixité des gaz dans les eaux minérales est une de

leurs qualités des plus essentielles et des plus précieuses, tant pour les eaux sulfureuses qui contiennent de l'acide sulfhydrique que pour les eaux carbo-gazeuses; surtout pour celles qui tiennent du fer en dissolution, car ce métal se précipite par suite du dégagement du gaz carbonique, et l'eau perd promptoment ses propriétés médicamenteuses. Il faut donc, en général, accorder la préférence aux eaux qui conservent longtemps les gaz dont elles sont chargées.

il importe peu, dit M. Filhol, que deux eaux renferment la même quantité de sulfure de sodium ou de bicarbonate de soude, si l'une d'elles, dans chaque genre, laisse dégager constamment ou de l'acide sulfhydrique ou de l'acide carbonique, tandis que l'autre retiendra intact le sulfure ou le bi-carbonate alcalin. L'action thérapeutique des deux sera certainement différente, quoique les proportions des éléments les plus actifs y soient les mêmes.

Matière organique ;—Barégine, sulfuraire.— Il existe dans un grand nombre de sources minérales une matière organique végéto-animale, qui est onctueuse, grisâtre, amorphe, translucide, grasse au toucher, comme gélatineuse. Lorsqu'on la met sur des charbons ardents, elle répand une odeur de corne brûlée, et dégage de l'ammoniaque; elle est de nature animale et azotée.

On lui a donné les noms de *zoogène*, de *glairine*, *barégine*, etc.

Cette matière existe en très-grande quantité dans certaines eaux, particulièrement les sulfureuses; on estime que les sources d'Arles-les-Bains en produisent chaque jour plus de 755 kilog. Examinée au microscope, elle présente un grand nombre d'animalcules infusoires (rotifères, monades, etc.).

On attribue à la présence de cette matière gélatineuse contenue dans certaines eaux thermales (Wiesbaden, Vichy, Carlsbad, Bath, Bourbonne-les-Bains, etc.) la saveur particulière de bouillon de viande très-léger que possèdent ces eaux.

L'origine et la nature de cette substance animalisée, venant des profondeurs de la terre, sont encore l'objet de contestations parmi les savants.

Suivant les uns, elle est le résultat d'une exsudation ou de la décomposition des végétaux, des conferves, etc., qui croissent dans ces eaux; on sait, en effet, que les ulves, les fucus ou varechs qui se trouvent dans les eaux minérales et au bord de la mer sont gras, gluants et comme gélatineux.

Suivant les autres, cette substance provient du lavage, du lessivage, par les eaux thermales, des tourbes, des couches de débris organiques fossiles enfouis dans le sein de la terre, par suite des bouleversements et des cataclysmes qu'elle a subis. On sait encore que les roches calcaires sont formées par le détritus des coquilles d'animaux qui existaient sur la terre lors de ces bouleversements; qu'un grand nombre de ces roches, ainsi que de marnes, contiennent du phosphate et des matières animales qui forment de précieux engrais pour l'agriculture.

Suivant d'autres, cette substance animalisée serait due à la présence d'animalcules infusoires qui fourmillent par milliards dans les eaux minérales. Ces animalcules ont été étudiés avec un soin particulier par divers micrographes : Bory de Saint-Vincent, Stiebel, et particulièrement par le savant M. Ehrenberg, de Berlin.

Suivant d'autres encore, les eaux minérales ont pris à la surface du sol la matière organique qu'elles ont entraînée dans les profondeurs de la terre, et la ramènent ensuite avec elles à la surface. (*M. Filhol.*)

Enfin plusieurs savants prétendent qu'on ne trouve point de matière organique dans les eaux thermales dans le sein de la terre; que c'est seulement par suite de l'exposition au contact de l'air et à la lumière, que cette matière organique se développe dans les eaux minérales.

Les eaux sulfureuses, et celles des Pyrénées en particulier, contiennent une substance organisée, qui a été étudiée d'une manière toute spéciale par M. Fontan, qui a reconnu que c'est une conferve, à laquelle il a donné le nom *sulfuraire*.

Cette plante est formée par une agglomération de filets blancs ou filaments très-ténus, de 1 à plusieurs centimètres de longueur, et du diamètre de $\frac{1}{1200}$ à $\frac{1}{400}$ de millimètre, dont l'intérieur forme un tube cylindrique avec des globules égaux.

La sulfuraire n'existe que dans les eaux sulfureuses, à une température au-dessous de + 45° centig. et au contact de l'air; quand elle est ancienne, elle devient noire dans les parties qui n'ont pas été exposées à l'air : cette couleur est due au sulfure de fer. M. Filhol a trouvé de l'iode dans la sulfuraire et la barégine.

A Dax (Landes) et à Néris, on voit au fond et aux parois des bassins une plante d'un très-beau vert nommée *anabaine*, formée de grands tubes membraneux remplis de globules vésiculeux, dont quelques-uns, de distance en distance, sont plus gros que les autres, et desquels s'échappent des gaz; les filaments de cette plante sont retenus entre eux par une substance mucilagineuse abondante, qui est utilement employée sous forme de cataplasme à Néris.

Selon M. Fontan, cette anabaine ne se trouve qu'à Néris et à Dax. Ces curieuses végétations ont été tout récemment l'objet des études et d'un travail très-intéressant de M. C. de Laurès, médecin sous-inspecteur des eaux de Néris.

A Vichy, à Bagnères-de-Bigorre, etc., les bassins contiennent des oscillaires et des zignèmes.

M. Petit a également fait un travail fort curieux sur les plantes cryptogames qui végètent dans les bassins de Vichy.

DE L'ANALYSE CHIMIQUE DES EAUX MINÉRALES.

Le degré de perfection et de précision auquel sont arrivés aujourd'hui les procédés d'analyses chimiques est tel, qu'on peut reconnaître, dans les eaux minérales, des quantités minimes, des *traces* d'un grand nombre de substances; ainsi l'on peut facilement reconnaître un millionième et même un dix-millionième d'arsenic, des quantités bien plus faibles encore d'acide sulfhydrique.

Néanmoins les analyses des mêmes sources faites par plusieurs chimistes également habiles présentent entre elles de très-grandes différences, qui tiennent non-seulement aux modifications que les eaux minérales peuvent subir d'un jour à l'autre dans leur composition, mais encore plus probablement aux manipulations, aux procédés que les chimistes ont mis en usage pour faire leurs analyses.

Ainsi l'analyse qualitative chimique n'est pas toujours l'expression *vraie* de la composition des eaux minérales; car, pendant les opérations chimiques de l'analyse, plusieurs éléments se dissocient, il se forme des décompositions et des nouvelles combinaisons.

C'est pourquoi les mêmes sources présentent des différences si notables dans leur composition, suivant les procédés employés par les chimistes pour exécuter leurs opérations.

On trouve un exemple frappant de ces variations dans plusieurs analyses d'eaux minérales, notamment dans celle de Bath (Angleterre), qui contient, suivant les uns, du sulfate de soude et du chlorure de calcium, et, suivant les autres, du sulfate de chaux et du chlorure de sodium.

Tableau comparatif des quantités de substances fixes contenues dans l'eau minérale de Bath, d'après divers chimistes.

(Grains anglais par pinte anglaise.)

	WILKINSON.	PHILLIPS.	SCL DAMORE	HERAPATH	NOAD.
Chlorure de sodium..	3,045	3,24	»	1,778	»
— de magnésium.	»	»	1,350	0,630	0,7400
— de calcium...	»	»	1,000	»	2,7250
Sulfate de soude. ...	1,630	1,475	0,900	1,132	3,4800
— de magnésie..	»	»	»	0,791	»
— de chaux.....	8,370	8,850	9,500	9,610	6,6550
Carbonate de soude..	»	»	»	»	0,6000
— de magnésie...	»	»	»	»	»
— de chaux.....	0,797	0,760	»	Bi. 0,802	0,05435
— de fer.......	0,200	0,00196	0,01985	Do. 0,025	»
Silice	0,180	0,19	0,200	0,180	0,3500
Matières extractives	0,090	»	Perte 0,58015	»	Perte 0,34565
	»	»	Eau 0,450	»	»
Total.......	14,303	14,51696	14,0000	14,958	14 9500

Ce n'est pas, dit M. Filhol, que la détermination qualitative ou quantitative de chacun des éléments de l'eau. considéré isolément, présente des difficultés sérieuses. Mais quand le chimiste a retiré d'une eau minérale des acides sulfurique, carbonique, silicique, phosphorique, du chlore, de l'iode, de la potasse, de la soude, de la chaux, de la magnésie, etc., quand il a rigoureusement déterminé la quantité de chacun de ces éléments, il lui reste à reconstituer l'eau, à reproduire la formule exacte de la solution médicamenteuse dont il veut arracher le secret à la nature. Malheureusement cela est souvent impossible dans l'état actuel de la science. Chaque chimiste *interprète donc à sa façon* les résultats de l'analyse, et de là des variations si considérables dans la détermination des principes constitutifs des eaux. Cependant il n'est pas indifférent de savoir au juste si l'acide sulfurique, par exemple, est combiné à la chaux plutôt qu'à la magnésie ou la soude, si le chlore est uni au sodium plutôt qu'au calcium, car ces divers composés n'agissent pas de la même manière sur l'économie ; mais *nous n'avons sur cela que des interprétations plus ou moins hasardées.*

Lorsque des acides et des bases existent simultanément dans une dissolution, il est ordinairement impossible de décider de quelle manière ils sont combinés. (*M. Regnault.*)

En faisant cristalliser la liqueur à des températures différentes, on peut obtenir des décompositions inverses. Supposons qu'il existe dans une dissolution à la fois de l'acide sulfurique et de l'acide chlorhydrique, de la soude et de la magnésie ; supposons, en outre, que les proportions d'acides soient telles qu'elles saturent exactement les bases. On peut présumer alors que la liqueur renferme

ou { du chlorure de sodium
et du sulfate de magnésie,

ou { du chlorure de magnésium
et du sulfate de soude ;

ou à la fois { des chlorures de sodium et de magnésium
et des sulfates de soude et de magnésie.

Il est impossible de décider dans quel ordre les acides et les bases sont combinés dans la liqueur. Si l'on évapore la dissolution à une température supérieure à 15°, il cristallise du chlorure de sodium que l'on peut séparer ainsi en grande partie; si l'on continue ensuite l'évaporation, on obtient le sulfate de magnésie.

Si, au contraire, on évapore la liqueur à une basse température, à 0° par exemple, le sulfate de soude devient la moins soluble de toutes les combinaisons possibles; il se dépose le premier, et le chlorure de magnésium reste dans la liqueur.

Ainsi, avec la même dissolution, on peut obtenir à volonté, suivant que l'on évapore à froid ou à chaud, du sulfate de magnésie et du chorure de sodium, ou du chlorure de magnésium et du sulfate de soude.

L'impossibilité où se trouvent les chimistes de déterminer avec certitude quelles sont les combinaisons qui existent dans les eaux fait qu'ils se bornent souvent à énoncer les quantités des divers éléments, laissant à chacun le soin de les combiner comme il lui conviendra.

Ce mode est assurément préférable à une interprétation arbitraire souvent très-éloignée de la vérité. Il permet au moins au médecin d'étudier et de chercher à déterminer, par la clinique ou l'analyse thérapeutique, la nature et la qualité des principes salins qui prédominent dans l'eau.

Nous avons donc cru convenable de présenter des tableaux d'analyses sommaires, indiquant les quantités des principaux éléments minéralisateurs des eaux groupés suivant les bases et les sels qui en résultent de leurs combinaisons avec les acides : sulfates, chlorures, carbonates — sodiques, magnésiques, calciques. De cette manière, le médecin peut juger d'un coup d'œil la composition des eaux et apprécier les analogies ou les différences qu'elles présentent.

Au surplus, nous ignorons complétement les combinaisons nouvelles, les décompositions ainsi que les réactions qui ont lieu entre les divers principes minéralisateurs des eaux, lorsqu'ils sont introduits dans l'intérieur de nos organes; et il est préférable, peut-être, pour le moment, de ne considérer que les *éléments* qui entrent dans la composition des eaux minérales.

DES EFFETS GÉNÉRAUX DES EAUX MINÉRALES SUR L'ÉCONOMIE.

> Les eaux guérissent quelquefois,
> Soulagent souvent,
> Consolent toujours.

L'action que les eaux minérales exercent sur l'économie de l'homme, à l'état de maladie, est tout à la fois physique ou mécanique; chimique ou médicamenteuse; et hygiénique.

1. *De l'action physique et mécanique des eaux minérales.*

Lorsque l'on prend les eaux, on boit beaucoup, on se baigne souvent et pendant longtemps.

On évalue à 2 kilog., en moyenne, la quantité d'eau minérale absorbée par jour, soit en boisson, soit dans le bain, par la peau.

La pureté de l'eau, sa limpidité, son goût légèrement salé ou aigrelet, la rendent appétissante et agréable à boire.

La température douce des eaux thermales, le sel, et surtout le gaz carbonique qu'elles contiennent, en rendent la digestion plus prompte et facile; il est reconnu que les eaux thermales naturelles ne chargent pas l'estomac comme le ferait l'eau ordinaire, échauffée artificiellement.

D'un autre côté, le chlorure de sodium, le fer, etc., qui existent dans les eaux thermales, si faibles qu'en soient les quantités, donnent à ces eaux des propriétés toniques et fortifiantes qui préviennent et corrigent l'action, par trop débilitante, qu'aurait infailliblement sur nos organes l'usage de l'eau tiède prise en quantité considérable.

Mise en contact avec la peau, l'estomac et les divers tissus de l'économie, l'eau les humecte, les imbibe, les pénètre comme une éponge, les traverse comme un filtre. A une température modérée, elle agit comme émollient, comme antiphlogistique, comme dissolvant et résolutif. C'est une sorte de tisane, de boisson mucilagineuse, un topique, un véritable cataplasme qui humecte, détend, calme et adoucit. A une haute température, elle devient un excitant, uu irritant, un rubéfiant et un révulsif énergique.

Les eaux thermales portent dans les voies alimentaires une somme de calorique libre, qui d'abord stimule l'estomac, exalte sa vitalité; puis, par une irradiation soudaine, la même excitation se propage à tous les appareils organiques.

Absorbée par les vaisseaux veineux, cette eau passe dans le sang, se mêle avec lui, le délaye, le fluidifie; en circulant avec le sang, elle pénètre dans l'intérieur des viscères, des organes, et jusque dans les plus petites ramifications des vaisseaux et des tissus les plus fins; elle les lave, les nettoie; elle dissout et entraîne les substances hétérogènes, morbides ou anormales, qui s'y trouvent accidentellement déposées.

Reprise ensuite par les organes excréteurs, l'eau est rejetée au dehors de l'économie par toutes les voies excrétoires; soit par le canal intestinal; soit par les reins et la vessie, avec les urines; soit par la peau, sous la forme de sueurs abondantes, d'éruptions; soit enfin par l'expectoration même, entraînant avec elle les substances hétérogènes, les produits altérés ou viciés des différentes sécrétions, en un mot toutes les substances inutiles ou nuisibles à l'économie, dont elle s'est chargée pendant son parcours à travers le tissu des divers organes, et dont l'économie générale se trouve ainsi purgée et débarrassée.

La température ordinairement élevée de l'eau thermale accroît ses propriétés dissolvantes; elle dilate les solides et les liquides de l'économie, favorise, par conséquent, leur pénétration et rend la circulation du sang plus active et plus rapide; d'un autre côté, la chaleur du bain détermine sur la peau une irritation particulière et une rubéfaction qui se traduit par des éruptions, des exanthèmes, produit une révulsion énergique, une dérivation très-utile dans un grand nombre de maladies.

La douche, en exerçant une compression locale, une sorte de pétrissage des fibres musculaires, en leur faisant subir, par l'alternative de la chaleur et du froid, des contractions et des dilatations successives et subites, en opérant presque simultanément le vide, la dilatation et la compression, la douche favorise la pénétration, la circulation du liquide dans l'intérieur des tissus, y rappelle la vie, et produit des réactions plus ou moins intenses.

L'altitude, c'est-à-dire la hauteur en élévation au-dessus de la mer, d'un grand nombre de sources minérales, diminue la pression que l'air atmosphérique exerce sur le corps; elle facilite aussi beaucoup la pénétration de l'eau dans les mailles des tissus organiques; elle accélère la respiration et la circulation; elle favorise considérablement l'émission du carbone et l'évaporation du fluide qui est exhalé par la transpiration insensible et par les sueurs.

La diminution de la pression atmosphérique donne un surcroît de puissance aux contractions du cœur qui pousse le sang avec plus de force et d'énergie; celui-ci, n'ayant à vaincre qu'une résistance moindre, pénètre donc plus facilement, ainsi que le liquide minéral, avec lequel il est mélangé, dans les tissus et jusque dans les petites ramifications des vaisseaux et des organes les plus éloignés du centre.

C'est à cette cause que l'on doit attribuer, en grande partie du moins, le teint vif et rosé qui anime la figure des habitants des hautes montagnes.

Enfin, comme la respiration, la circulation, ainsi que les fonctions réparatrices, l'assimilation et la nutrition, s'opèrent généralement aux eaux, sous l'influence des meilleures conditions d'hygiène et de salubrité, qu'on y respire un bon air, que l'on y prend une nourriture saine et en même temps abondante, on voit que, d'un côté, l'économie se débarrasse d'éléments impurs et viciés, tandis que, de l'autre, elle se fortifie, se *renouvelle* par l'assimilation d'éléments constitutifs pleins de vie, de force et de santé.

On comprend facilement qu'un tel régime, continué pendant plusieurs semaines, pendant plusieurs mois, doit apporter à la constitution intime des organes de profondes modifications, de salutaires améliorations.

Aussi, après un certain temps de l'usage des eaux, de celles même qui sont le moins chargées de principes minéralisateurs, on aperçoit, dans l'économie animale, dans l'état extérieur des parties, dans leur embonpoint, dans la fermeté des tissus, des signes qui révèlent, d'une manière évidente, que cet agent a fait prendre un autre mode d'exercice à l'assimilation. La constitution intime du sang et des tissus vivants a été modifiée ; le corps entier a pris une autre constitution organique ; il a subi une sorte de rénovation.

Ainsi donc, la seule puissance mécanique des eaux thermales suffit pour modifier la composition actuelle du sang et la constitution des tissus vivants; pour déterminer un changement notable dans l'état intime des humeurs et des solides. Toutes les parties du corps réparent leur matériel et se nourrissent d'après une méthode plus profitable. Le sang se purifie, ou plutôt il se forme un *nouveau sang*, une *nouvelle chair* sous l'influence des meilleures conditions de salubrité. Le système animal entier subit progressivement une profonde et salutaire transmutation.

Plus une eau thermale est faible, c'est-à-dire moins elle est chargée de principes minéralisateurs, plus son action dissolvante est grande, plus elle est apte, par conséquent, à se charger des principes hétérogènes et morbifiques qu'elle rencontre dans son passage à travers des organes.

C'est ce qui explique pourquoi les eaux thermales les plus pures, celles qui ne contiennent presque aucun principe minéralisateur produisent, néanmoins, les guérisons les plus surprenantes et les plus inespérées.

Jusqu'à présent on s'est préoccupé uniquement de la composition chimique des sources, de la nature et de la quantité de leurs éléments minéralisateurs ; on n'a pas, à notre avis, accordé une importance suffisante à l'action purement physique et mécanique ou dynamique des eaux thermales pour le traitement des maladies; mais si l'on excepte quelques sources dans lesquelles les éléments minéralisateurs sont abondants et actifs, comme le sulfate de soude à Carlsbad et à Marienbad, le bi-carbonate de soude à Vichy, le fer, le soufre, etc., nous pensons que, dans un grand nombre de circonstances, il faut attribuer à l'action purement physique et mécanique des eaux, à leur thermalité une grande partie des heureux résultats que l'on obtient de leur emploi.

Est-il, en effet, un physiologiste qui ne reconnaisse que l'eau minérale, en pénétrant les divers tissus de l'économie, en les lavant, peut dissoudre, entraîner et emporter avec elle les produits anormaux ou viciés qu'elle rencontre sur son passage?

Est-il un seul médecin qui révoque en doute les excellents effets de l'eau simple, employée à une chaleur modérée sous la forme de topique, de cataplasme ou même de boisson, comme émollient, adoucissant et dissolvant, pour humecter, détendre et relâcher les tissus organiques, pour calmer les douleurs musculaires ou rhumatismales, en provoquant une abondante transpiration; pour résoudre les tumeurs, les engorgements inflammatoires, etc.?

Le canal intestinal, les viscères abdominaux, tous les organes intérieurs en un mot ne peuvent-ils pas être aussi le siége d'inflammations, de tuméfactions, d'engorgements susceptibles d'être traités avec succès par les mêmes moyens ?

Administrée à une température élevée, l'eau simple produit une vive irritation et la rubéfaction de la peau ; elle y détermine l'afflux de sang, des éruptions, des sueurs abondantes, et produit ainsi une dérivation, une révulsion très-efficace et très-salutaire dans le traitement des maladies qui affectent les organes intérieurs essentiels.

On a cherché vainement, dans les éléments ou principes minéralisateurs que contiennent certaines sources faibles, la cause et l'explication rationnelle de leurs vertus et de leurs propriétés souvent très-remarquables ; on y a trouvé... souvent rien ou à peu près rien.

Néanmoins les chimistes les plus habiles se sont évertués à reconnaître et chercher, avec la plus scrupuleuse attention, les variations et les différences les plus légères que les eaux peuvent présenter dans leur composition.

On a noté, avec un soin minutieux, des quantités infinitésimales, impondérables, des atomes de substances, des dix millièmes, des cent millièmes de gramme de principes plus ou moins inertes, de carbonate de chaux, de chlorure de sodium, etc.

Ces appréciations, délicates et intéressantes, sans aucun doute, au point de vue de la science, font le plus grand honneur à l'habileté des chimistes qui les ont déterminées, lorsqu'elles sont exactes ; mais, au point de vue de l'art de guérir, nous pensons que des quantités inappréciables de matière ne peuvent avoir qu'une influence proportionnelle, c'est-à-dire inappréciable aussi sur les résultats et les effets curatifs des eaux.

Si les vertus de ces eaux dépendaient de la quantité des

éléments minéralisateurs qu'elles contiennent, l'explication serait tout à la fois facile à trouver et très-satisfaisante; mais souvent c'est le contraire qui a lieu, et les sources le moins chargées de principes minéralisateurs comptent aussi un très-grand nombre de guérisons étonnantes et inespérées.

Il y a plus d'iode dans une goutte de teinture d'iode, dans une demi-cuillerée d'huile iodée que n'en contiennent plusieurs litres des eaux iodurées naturelles les plus chargées, de Heilbrunn ou de Creutznach. On consomme dans un seul repas (nous l'avons déjà dit) plus de chlorure de sodium que n'en contiennent plusieurs litres des eaux minérales d'Aix en Savoie, de Plombières, Néris, Luxeuil, Bains, de Baden-Baden, de Bath, de Dax, etc., dont ce sel est l'ingrédient principal.

Ce n'est donc pas uniquement aux principes minéralisateurs contenus dans les eaux qu'il faut attribuer leurs effets curatifs.

La chimie interrogée a dit tout ce qu'elle pouvait dire; mais elle ne nous a pas donné les explications que l'on attendait sur la cause des effets si remarquables produits par les eaux minérales même les plus faibles.

Et quand bien même de nouvelles découvertes de la science viendraient nous révéler l'existence, dans les eaux minérales, de nouvelles substances inconnues aujourd'hui, il est encore permis de douter que des quantités infiniment petites, insaisissables, presque impondérables, des dix ou cent millièmes de gramme de ces substances inconnues aujourd'hui puissent constituer, à elles seules, la valeur des eaux minérales et rendre raison de leurs effets thérapeutiques.

A défaut d'explications satisfaisantes, on a contesté les

bons effets des eaux; on les a révoqués en doute, on les a niés.

On a taxé d'exagération, de charlatanisme et même de mensonge les écrits des médecins balnéologues, qui racontaient avec enthousiasme peut-être, mais, au fond, avec conscience et bonne foi, les guérisons surprenantes obtenues, sous leurs yeux, par l'effet des eaux minérales.

Leurs livres et leurs observations ont été mis de côté.

Nous remarquerons, en passant, que ce sont précisément les médecins attachés aux eaux qui se montrent ordinairement les plus incrédules sur les faits rapportés par leurs confrères et qui les critiquent le plus amèrement; néanmoins chacun d'eux en annonce d'aussi étonnants, et met bien au-dessus des autres les vertus de la source qu'il connaît plus spécialement.

Il y a au fond de cela des vérités qu'il faut reconnaître.

Les faits existent; ils sont évidents, ils se renouvellent tous les jours sous nos yeux; il faut donc les accepter tels qu'ils sont, en attendant qu'on les explique.

Interrogez les malades qui se rendent, chaque année, par milliers aux eaux de Gastein en Allemagne, de Pfeffers en Suisse, de Plombières, Contrexeville, Bains, Néris et d'autres, qui sont cependant presque aussi pures que l'eau de Seine filtrée. Interrogez les personnes qui retournent, par reconnaissance, à ces sources bienfaisantes où elles ont recouvré la santé; toutes ou presque toutes attesteront les bons effets qu'elles en ont obtenus sur elles-mêmes. Interrogez les médecins inspecteurs des eaux. Tous vous répondront en citant, en montrant des faits, des guérisons inespérées, quelquefois si extraordinaires même, qu'ils n'osent pas en publier la relation dans la crainte d'être eux-mêmes taxés d'exagération et de charlatanisme.

On a prétendu que tant de célèbres cures ne devaient pas être attribuées à la vertu des eaux minérales, qui ne contiennent rien ou à peu près, mais qu'elles sont le résultat des influences accessoires qui s'y rattachent, comme le voyage, le changement d'air et de manière de vivre, les distractions, etc. *The change of air and scene,* disent quelques médecins anglais, voilà ce qui constitue, dans leur opinion, tout le mérite des sources minérales les plus renommées.

Nous nous empressons de reconnaître l'importance de ces circonstances accessoires, et nous pensons que, appliquées avec discernement, elles secondent puissamment les effets des eaux, comme nous le dirons bientôt, en parlant de leurs effets au point de vue hygiénique.

Mais ces influences accessoires, toutes seules, ne sauraient produire les effets, souvent héroïques, que l'on obtient de l'emploi bien entendu des eaux minérales.

Que l'on essaye d'envoyer dans les endroits les plus pittoresques de la vallée de Montmorency, des bords du Rhin, de la Suisse, des Alpes, etc., des sujets goutteux, rhumatisants, atteints de gravelle, d'hypertrophie du foie, de la rate, etc., qu'on leur fasse passer l'hiver à Marseille, en Italie, à Naples..., assurément ils n'en reviendront ni guéris ni même soulagés, comme s'ils fussent allés prendre les eaux à des sources thermales appropriées.

Enfin plusieurs personnes expliquent les effets des eaux minérales en disant qu'elles doivent leurs vertus à quelques corps impondérables, à des éléments inconnus et, jusqu'à présent, insaisissables, qui ont échappé à l'analyse et aux investigations les plus savantes et les plus minutieuses de la chimie.

Mais il est certain que ces corps nouveaux ne pourraient s'y trouver qu'en proportions très-faibles, c'est-à-dire qui n'excéderaient pas quelques centièmes de gramme, et fussent-ils aussi actifs que l'arsenic, ces quantités si faibles, presque impondérables, de substances, ne suffiraient pas encore pour donner une raison, une explication satisfaisantes des effets des eaux.

Nous ne sommes plus à l'époque où l'on cherchait à expliquer les effets miraculeux des eaux minérales par la présence de quelque génie invisible, de quelque divinité, par des nymphes ou des ondines, par des forces occultes, mystérieuses, par une âme particulière, par des esprits vitaux, etc.

Le scepticisme du siècle s'est étendu aux eaux minérales, comme à beaucoup d'autres choses, et si, jadis, beaucoup ont cru sans voir, en revanche, de nos jours, on ferme quelquefois les yeux à l'évidence.

Pour nous, qui avons vu par nos propres yeux, qui avons recueilli sur place et de la bouche même des malades de nombreux exemples de guérisons inespérées, produites par l'usage des eaux minérales, même les plus faibles et les plus dépourvues d'éléments minéralisateurs, nous avons acquis la conviction de leur haute efficacité médicale, nous avons foi dans leurs vertus.

Nous pensons qu'il est inutile et superflu d'aller chercher dans des causes surnaturelles, occultes ou inconnues l'explication rationnelle de faits et de guérisons très-remarquables sans doute, mais qui, après tout, n'ont rien que de très-naturel, de très-simple, et qui ne soit en tout point conforme aux lois de la saine physique et de la physiologie, à savoir : 1° l'action physique et physiologique du calorique et de la thermalité ; 2° l'action mécanique diluente et dissolvante de l'eau ; 3° l'élimination, au dehors du corps, des produits hétérogènes, anormaux, viciés et morbides par l'effet d'un lavage purement et simplement mécanique; le changement de l'état intime des humeurs et des solides; la formation d'un sang nouveau, d'une chair nouvelle; finalement le rétablissement de la santé sous l'influence des conditions les plus heureuses d'hygiène et de salubrité.

Ainsi s'expliquent très-clairement, pour nous du moins, par la seule puissance de l'action physique et mécanique des eaux, les effets si étonnants, les guérisons presque miraculeuses, et bien avérées cependant, opérées par des sources minérales qui ne contiennent presque rien ou aucun élément minéralisateur important, actif ou capable de produire seul de tels résultats.

On s'explique ainsi comment et pourquoi ces eaux, semblables à une panacée, guérissent les maladies les plus diverses et les plus opposées; celles de la tête et des jambes, celles de la poitrine et de l'estomac, celles de la peau comme celles du ventre; les paralysies et les dartres, le rhumatisme et l'hystérie ; puisque, dans tous ces cas, l'action de l'eau thermale a pour effet d'amollir et de dissoudre, d'éliminer et de rejeter au dehors les principes nuisibles ou altérés contenus dans le sang; enfin d'améliorer les sécrétions et de régulariser les fonctions de tous les organes.

C'est l'action lente, insensible, mais progressive et continuée pendant longtemps, des eaux sur l'économie qui assure l'efficacité de cette précieuse médication.

Ici, comme toujours, la nature produit les effets les plus variés et les plus étonnants, à l'aide des moyens les plus simples; c'est une nouvelle preuve de sa merveilleuse puissance et de l'admirable fécondité de ses ressources.

En attendant que la chimie nous dise son dernier mot, l'eût-elle dit même, nous pensons qu'il faudra toujours attribuer à l'action mécanique et physique des eaux thermales une part importante et plus large qu'on ne l'a faite jusqu'à présent dans les nombreuses guérisons opérées par cet agent.

Il suffit donc, à notre avis, qu'une eau thermale soit légère, agréable au goût et à l'œil, facile à digérer, qu'elle soit placée dans une bonne situation, qu'on puisse en boire sans inconvénient et même avec plaisir des quantités assez considérables (ce qui est nécessaire, afin de délayer et purifier la masse du sang, laver, dissoudre et entraîner au dehors du corps les principes nuisibles), pour que cette eau produise d'excellents effets médicamenteux.

Un savant chimiste, Anglada, qui a fait des recherches très-intéressantes sur les eaux sulfureuses, avait reconnu, depuis longtemps, toute l'importance de l'action purement physique de l'eau sur l'économie.

« Les aptitudes de l'eau elle-même, dit-il, n'occupent-elles pas une assez grande place, et ont-elles été évaluées jusqu'ici aussi soigneusement qu'elles méritaient de l'être ?

« Considérée comme agent thérapeutique, l'eau seule, aidée de certaines températures, produit des effets médicinaux si diversifiés qu'on peut se promettre de trouver en elle une foule de médicaments différents.

« La matière médicale n'offre, sous ce rapport, aucune puissance qui puisse lui être assimilée.

« Protée médicinal, l'eau se reproduit, avec de nouvelles vertus, dans toutes les familles de médicaments. Par elle, on produit des effets émollients, tempérants, toniques, astringents, stupéfiants, antispasmodiques, excitants, rubéfiants, escarrotiques, diurétiques, sudorifiques, etc.

« Pour transformer ainsi ces modes d'efficacité, il suffit de faire varier les températures et de l'employer tiède, froide, à l'état de glace, ou dotée de températures chaudes, plus ou moins élevées.

« Ainsi le même liquide, qui, de 35 à 37° centig., peut passer pour émollient, devient puisamment excitant de 39 à 41° centig., et se transforme en un irritant énergique de 42 à 45°, température qu'on ne peut guère supporter que pendant peu d'instants.

« Les différences de température, si puissantes par elles-mêmes pour changer le mode d'action du liquide thermal, exercent aussi une haute influence pour modifier l'impression produite par les autres agents médicamenteux. Lorsque la chaleur du bain aura placé les organes dans un état d'excitation, d'éréthisme ou de sensibilité expansive très-prononcée, l'impression qui résultera de l'action de ces agents médicamenteux sera tout autre, par son intensité ou son caractère, que si ces dispositions avaient été amorties à l'aide de températures moins élevées. »

2. *Action chimique.*

Nous avons accordé à l'action purement physique et mécanique des eaux thermales la part légitime qui lui revient. Mais si à cette action mécanique, déjà si puissante par elle-même, vient se surajouter celle d'éléments chimiques ou médicamenteux actifs, tels que le soufre, le fer, les chlorures de sodium et de calcium, les sulfates de soude et de magnésie, les carbonates et bi-carbonates de soude, de magnésie et de chaux, des iodures, des bromures, le gaz carbonique, etc., on comprendra très-bien que ces substances, fussent-elles en très-petites quantités, doivent néanmoins, par leur contact incessant, prolongé pendant plusieurs jours et plusieurs semaines, avec les divers organes, par leur mélange avec les fluides et les solides de l'économie, donner lieu à des combinaisons diverses, à des réactions, des modifications importantes dans la quantité, la nature et la qualité des sécrétions.

Les effets chimiques et médicamenteux que produisent sur l'économie les divers principes minéralisateurs des eaux sont incontestables.

Ces principes, dissous dans les eaux et en proportions ordinairement très-faibles, sont absorbés et passent immédiatement dans la circulation ; ils s'insinuent avec le véhicule dans les canaux circulatoires, arrivent dans tous les appareils sécrétants et exhalants; ils produisent des effets diaphorétiques, diurétiques ou purgatifs bien constatés.

On retrouve, dans le sang comme dans les déjections, le sulfate de soude ingéré avec les eaux minérales chargées de ce sel.

Si l'on fait usage, pendant quelque temps, des eaux ferrugineuses de Spa, de Bussang, de Pyrmont ou de Schwalbach, on retrouve aussi dans le sang une plus grande proportion de fer; ce liquide a repris sa couleur naturelle; le nombre des globules rouges est augmenté, comme nous le dirons avec de plus grands détails, en parlant des eaux ferrugineuses.

D'Arcet, MM. A. Chevallier et Ch. Petit ont constaté, par des expériences directes, qu'une demi-heure d'immersion dans un bain d'eau de Vichy suffit pour modifier les qualités des liquides de l'économie et les faire passer de l'état neutre ou acide à l'état alcalin; l'urine devient promptement alcaline; quelques verres d'eau de Vichy bue à jeun suffisent quelquefois pour produire ces effets.

Les mêmes savants ont également constaté que, sous l'influence des eaux alcalines de Vichy, les pierres et les calculs contenus dans la vessie perdent leurs aspérités, diminuent même de volume, ou du moins qu'ils cessent de s'accroître; que l'acide urique en excès contenu dans le sang se combine avec l'alcali de l'eau minérale et forme un urate soluble qui est rendu par les urines; et que, dès lors, les dépôts et graviers formés par l'acide urique cessent d'avoir lieu.

Les eaux de Contrexeville qui contiennent aussi des bicarbonates, quoiqu'en très-petite quantité, sont connues et employées depuis longtemps avec un grand succès contre la pierre et les affections calculeuses de la vessie; mais ici l'action chimique des éléments minéralisateurs est puissamment aidée par l'action dissolvante et mécanique du véhicule; car la quantité d'eau que l'on boit chaque jour est considérable, 6 à 8 litres et même au delà.

Les eaux alcalines ou carbonatées, contenant des bi-carbonates de soude, de magnésie ou de chaux, ont la propriété de neutraliser les acides qui se développent dans l'économie, en quantité surabondante et qui, suivant l'opinion de praticiens éclairés, sont l'origine et la cause de maladies graves, telles que la goutte, le rhumatisme, la gravelle, les scrofules et même la tuberculation. Toujours est-il vrai, du moins, que ces affections coïncident ordinairement avec une diathèse acide très-prononcée et qu'on obtient, dans ces cas, d'excellents effets de l'usage des eaux alcalines. On sait que les eaux de Vichy sont prescrites contre la goutte, la gravelle, etc.; que les eaux alcalines d'Ems, du Mont-Dore, etc., sont employées depuis longtemps pour prévenir ou enrayer le développement des tubercules.

Quelques verres d'eau de Sedlitz, de Püllna, de Carlsbad ou de Marienbad, qui contiennent des sulfates de soude ou de magnésie, suffisent pour déterminer promptement des évacuations intestinales plus ou moins abondantes.

Sous l'influence de cette médication faiblement purgative, administrée avec les précautions convenables et à doses modérées, prolongée pendant plusieurs semaines, il s'établit sur le canal intestinal une fluxion douce, légère et habituelle qui n'a aucunement le caractère phlegmasique. Il en résulte une dérivation extrêmement utile pour diverses maladies des organes abdominaux, du foie, de la rate et même de l'encéphale.

Les eaux qui contiennent des sels de fer, spécialement des carbonates et crénates, sont éminemment toniques et quelquefois même astringentes; elles donnent à la fibre du ton et de la fermeté; elles sont très-utilement employées contre l'anémie, la chlorose, les flux muqueux, etc.

Lorsque le fer est tenu en dissolution dans les eaux par un excès de gaz acide carbonique, comme à Spa, Pyrmont, Schwalbach, Bussang, etc., ce métal est absorbé plus facilement; sa puissance est notablement accrue; la digestion de l'eau s'opère avec une grande facilité. Il en est de même des eaux qui contiennent de l'acide crénique.

Les eaux ferro-sulfatées sont styptiques, astringentes et difficilement supportées par l'estomac; mais, en les laissant exposées à l'air pendant un temps plus ou moins long, le métal se précipite en proportions plus ou moins considérables. (Passy.)

Les eaux contenant des chlorures de sodium et de calcium, telles que Creutznach, Hombourg, Bath, Bourbonne-lès-Bains, Niederbronn, etc., sont employées, avec les plus grands succès, contre les affections scrofuleuses; elles excitent vivement le système lymphatique et glandulaire, et sont considérées comme des *fondants* spécifiques très-utiles pour la guérison des tumeurs et des engorgements des glandes, des scrofules; dans le rachitis, dans certaines maladies des os, etc. La chaux que contient le chlorure de calcium peut contribuer puissamment à la restauration du système osseux.

De tels effets ne paraîtront pas surprenants si l'on se rappelle que le cal ou la soudure des os fracturés s'opère dans un intervalle de vingt à trente jours, et que les os se recouvrent continuellement de nouvelles couches de phosphate calcaire qui remplacent peu à peu les anciennes qui sont résorbées et rejetées ensuite de l'économie.

Les iodures et les bromures alcalins qui accompagnent presque toujours les chlorures augmentent considérablement les bons effets de ceux-ci; ils exercent d'une manière toute spéciale leur action puissante sur le système des glandes, dont ils activent, régularisent et améliorent les sécrétions.

Enfin les eaux sulfureuses ont une action très-énergique et bien connue sur la peau, dans les affections cutanées, les dartres, etc.; dans certaines affections mercurielles, saturnines, etc. Le soufre, en se combinant avec les métaux qui sont introduits dans l'économie, forme un composé soluble qui est alors dissous et entraîné facilement par l'eau minérale et rejeté au dehors par les urines, la transpiration, etc.

En résumé, les principes minéralisateurs des eaux déterminent, par suite de leur action chimique, une excitation particulière des organes sécréteurs ainsi que des excréteurs; ils modifient la nature des sécrétions et en améliorent les qualités.

Bien que la quantité des principes minéralisateurs se trouve souvent dans les eaux en proportions très-faibles, néanmoins, comme on ingère des quantités d'eau assez considérables et pendant un long temps, la somme totale des éléments minéralisateurs introduits dans l'économie ne laisse pas que d'être encore assez importante.

Nous parlerons plus en détail des propriétés chimiques et médicamenteuses des eaux minérales dans les articles relatifs aux différentes classes d'eaux en particulier, telles que les eaux sulfatées, chlorurées, carbonatées, sulfureuses, ferrugineuses, etc.

3° *Action hygiénique.*

A l'action mécanique de l'eau qui lave, dissout et entraîne au dehors de l'économie les produits hétérogènes ou viciés; à l'action chimique qui modifie la composition des fluides et la nature des sécrétions; à l'action physiologique excitante de la thermalité, il faut encore ajouter l'influence heureuse des circonstances hygiéniques, des agents extérieurs, tels que l'air, le climat, le régime, etc., auxquels les malades sont soumis pendant leur séjour aux eaux, dans les stations hydro-minérales.

L'influence de ces diverses circonstances accessoires est tellement puissante et salutaire, qu'un grand nombre de médecins n'hésitent point à attribuer aux influences accessoires *seules*, plutôt qu'à la vertu des eaux elles-mêmes, les bons effets curatifs que l'on obtient du traitement par les sources minérales.

Le *changement d'air* n'est souvent autre chose que la soustraction du malade à toutes les influences pernicieuses qui, dans le foyer domestique, ont occasionné la maladie ou qui l'entretiennent.

Sans aucun doute, l'air est plus pur, plus salubre, plus propre à l'entretien de la vie et à la conservation de la santé dans un pays élevé, à la campagne, que dans l'intérieur de nos grandes villes, où les maisons sont hautes, les rues sombres, étroites, plus ou moins salies d'immondices en décomposition, que dans nos appartements des villes où l'air peut à peine circuler, où les rayons de la lumière et du soleil peuvent pénétrer à peine à travers les doubles fenêtres, les rideaux et les tentures.

Les fonctions respiratoires s'exercent d'une manière bien plus active et bien autrement dans les pays élevés, dans les montagnes, qu'à Paris. La quantité d'oxygène absorbée ainsi que celle d'acide carbonique exhalée varient avec la pression atmosphérique; nous expirons plus de carbone lorsque la pression atmosphérique est augmentée. (*M. Liebig.*)

Si la pression atmosphérique est diminuée, la poitrine se dilate davantage, les inspirations sont plus fréquentes; le sang, poussé par les contractions du cœur, éprouve moins de résistance, pénètre bien plus facilement dans les petites ramifications des vaisseaux et des tissus organiques.

Paris est à 30 mètres d'élévation au-dessus du niveau de la mer.

Mais Plombières se trouve à 400 mètres au-dessus de Paris.

Les bains des Pyrénées sont à des élévations qui varient de 500 à 1,200 mètres.

Les bains Louèche, en Suisse, sont à une altitude de 1,500 mètres et l'on reste dans le bain pendant six ou huit heures.

On ne peut assurément pas douter que le séjour dans les localités élevées n'exerce une modification puissante sur les fonctions respiratoires des personnes habituées à vivre dans l'air épais et souvent malsain de Paris.

Les promenades que l'on fait, soit à cheval, soit à pied, tous les jours, pendant plusieurs heures, fortifient les muscles, diminuent la prédominance et la trop grande susceptibilité nerveuses; elles augmentent l'appétit. L'exercice favorise l'élimination, par la peau et la transpiration, du carbone en excès, ainsi que des produits acides qui se forment : acides phosphorique, urique, acétique, etc., qui, retenus dans l'économie, donnent lieu à un grand nombre de maladies (goutte, gravelle, rhumatisme, scrofules, etc.).

Le régime alimentaire que l'on suit aux eaux est ordinairement sain et fortifiant; les liqueurs spiritueuses, les aliments lourds, échauffants ou épicés sont bannis des tables des malades. On mange avec bon appétit, parce que le corps a besoin de réparer les pertes qu'il éprouve chaque jour en quantité considérable, tant par la transpiration que par les diverses excrétions.

Les eaux minérales, par leur calorique propre ainsi que par leurs principes, facilitent la digestion sans le secours du café, des spiritueux, etc., qui souvent s'aigrissent dans l'estomac, ou produisent une stimulation trop violente.

Sous l'influence du grand air, qui fournit au sang une abondante quantité d'oxygène; de l'exercice, qui fortifie les muscles et favorise la transpiration, la digestion se fait mieux et plus promptement; la nutrition et la réparation s'opèrent d'une manière satisfaisante et régulière; il se forme un nouveau sang, une nouvelle chair; tout l'ensemble de l'organisme éprouve une transmutation salutaire, une heureuse régénération.

La vie calme, paisible et tranquille que l'on mène aux eaux; le repos intellectuel et moral; l'oubli momentané de ses affaires, de ses préoccupations ou des chagrins; la suspension de ses travaux et des études sérieuses; le spectacle d'une nature belle, gracieuse, souvent imposante et majestueuse; la fréquentation d'une société généralement bien choisie, distinguée par ses manières, par l'éducation et la politesse; enfin des distractions agréables, des parties de plaisir, des promenades, cavalcades, etc. : toutes ces circonstances favorables facilitent l'accomplissement normal des diverses fonctions de l'organisme, laissent pénétrer dans l'âme de douces émotions, un sentiment particulier de bien-être et de quiétude qui secondent puissamment l'action bienfaisante des eaux.

Cette action salutaire a lieu d'une manière lente, insensible, mais cependant régulière et progressive.

Ce n'est souvent qu'après plusieurs semaines qu'il est possible d'estimer et d'apprécier les améliorations produites par les eaux minérales.

Ainsi que nous l'avons déjà dit, ces effets sont rarement le produit simple des principes médicamenteux contenus dans les eaux; diverses causes ont contribué à les réaliser, et le changement salutaire que l'on obtient est un résultat complexe d'influences distinctes. Les principes minéralisateurs de l'eau ont pu avoir une grande part dans l'amélioration qui s'est opérée pendant qu'on en a fait usage; mais ils n'ont point tout fait seuls; ils ont été puissamment aidés par la puissance physique, dissolvante et diluente de l'eau, par le calorique et la thermalité, ainsi que par diverses circonstances accessoires et actives qui modifient en même temps le corps malade.

En résumé, l'eau absorbée en grande abondance agit tout à la fois par sa puissance mécanique, par ses propriétés physiques, par son calorique et sa thermalité; elle circule avec le sang, pénètre dans nos tissus, les lave et sort du corps par la transpiration, les urines et les déjections, emportant avec elle les principes hétérogènes morbides ou altérés qu'elle rencontre dans l'économie; le sang se purifie, le corps se renouvelle, la constitution générale est améliorée.

Comme agents chimiques, les eaux minérales apportent des principes et des matériaux utiles ou nécessaires à l'économie; forment des combinaisons et des réactions diverses; excitent les organes des sécrétions et des excrétions, en régularisent les fonctions, corrigent et améliorent leurs produits; dans certains cas, elles opèrent des révulsions et une dérivation salutaires.

Enfin, au point de vue hygiénique, l'altitude, le grand air, le repos moral et intellectuel, l'exercice du corps, les distractions agréables, l'oubli des préoccupations et des chagrins, le spectacle d'une nature majestueuse et imposante, un bon régime, une alimentation fortifiante excitent et augmentent l'appétit, favorisent la digestion et la nutrition, réparent les forces, restaurent les organes affaiblis; le sang et la chair sont épurés et renouvelés; le malade est régénéré sous l'influence des conditions hygiéniques les plus heureuses et les plus favorables à la santé.

D'après ce que nous venons de dire relativement à

l'action des eaux minérales sur l'économie, on conçoit facilement que non-seulement elles soient efficaces pour la guérison des maladies chroniques ou invétérées, mais qu'elles doivent produire des effets bien plus puissants encore et bien plus remarquables contre les maladies récentes qui n'ont pas eu le temps de porter le trouble et la désorganisation dans les fonctions de l'économie.

Aussi pensons-nous que les eaux minérales sont de la plus grande utilité, comme moyen prophylactique pour enrayer à temps et arrêter la marche de certaines maladies graves ou imminentes.

Nous ne saurions trop insister sur ce point et le recommander assez vivement à l'attention des praticiens éclairés.

Par suite d'une coutume déplorable, ou du peu de foi qu'ont généralement les médecins français dans les vertus des eaux minérales, ils n'envoient les malades prendre les eaux que quand toutes les ressources de la pharmacie ont été épuisées sans succès, que la maladie est devenue en quelque sorte incurable par les moyens ordinaires.

Eh bien! cependant, si, malgré toutes ces circonstances bien défavorables assurément, les eaux minérales opèrent des guérisons nombreuses, que ne doit-on pas espérer de cet agent salutaire si on l'employait, dans le principe, au moment le plus convenable, avant que la maladie n'ait eu le temps de produire des désordres graves et de faire des ravages presque irréparables dans l'économie?

En Allemagne, les eaux minérales sont, bien plus que chez nous, employées comme médecine de *précaution*, comme *prophylactique*. Aussi, dans ce pays, les cures par les eaux minérales sont-elles presque toujours couronnéès de succès; aussi les eaux minérales y ont-elles une vogue et une renommée populaires justement méritées, tandis que chez nous elles sont, au contraire, tombées dans la défaveur et le discrédit, par la raison que l'on y a recours trop tardivement.

Nous le répétons, l'emploi des eaux minérales, comme moyen prophylactique, nous paraît l'une des médications les plus utiles et les plus héroïques pour enrayer la marche des maladies, prévenir les altérations dans les fonctions organiques, et modifier la constitution elle-même d'une manière heureuse, salutaire et durable.

DES EAUX SULFATÉES EN GÉNÉRAL.

Nous appelons *eaux sulfatées* les eaux minérales dont les *sulfates* constituent l'élément minéralisateur prédominant.

Les sulfates que l'on rencontre le plus ordinairemen dans les eaux minérales sont le sulfate de soude, de chaux et de magnésie.

On y trouve, aussi, quoique plus rarement, les sulfates de potasse, d'alumine, de fer.

Quelquefois deux ou trois de ces sulfates sont réunis dans la même eau. Exemples : Püllna, Sedlitz.

Les eaux sulfatées se divisent donc en :

1° Sulfatées sodiques,
2° Sulfatées magnésiques,
3° Sulfatées calciques,
4° Sulfatées sodi-magnésiques ou sodi-calciques,
5° Sulfatées ferrugineuses ou ferro-sulfatées.

Indépendamment des sulfates qui sont les éléments

minéralisateurs prédominants des eaux sulfatées, celles-ci contiennent encore, pour la plupart, mais en moindres proportions, des chlorures ou des carbonates sodique, calcique, etc.; du fer, du gaz carbonique, sulfhydrique, de l'azote.

Ces diverses substances apportent nécessairement des modifications dans les propriétés générales des eaux sulfatées.

Origine. — Les eaux sulfatées, surtout les sodiques, proviennent tantôt des terrains volcaniques, tantôt des couches marneuses ou gypseuses.

Propriétés physiques et chimiques. — Les eaux sulfatées sont, en général, claires, transparentes et sans couleur; leur saveur est plus ou moins amère, peu agréable, à moins qu'elles ne contiennent beaucoup de gaz carbonique libre. Les eaux sulfatées chaudes ont souvent le goût d'un bouillon de viande très-léger et salé; une odeur faible animale ou de lessive, quelquefois celle de l'acide sulfhydrique.

Par leur exposition à l'air, ces eaux et surtout les magnésiques prennent une amertume beaucoup plus prononcée.

Elles laissent dégager, quelquefois, de l'air atmosphérique ou un peu d'hydrogène sulfuré, mais surtout du gaz carbonique en quantité plus ou moins considérable.

Plusieurs de ces eaux sulfatées forment des dépôts terreux, calcaires et des concrétions dans les conduits ou aux alentours des sources (Carlsbad).

La température des eaux sulfatées est variable; il y en a de froides (Püllna, Sedlitz, Marienbad, Cransac, Passy), de plus ou moins chaudes (Carlsbad, Saint-Gervais, Evaux).

La plupart des eaux sulfatées magnésiques sont froides.

Le nombre des sources d'eaux sulfatées chaudes est peu considérable.

Les eaux sulfatées froides, surtout les sodiques, sont souvent très-chargées de gaz acide carbonique libre, ce qui rend leur amertume moins désagréable et moins sensible. La présence du gaz sulfhydrique dans ces eaux est attribuée à la décomposition accidentelle de l'acide sulfurique des sulfates, par le contact de ces derniers avec des substances organiques enfouies dans la terre.

Le poids spécifique des eaux sulfatées présente d'assez notables différences; la quantité de substances fixes ou solides que contiennent ces eaux est, en général, assez considérable, et s'élève jusqu'à 14 grammes par kilogramme d'eau. Les eaux de Marienbad contiennent, par litre, 8gr,6 de principes fixes, dont 5 grammes de sulfate de soude.

Celle du Sprudel, à Carlsbad, en contient 2gr,6.

Les eaux sulfatées sodiques sont, généralement, beaucoup moins chargées de principes solides que les magnésiennes.

En effet, plusieurs de ces eaux ne sont que des dissolutions salines concentrées artificiellement : telles sont les eaux de Püllna, qui contiennent jusqu'à 28 grammes de sulfates par kilogramme d'eau; celles de Saidschütz et Sedlitz, qui en contiennent environ 14 grammes.

Pour obtenir ces eaux amères, on pratique, dans le sol généralement stérile de ces localités, des excavations de 2 ou 3 mètres de profondeur et d'autant de largeur, qui se remplissent d'eau par les infiltrations souterraines ou par les pluies qui détrempent et pénètrent le terrain contenant une certaine quantité de calcaire magnésien; il s'opère, après un temps assez long, une réaction entre le sulfate de chaux contenu dans l'eau et le calcaire magnésien du terrain; le sulfate de magnésie se dissout dans l'eau, et il se dépose du carbonate de chaux.

Lorsqu'il survient des pluies trop prolongées ou des orages abondants, l'eau n'est que faiblement chargée de sulfate magnésien; c'est ce qui explique les différences que l'on remarque, assez souvent, dans la qualité ainsi que dans les effets de ces eaux sur les malades.

Propriétés médicinales. — Le sulfate de soude et le sulfate de magnésie étant les éléments principaux des eaux sulfatées, ces eaux ont, en général, une propriété apéritive, relâchante et même purgative très-marquée; elles sont résolutives et fondantes; elles favorisent les diverses sécrétions et provoquent les excrétions.

Prises intérieurement et à la dose de quelques verres, les eaux sulfatées produisent une stimulation particulière sur la muqueuse de l'estomac et du canal intestinal; elles favorisent l'afflux du sang jusque dans les ramifications des vaisseaux capillaires de ces organes, déterminent une sécrétion abondante de la muqueuse intestinale et donnent lieu à des évacuations séreuses. Cette stimulation douce est antiphlogistique; elle ne détermine aucunement l'inflammation, ni l'irritation violente de la muqueuse gastrique ou entérique, à moins que les eaux ne soient administrées mal à propos, ou que l'usage n'en soit continué pendant trop longtemps, en un mot qu'on en fasse abus. Ce n'est point une superpurgation ni même un effet purgatif qu'il faut chercher à obtenir, mais seulement quelques évacuations journalières, douces, et en petit nombre. Cette médication salutaire doit être continuée pendant un temps assez long (plusieurs semaines), afin d'éliminer peu à peu et d'une manière insensible, par cette voie la plus naturelle d'épuration, les principes viciés que contiennent le sang, ainsi que les liquides et les solides de l'économie. On opère, de cette manière, une dérivation puissante et très-utile dans les maladies de la tête, de la poitrine et des organes importants.

L'usage modéré des eaux sulfatées produit une amélioration marquée dans les fonctions digestives, l'augmentation de l'appétit, et finalement une nutrition plus parfaite.

Elles diminuent la plasticité du sang, ainsi que la cohésion de la fibre; elles possèdent une action résolutive marquée dans les engorgements des viscères abdominaux, sur le foie, la rate et le système glandulaire, dont elles favorisent les sécrétions et les excrétions; l'excrétion de la bile, surtout, a lieu en plus graude adondance.

Elles agissent aussi sur le système utérin; elles excitent et provoquent la menstruation.

Les eaux sulfatées agissent sur le système vasculaire comme délayant et antiphlogistique; elles calment et modèrent l'agitation et les mouvements trop violents du sang; elles diminuent la pléthore sanguine et la tendance aux congestions; les veines se désemplissent; il s'établit entre le système artériel et le système veineux un équilibre favorable à la santé. La nature et la composition du sang lui-même et des autres liquides sont améliorées par l'élimination et l'expulsion des produits hétérogènes ou morbifères au dehors de l'économie.

Les eaux sulfatées agissent sur la fibre musculaire comme relâchant et affaiblissant; sur l'appareil urinaire, comme excitant et diurétique.

Le sulfate de chaux existe en assez grande proportion dans plusieurs sources minérales, spécialement dans les eaux de nature sulfureuse ou ferrugineuse, qui se trouvent dans le voisinage du gypse : Louèche, Capvern, Bagnères-de-Bigorre, Ussat, etc.

Comme les eaux séléniteuses sont généralement pesantes sur l'estomac et d'une digestion difficile, on en fait usage plutôt en bains que pour boisson.

L'action du sulfate de chaux dans les eaux minérales a été diversement appréciée : les uns considèrent ce principe comme inutile et même comme nuisible ; d'autres, au contraire (Graff), lui attribuent des propriétés fortifiantes, susceptibles de ranimer les forces vitales. « Je suis loin d'être convaincu, dit M. Filhol, que le sulfate de chaux, qui est l'élément prédominant dans les eaux salines séléniteuses, n'entre pour rien dans leur action médicatrice. »

Le fait est que nous ne connaissons pas encore quelles sont les combinaisons nouvelles auxquelles peut donner lieu la présence de ce corps dans l'intérieur de nos organes. Toujours est-il que, dans plusieurs circonstances, il y a production dans les intestins et dégagement d'hydrogène sulfuré, à la suite de l'ingestion des eaux sulfatées.

Une expérience de plusieurs siècles a constaté d'une manière positive et incontestable l'efficacité de diverses sources séléniteuses salines (Bagnères-de-Bigorre, Audinac).

Les eaux d'Ussat, dont le sulfate calcaire est l'élément prédominant, loin de durcir la peau, l'adoucissent, au contraire, d'une manière très-remarquable.

Les eaux séléniteuses salines sont, ordinairement, un peu laxatives et diurétiques (la Roche-Posay) ; à Bagnères-de-Bigorre ces effets ne se font ordinairement sentir qu'après deux ou trois jours de l'usage des eaux.

En général, les eaux de cette classe sont antispasmodiques et calmantes; on les emploie avec avantage dans les entérites et les dyssenteries chroniques, dans les engorgements du foie et de la rate, dans certaines affections de l'utérus, etc.

Les eaux qui contiennent du sulfate de fer (Passy, Cransac), ainsi que du sulfate d'alumine, etc., sont astringentes et plus ou moins styptiques; pour la plupart, elles sont mal supportées par l'estomac.

En les laissant déposer, ou *épurer* comme l'on dit, au contact de l'air, le fer se précipite peu à peu. Après quelques mois d'exposition à l'air, l'eau de Passy ne contient presque plus de fer. On peut donc, par une exposition prolongée pendant un temps plus ou moins long, avoir des eaux qui contiennent la juste proportion de fer que le médecin veut prescrire.

Le degré de la température apporte aussi des différences notables dans les effets médicamenteux des eaux sulfatées.

Ainsi les sources sulfatées froides, qui ne contiennent point de gaz carbonique, doivent être préférées lorsqu'il s'agit de relâcher, de rafraîchir et de calmer; lorsque le sang se porte à la tête, à la poitrine, etc.; qu'il y a pléthore ou qu'il existe un état sub-inflammatoire. Mais ces eaux sont, quelquefois, difficilement supportées par l'estomac.

Les sources sulfatées froides, riches en gaz carbonique, sont digérées facilement; elles sont indiquées dans les cas où il faut relâcher les intestins et, en même temps, exciter et ranimer plus ou moins les systèmes vasculaire, lymphatique ou glandulaire.

Les sources chaudes sont préférables chez les sujets

faibles, atoniques, lorsqu'il faut produire un effet dynamique et chimique sur le mélange et la composition des solides et des fluides; elles conviennent principalement lorsqu'il y a dépression du système vasculaire sanguin.

Les eaux sulfatées chaudes, peu abondantes en principes fixes, en éléments minéralisateurs, ne produisent pas un effet résolutif aussi puissant; mais elles favorisent les diverses sécrétions et les excrétions d'une manière plus douce; elles sont, en même temps, fortifiantes.

Les eaux sulfatées, soit sodiques, soit magnésiques, sont, le plus souvent, mélangées avec des eaux minérales d'une autre classe; elles contiennent des chlorures, des carbonates, du gaz carbonique, etc. Ces diverses substances apportent, nécessairement, des modifications importantes dans les propriétés générales et l'action médicamenteuse des eaux sulfatées.

Les eaux sulfatées-carbonatées chaudes sont très-vivifiantes, résolutives, et stimulent fortement le système vasculaire; le carbonate de soude augmente cette action; leurs propriétés se rapprochent de celles des eaux chlorocarbonatées, mais elles en diffèrent par la présence des sulfates, qui les rendent purgatives.

L'emploi inconsidéré, trop longtemps prolongé, ou l'abus des eaux sulfatées, peut déterminer, à la longue, une irritation de l'estomac et des intestins; un état fébrile, une sorte de décomposition, d'hydropisie, ainsi que d'autres maladies qui sont la suite de l'appauvrissement du sang.

Il est donc prudent de suspendre quelquefois, pendant huit à dix jours, l'usage de ces eaux, afin de prévenir un affaiblissement dangereux.

Ces eaux sont également contre-indiquées dans les cas

d'anémie, de faiblesse générale, d'extrême sensibilité nerveuse, etc.

A l'extérieur, les eaux sulfatées sont employées en bains pour aider l'action des eaux prises à l'intérieur; lorsqu'il y a une trop grande faiblesse de l'estomac et du tube digestif; lorsque ces eaux ne peuvent pas être digérées convenablement.

Les eaux sulfatées sodiques sont recommandées contre les maladies suivantes :

1° Engorgement, tuméfaction des organes abdominaux avec torpidité, notamment du foie et de la rate ; jaunisse, constipation habituelle, hémorroïdes.

2° Maladies goutteuses, accompagnées de trouble et de dérangement dans les fonctions de la digestion et de l'assimilation.

3° Maladies chroniques des membranes muqueuses : écoulements, blennorrhées, lorsque la nature de la sécrétion est altérée, qu'il y a complication avec des maladies des organes abdominaux.

4° Maladies chroniques de la peau constitutionnelles ou suite d'une congestion du sang à la peau.

5° Excitations actives du système vasculaire, congestions sanguines; mal à la tête, à la poitrine; battements de cœur; trouble dans les fonctions de l'utérus, par suite de pléthore sanguine ; engorgement, tuméfaction de cet organe.

Les maladies contre lesquelles on a employé avec le plus de succès les eaux sulfatées magnésiques sont :

1° Les engorgements et obstructions des viscères abdominaux, avec accumulation de bile et de mucosités. — Affections du foie, de l'utérus; dérangements de la menstruation, accompagnés d'une constipation habituelle et opiniâtre; hémorroïdes, lorsqu'elles sont occasionnées par une congestion sanguine active.

2° État pléthorique; congestions actives du sang vers la tête ou la poitrine; douleurs de tête, tintements d'oreilles, vertige; anxiété précordiale, battements de cœur violents; oppression, asthme.

3° Constipation habituelle ou accidentelle; paresse des intestins. Dans ces cas, les eaux sulfatées, employées avec les précautions convenables, rappellent les évacuations, rétablissent leur cours normal et préviennent les congestions vers des organes importants. — Bues pendant huit ou quinze jours avant l'accouchement, elles le facilitent notablement.

4° Exanthèmes chroniques de la peau, spécialement du visage, dartres, psoriasis, mentagre, etc., surtout lorsqu'ils proviennent de congestions sanguines anormales, de suppression de la menstruation ou d'hémorroïdes. Les préparations antimoniales, employées dans ces divers cas, ajoutent beaucoup à l'action des eaux.

5° Affections goutteuses ou rhumatismales compliquées d'un état pléthorique et d'une prédisposition aux congestions actives.

6° Engorgements, tumeurs occasionnés ou entretenus par des congestions actives, spécialement les tumeurs commençantes du sein, etc.

Tableau comparatif de la quantité de sulfates
(de soude, de magnésie, de chaux, etc., réunis)
contenue dans 1 kilogr. d'eaux minérales.

FRANCE.	Grammes.		Grammes.
Méditerranée	7,17	Bourbon-l'Archamb.	0,23
Manche	5,93	Bourbon-Lancy	0,20
Océan	5,93	ÉTRANGER.	
Cransac	4,15	Püllna	28,58
Passy	4,07	Sedlitz	14,58
Uriage	3,68	Saidschütz	14,10
Salies	3,37	Lunebourg	6,08
Encausse	2,70	Windsor-Forest	5,26
Contrexeville	2,47	Marienbad	4,96
Bagnères-de-Bigorre	2,07	Friedrichshall	4,52
Aulus	2,03	Montecatini	4,42
Barbazan	1,83	Vicaris-Bridge	4,27
Sainte-Marie	1,82	Sandrocks	3,39
Capvern	1,63	Kissingen	3,29
Audinac	1,61	Saint-Gervais	3,25
Cambo	1,42	Pyrmont	2,89
Allevard	1,35	Carlsbad	2,58
Bourbonne-les-Bains	1,04	Baden (Suisse)	2,01
Soultz-les-Bains	0,90	Schinznach	1,98
Balaruc	0,85	Bellerive	1,79
Vic-sur-Cère	0,74	Bilin	1,77
Evaux	0,74	Cheltenham	1,65
Camarès	0,69	Bath	1,46
Préchac	0,61	Salzhausen	1,44
Ussat	0,59	Bertrich	1,25
Enghien	0,50	Leamington	1,06
Vichy	0,48	Ischl	1,00
Forbach	0,45	Castellamare	0,97
Dax	0,32	Bocklet	0,87
Rhône	0,28	Baden (Autriche)	0,84
La Bourboule	0,26	Abano	0,83
		Bilin	0,79

	Grammes.		Grammes
Camarès............	0,69	Harrowgate.........	0,13
Ischia..............	0,65	Tonnisstein.........	0,10
Baden-Baden.........	0,39	Kronthal...........	0,10
Borcette............	0,32	Nauheim..........	0,046
Bristol.............	0,32	Hombourg..........	0,026
Aix-la-Chapelle......	0,27	Schwalbach.........	0,026
Téplitz.............	0,16	Fachingen..........	0,013
Aix (Savoie).........	0,15	Tunbridge-Wells....	0,013
Wiesbaden..........	0,14	Spa (Pouhon).......	0,0039

NOTA. Lorsqu'il y a plusieurs sources dans une même localité, on a indiqué de préférence la source la plus chargée de principes ou la source principale.

Tableau comparatif de la quantité de sulfate de soude (anhydre) contenue dans 1 kilogramme d'eaux minérales.

FRANCE.	Grammes.		Grammes.
Contrexeville.........	1,13	Bourbon-l'Archamb. .	0,22
Uriage..............	1,01	Royat (gr. source)....	0,22
Bourbonne-les-Bains. .	0,89	Saint-Nectaire........	0,182
Vic-sur-Cère.........	0,72	Bains (savonneuse) ..	0,160
Evaux (César)........	0,71	Luxeuil ((dames).....	0,152
Camarès.......... ...	0,69	Dax (font. chaude)....	0,150
Châtelguyon.........	0,58	Gréoulx (s. nouvelle)..	0,148
Allevard.............	0,53	Sail-sous-Couzan.....	0,140
Vichy (gr. grille).....	0,46	Plombières........ .	0,135
Cusset (puits).......	0,40	Saint-Honoré........	0,132
Hauterive...........	0,38	Bourbon-Lancy.......	0,130
Néris...	0,37	Bussang.............	0,110
Passy (nouv., n° 2)...	0,34	Niederbronn....... .	0,090
Soultz-les-Bains......	0,34	Bagnols (Lozère)......	0,089
Préchac.............	0,31	Saint-Galmier........	0,079
Forbach.............	8,30	Rhône à Genève... ..	0,074
Pougues.............	0,27	Capvern............	0,072
		Vals (Sainte-Marie)...	0,067

	Grammes.
La Bourboule........	0,066
Mont-Dore (César)....	0,065
Bagnères-de-Luchon (ferrug.)	0,063
Enghien (Cotte).......	0,050
Baréges (buvette).....	0,050
Cauterets (Raillère)...	0,044
Eaux-Chaudes........	0,042
Aix (Sextius)........	0,032
Vernet.............	0,029
Aulus...............	0,012
ÉTRANGER.	
Püllna.............	16,12
Kis-Czey...........	13,75
Sibó...............	10,21
Cheltenham..........	5,90
Saint-Gervais........	5,20
Marienbad (Kreutz.) .	4,96
Leamington..........	4,50
Saidschütz..........	3,52
Kissingen...........	3,29
Eger-Franzensbad....	3,28
Friedrichshall........	2,69
Carlsbad...........	2,34
Riepoltsau...........	2,03
Windsor-Forest.......	1,95
Sandrocks............	1,82
Bilin (Seitenqu.).....	1,77
Salzungen (nº 1).....	1,16
Bertrich.............	1,07
Canstatt.............	1,00
Schinznach..........	0,83
Bocklet..............	0,81
Bath................	0,75
Petersthal...........	0,73
Castellamare.........	0,73
Nenndorf............	0,68
Ischia...............	0,55
Borcette............	0,37
Baden (Suisse)........	0,31
Pyrmont............	0,27
Téplitz (Gartenqu.)...	0,18
Bristol.............	0,15
Wiesbaden..........	0,09
Louêche............	0,06
Hombourg..........	9,05
Schwalbach..........	0,02

Tableau comparatif de la quantité de sulfate de magnésie contenue dans 1 kilogramme d'eaux minérales.

FRANCE.	Grammes.
Méditerranée........	7,02
Océan..............	5,78
Manche.............	5,78
Uriage.............	1,24
Allevard...........	0,52
Cambo (sulfureuse)..	0,49
Audinac (bains).....	0,49
Capvern............	0,46
Bagnères-de-Bigorre	0,39
Passy (s. nouv., nº 2).	0,30
Barbazan..........	0,30
Sainte-Marie........	0,30
Ussat..............	0,28

	Grammes.		Grammes.
Aulus	0,20	Vicaris-Bridge	3,68
La Bourboule (gr. b.)	0,15	Windsor-Forest	2,41
Soultz-les-Bains	0,13	Friedrichshall	1,68
Enghien (Cotte)	0,09	Bellerive	0,64
Bagnères-de-Luchon	0,07	Pyrmont	0,60
Rhône à Genève	0,06	Canstatt	0,54
Bilazai	0,06	Castellamare	0,51
Eaux-Bonnes	0,012	Eptingen	0,44
Aix (Sextius)	0,008	Sandrocks	0,40
Rhin	0,003	Nenndorf	0,36
ÉTRANGER.		Oberlahnstein	0,36
Gran	93,49	Kreuth	0,35
Steinwasser	35,42	Baden (Suisse)	0,31
Sedlitz	13,07	Ischl	0,23
Püllna	12,12	Baden (Autriche)	0,18
Saidschütz	10,82	Bertrich	0,10
Lunebourg	4,68		

Tableau comparatif de la quantité de sulfate de chaux contenue dans 1 kilogramme d'eaux minérales.

FRANCE.	Grammes.		Grammes.
Salies (H^te-Garon.)	3,37	Bourbonne-les-Bains	0,89
Encausse	2,13	Cransac	0,86
Aulus	1,81	Balaruc	0,80
Bagnères-de-Bigorre (Reine)	1,68	Passy (s. nouv., n° 2)	0,77
Barbazan	1,50	Soultz-les-Bains	0,43
Uriage	1,42	Ussat	0,31
Sainte-Marie	1,40	Enghien (Cotte)	0,31
Contrexeville (pavil.)	1,15	Allevard	0,29
Audinac (bains)	1,11	Préchac	0,29
Capvern	1,09	Bilazai	0,28
Cambo (sulfureuse)	0,93	Gréoulx (s. nouv.)	0,21
		Pougues	0,190
		Saint-Galmier	0,180

	Grammes.		Grammes.
Bagnères-de-Luchon (ferrug.).........	0,178	Schinznach.........	0,91
Enghien (pêcherie)..	0,176	Nenndorf...........	0,88
Dax (font. chaude)...	0,170	Abano.............	0,83
Rennes (bain fort)...	0,162	Pyrmont...........	0,79
Méditerranée.......	0,150	Bruchsal...........	0,71
Manche............	0,150	Bath...............	0,70
Océan.............	0,150	Vicaris-Bridge......	0,58
Forbach............	0,150	Baden (Autriche)....	0,41
Eaux-Bonnes.......	0,118	Kissingen..........	0,32
Eaux-Chaudes......	0,103	Saidschütz..........	0,32
La Bourboule.......	0,046	Bristol.............	0,16
Seine (Chaillot).....	0,040	Ischl..............	0,14
Evaux (César)......	0,028	Harrowgate.........	0,13
ÉTRANGER.		Ischia.............	0,10
Pyrmont (Soolqu.)..	1,90	Soden..............	0,09
Louèche............	1,65	Nauheim...........	0,07
Canstatt............	1,45	Riepoltsau.........	0,06
Baden (Suisse)......	1,40	Badenweiler........	0,05
Lunebourg.........	1,39	Wiesbaden.........	0,05
Pise...............	1,26	Tunbridge-Wells....	0,02

DES EAUX CHLORURÉES EN GÉNÉRAL.

Nous appelons ainsi les eaux dont les *chlorures* constituent l'élément minéralisateur principal ou prédominant.

Le chlorure de sodium (sel commun) est le chlorure qui se trouve le plus ordinairement et le plus abondamment dans les eaux minérales; viennent ensuite les chlorures de calcium et de magnésium.

Outre les chlorures qui les caractérisent essentiellement, les eaux chlorurées contiennent encore le plus souvent d'autres sels, mais en moindres proportions, des sulfates, des carbonates; quelquefois du fer, des sulfures, des iodures, des bromures; des gaz carbonique, sulfhydrique, azote, etc.

Nous divisons les eaux chlorurées en deux classes, fondées sur la nature et la proportion des sels qu'elles contiennent : 1° *chloro-sulfatées*, dans lesquelles les chlorures sont en quantité prédominante; puis les sulfates en seconde ligne et les carbonates en troisième; 2° *chloro-carbonatées*.

Les eaux chlorurées peuvent être *sodiques*, *magnésiques* ou *calciques*, suivant que la soude, la magnésie ou la chaux sont la base qui prédomine dans ces eaux.

Les eaux chlorurées peuvent être, en outre, ferrugineuses, sulfureuses, carbo-gazeuses, froides ou thermales, etc.

Les eaux chlorurées contiennent assez ordinairement de l'iode et du brome; c'est surtout dans les eaux mères des salines et des marais salants que l'on trouve des proportions notables de ces substances, dont on tire un grand parti à Creutznach pour le traitement des affections scrofuleuses.

Certaines sources chlorurées (Aix-la-Chapelle, Bagnères-de-Luchon, Uriage) contiennent aussi des sulfures alcalins et ont l'odeur de l'acide sulfhydrique. Suivant l'opinion de plusieurs géologues, la production du gaz sulfhydrique dans les eaux minérales serait accidentelle et résulterait de la décomposition des sulfates contenus dans les terrains traversés par ces eaux.

Le gaz acide carbonique existe souvent en quantité considérable dans les eaux chlorurées; ainsi, à Nauheim, près de Francfort, le gaz recueilli dans une cloche placée au-dessus de la source s'en échappe par une tuyère avec une force égale à celle du vent d'un soufflet de forge. La quantité de gaz carbonique qui se dégage de la source est évaluée à 3,500 mètres cubiques par jour; on l'utilise pour donner des bains et des douches de gaz carbonique, dont on a obtenu de très-bons effets (*voy.* pag. 28).

Les sources chlorurées froides contiennent une proportion beaucoup plus forte de gaz carbonique libre que les chaudes.

Les sources salées, dont la composition chimique est analogue à celle de l'eau de mer, diffèrent cependant de celle-ci, parce qu'elles contiennent des quantités souvent considérables de gaz carbonique libre.

Origine. — Les différentes mers forment d'immenses réservoirs dans lesquels les chlorures, associés aux sulfates sodique et magnésique, existent en proportions considérables. Les sources chlorurées surgissent ordinairement du terrain secondaire, des dépôts de sel gemme, du gypse, du grès bigarré; les sources chloro-carbonatées viennent de terrains volcaniques de la même formation ou plus récents, des basaltes, laves, etc.

On voit à Nauheim un jet d'eau salée de 2 décimètres de diamètre, s'élevant à 5 mètres de hauteur et formant une magnifique gerbe écumante, blanche comme la neige, provenant d'un puits foré destiné à l'alimentation des salines voisines.

A Kissingen il y a un puits foré semblable dont le jet majestueux a 1 décimètre de diamètre, et s'élève à plus de 25 mètres de hauteur au-dessus du sol. Les eaux de ces deux puits forés sont très-chargées de chlorure de sodium et de gaz carbonique.

Propriétés physiques. — Les eaux chlorurées sont généralement claires et transparentes; cependant, vues en grande masse, elles présentent une teinte verdâtre (vert de mer); elles sont inodores ou elles ont une légère odeur fade, une saveur *salée* plus ou moins intense; quelquefois aussi elles ont le goût d'un bouillon de viande blanche très-étendu d'eau (Wiesbaden). Plusieurs de ces sources dégagent abondamment du gaz carbonique ou de l'azote; les eaux *chlorurées sulfureuses* ont l'odeur et la saveur de l'acide sulfhydrique et laissent quelquefois échapper ce gaz, mais en petite quantité.

La *température* des eaux chlorurées est très-variable. Il y en a de froides, de tièdes et de très-chaudes. Les sources chlorurées ferrugineuses ont une température ordinairement peu élevée; elles contiennent du gaz carbonique en plus ou moins grande quantité, du carbonate de fer, etc.

Les sources chloro-carbonatées ou alcalines ont, généralement, une température plus élevée que les autres; elles contiennent peu ou point de fer.

La *densité* des eaux chlorurées est ordinairement assez considérable, parce que la plupart de ces eaux contiennent une forte proportion de sel, surtout celles qui proviennent des puits salés, ainsi que celles des marais salants qui ont été exposés à une évaporation prolongée; les eaux mères des salines, etc.

L'eau du puits salé de Salies (Basses-Pyrénées) contient 214 grammes de sels par litre, dont 204 de sel marin.

L'eau de la mer Morte a une densité de 1,099; elle contient environ 150 grammes de sels, dont 135 grammes de chlorures; suivant quelques chimistes, la proportion des sels contenus dans 1 kilog. d'eau de cette mer s'élèverait jusqu'à près de 400 grammes.

Les eaux de la mer Méditerranée et de l'Océan contiennent de 36 à 40 grammes de sels par litre, dont

30 grammes environ sont des chlorures. Leur densité est de 1,026, ce qui correspond à 3°,5 de l'aréomètre de Baumé.

Les eaux chlorurées, lorsqu'elles ont été renfermées avec les précautions convenables dans des bouteilles bien bouchées, peuvent se conserver pendant longtemps sans altération, être transportées ; mais il est très-important de ne point laisser échapper le gaz carbonique qu'elles contiennent.

Les *propriétés médicinales* des eaux chlorurées varient nécessairement suivant la nature et la proportion des chlorures qu'elles contiennent.

Les chlorures sont des substances dont l'action se porte non point sur un seul organe, ni même un seul système d'organes, mais bien sur l'ensemble de l'organisme. Cette action est résolutive bien plutôt que purgative.

Pris intérieurement, les chlorures stimulent d'abord les parties avec lesquelles ils se trouvent en contact; ils produisent une excitation sur la muqueuse de l'estomac et de l'appareil digestif; en général, ils accroissent le mouvement péristaltique des intestins et la sécrétion des glandes; absorbés par les vaisseaux veineux et lymphatiques, ils rendent la circulation du sang plus rapide et plus facile; ils déterminent ainsi une augmentation de la chaleur animale : leur action se continue et s'étend jusque dans les organes les plus éloignés; mais ces effets disparaissent avec l'excrétion du sel.

Par leur action chimique, les chlorures modifient la composition et le mélange des liquides de l'économie; ils augmentent la fluidité du sang en s'opposant à la coagulation de l'albumine et de la fibrine; ils favorisent, par conséquent, l'acte de la circulation en donnant au sang la faculté de pénétrer dans les tissus les plus déliés des organes. Physiologiquement, les eaux chlorurées agissent en stimulant, en restaurant les organes des sécrétions; ils améliorent leurs produits et finissent par modifier et amender d'une manière efficace les parties solides elles-mêmes.

Toutefois l'usage inconsidéré ou l'abus des chlorures peut amener une sorte de décomposition et de dissolution du sang, comme il arrive dans le scorbut.

Moins excitants que les carbonates, moins purgatifs que les sulfates, les chlorures doivent être employés de préférence chez les femmes, les enfants, les sujets irritables, faibles et délicats; c'est l'un des meilleurs moyens dont on puisse faire usage pour améliorer la nutrition et fortifier la constitution dans les cas dont il s'agit.

Les eaux chlorurées ont une action spécifique, stimulante et fortifiante sur toutes les membranes muqueuses; elles augmentent leurs sécrétions, les corrigent et les améliorent.

Elles favorisent la digestion. Le chlorure de sodium est éminemment digestif. Pris à petites doses, il augmente la sécrétion des acides de l'estomac. Suivant l'opinion de quelques chimistes, le sel éprouverait, dans l'intérieur de ce viscère, une décomposition; le chlore, à l'état d'hydracide, s'y combinerait avec les fluides muqueux produits par la digestion, tandis que la base ou l'oxyde serait introduit dans l'organisme. A l'aide de la soude, pour laquelle l'albumine a une grande affinité, celle-ci devient soluble, et passe ainsi dans les fluides de la circulation.

Les eaux chlorurées ont également une action directe, spécifique et bien marquée sur le système lymphatique et glandulaire, sur les viscères parenchymateux de l'abdomen. Elles étaient considérées, autrefois, comme des *fon-*

dants très-précieux dans les divers engorgements dus à une cause lymphatique.

Sur le système nerveux, les eaux chlorurées produisent des effets toniques, fortifiants et vivifiants. Les eaux chlorurées de Balaruc qui contiennent 8 grammes de chlorure de sodium par litre, celles de Bourbonne-les-Bains, de Wiesbaden ont une réputation ancienne, et justement méritée, contre les paralysies des membres.

Enfin les eaux chlorurées ont une action fortifiante, corroborante et stimulante sur l'organe utérin ; elles provoquent, excitent et favorisent l'écoulement des règles. Dans certains cas, elles ont été employées avec succès contre la stérilité due à un relâchement ou une atonie de l'utérus et de ses annexes.

Les eaux minérales chloro-carbonatées participent tout à la fois des propriétés des eaux chlorurées et de celles des eaux carbonatées ou alcalines (Bourbon-l'Archambault, la Bourboule).

Leur action est plus stimulante, mais moins intense, moins profonde, moins durable que celle des eaux chlorurées. Elles ont un effet résolutif très-puissant, par suite de leur température, ordinairement élevée, et de la quantité de carbonate de soude et de gaz carbonique qu'elles contiennent.

On les boit avec plaisir; l'estomac les supporte et les digère facilement. Elles augmentent les sécrétions des glandes, excitent le système lymphatique; leur action s'exerce d'une manière spéciale sur les organes urinaires.

Toutefois elles agissent vivement sur le système sanguin et activent puissamment la circulation. Leur emploi, mal dirigé, pourrait, dans certains cas, donner lieu à des congestions sanguines, à des hémorragies, etc.

Plus les eaux chlorurées sont riches en carbonates alcalins, plus elles sont utiles aux individus chez lesquels l'action sécrétoire des reins, des glandes salivaires a besoin d'être augmentée, soit parce que ces organes sont faibles ou malades; soit parce que les produits de ces sécrétions sont altérés ou en quantité insuffisante.

Les eaux chlorurées qui contiennent de l'iode et du brome, dans des proportions un peu importantes, ont une efficacité bien connue pour favoriser la résolution des engorgements lymphatiques ou glandulaires, surtout de ceux qui tiennent à un vice scrofuleux (Creutznach).

Les eaux chlorurées ferrugineuses participent à la fois des propriétés des eaux simplement chlorurées et de celles des eaux ferrugineuses.

Elles ont une action spécifique, tonique et corroborante due au fer sur les membranes muqueuses, sur le système lymphatique, l'utérus et les organes urinaires.

Quoiqu'elles soient excitantes et échauffantes à cause du fer et du gaz carbonique qu'elles contiennent, on les supporte ordinairement très-bien.

Les eaux chlorurées sulfureuses reçoivent, par l'addition du soufre, un surcroît de puissance et d'énergie, spécialement dans les affections du système dermoïde. Elles stimulent d'une manière bien plus vive tous les systèmes d'organes des sécrétions et des excrétions.

Le mélange des divers chlorures entre eux ainsi qu'avec d'autres sels, la force ou le degré de concentration des eaux, la nature et la proportion des gaz qu'elles contiennent, celle du brome et de l'iode, la température plus ou moins élevée, etc., toutes ces circonstances élargissent considérablement le cercle de l'emploi des eaux chlorurées et étendent beaucoup leurs applications au traitement d'un grand nombre de maladies.

Depuis la saumure des puits salés ou les eaux mères des salines, qui contiennent 100 ou 200 grammes de chlorure par litre, jusqu'à celles de Bains, de Plombières ou de Luxeuil, qui n'en contiennent que des fractions de gramme; entre la source chlorurée ferrugineuse de Pyrmont, qui contient 10 grammes de chlorure, et celle d'Aumale, qui n'en contient seulement que 0gr,3 ; depuis les sources chloro-sulfureuses d'Aix-la-Chapelle jusqu'à celles de Cauterets, il y a des variétés innombrables, des nuances infinies dans la composition des eaux chlorurées ainsi que dans leurs propriétés médicamenteuses.

Cette immense variété des eaux minérales, ces nuances infinies dans leurs propriétés et leur composition sont d'un haut intérêt. Elles offrent au médecin les ressources les plus précieuses et les plus étendues; elles forment, pour ainsi dire, une échelle graduée, une série d'agents thérapeutiques parmi lesquels on peut choisir ceux qui sont le mieux appropriés à la nature de la maladie, et qui sont le plus en harmonie avec la force, l'âge, le tempérament et la constitution des malades.

Mode d'administration. — Les eaux chlorurées s'administrent en boisson, en bains, douches, bains de vapeur, bains de limon ou de boue minérale.

Usage et indications des eaux chlorurées.

A l'intérieur :

1° Dans les maladies du système lymphatique et glandulaire qui sont la suite d'une mauvaise constitution, et particulièrement scrofuleuse ou tuberculeuse ; dans les tuméfactions et engorgements des glandes salivaires, du sein, de la rate, etc., qui coïncident avec une inertie particulière de la circulation et la mollesse des tissus; dans les tumeurs froides, la gourme, le gonflement des articulations, les fausses ankyloses; dans les affections scrofuleuses chroniques des yeux, des os, etc.

Dans tous ces cas, et surtout lorsque la maladie est constitutionnelle ou invétérée, que le sujet est faible, lymphatique, les eaux chlorurées sont spécialement indiquées, particulièrement celles qui contiennent une certaine proportion de chlorure de calcium, du fer, des iodures et des bromures.

2° Dans certaines maladies de la membrane muqueuse de l'estomac et du tube digestif; dans les digestions difficiles, l'atonie des intestins, les engorgements et obstructions des viscères abdominaux, du foie, de la rate, etc.

3° Dans les maladies des membranes muqueuses des organes de la respiration; dans les amygdalites, les bronchites et les catarrhes bronchiques chroniques.

Dans ces cas, les eaux chlorurées agissent directement en améliorant la nature des sécrétions, et indirectement en opérant une dérivation salutaire.

4° Dans les maladies de la muqueuse des organes génito-urinaires, de la vessie, de l'urètre, de l'utérus, du vagin résultant particulièrement de la faiblesse et de la torpidité de ces organes; — difficultés ou suppression de la menstruation dues à la même cause; stérilité, flueurs blanches, pâles couleurs; hémorragies passives de l'utérus; blennorrhées chroniques.

5° Dans les maladies chroniques des articulations de nature goutteuse ou rhumatismale; dans les gonflements, roideurs des muscles et des tendons; dans les fausses ankyloses, la rétraction des muscles, surtout s'il y a une diathèse scrofuleuse ou complication avec d'anciennes affections syphilitiques, mercurielles, etc.

L'emploi extérieur des eaux chlorurées sous forme de bains, de douches, d'injections, etc., vient aider puissamment l'action de cet agent pris intérieurement.

Le premier effet des eaux chlorurées employées à l'extérieur a lieu sur la peau, qu'elles excitent et fortifient; la sensibilité maladive de cet organe est diminuée, son action est régularisée, ses fonctions s'exécutent d'une manière plus convenable; l'excrétion devient normale, et s'améliore tant pour la qualité que pour la quantité.

Ces effets salutaires et bienfaisants s'étendent des nerfs cutanés aux troncs nerveux plus importants. L'amélioration se fait sentir jusque dans les organes glandulaires et parenchymateux, aux divers organes sécréteurs ou excréteurs, dont les produits acquièrent insensiblement les quantités normales nécessaires à l'entretien et à la conservation de la santé.

Les bains froids d'eau de mer et d'eaux chlorurées sont très-utiles pour donner du ton à la peau, la fortifier; prévenir ou empêcher les sueurs excessives, qui affaiblissent; ils diminuent le relâchement ou la trop grande susceptibilité du tissu dermoïde et la disposition qui en résulte à contracter des maladies rhumatismales. Les mouvements du fluide et le choc des vagues contribuent beaucoup à augmenter les bons effets de ces bains.

Les eaux chlorurées s'emploient à l'extérieur, avec beaucoup de succès, dans les cas suivants :

1° Maladies chroniques de la peau, exanthèmes, dartres, plaies avec suppuration de mauvaise nature, ulcères anciens, surtout lorsqu'ils sont entretenus par une constitution malsaine.

2° Maladies chroniques du système nerveux chez les sujets faibles et délicats, avec exaltation de la sensibilité; crampes et douleurs névralgiques, migraine, convulsions, épilepsie, tremblement, paralysies des membres par suite de goutte ou de rhumatisme, mélancolie, manie, etc.

3° Hémorragies passives; écoulements muqueux, surtout de l'utérus, blennorrhées chroniques.

4° Débilité des organes de la génération, impuissance, stérilité.

5° Enfin dans un grand nombre d'autres maladies occasionnées par la prédominance exagérée du système lymphatique; l'hydropisie ou l'œdème par suite de la faiblesse et du relâchement des tissus.

Contre-indications. — Ces eaux sont, en général, stimulantes, irritantes, dissolvantes et décomposantes; elles sont particulièrement contre-indiquées dans les maladies scorbutiques, avec décomposition du sang, dans les fièvres avec consomption, la cachexie, etc.

Lorsqu'il y a pléthore ou disposition à quelque congestion sanguine, il est utile de faire précéder l'usage de ces eaux par une saignée. Elles sont plus échauffantes lorsqu'elles contiennent du gaz carbonique ou du fer.

Toutefois elles le sont moins que les eaux carbonatées dans des conditions analogues.

Tableau comparatif de la quantité de chlorures anhydres (de sodium, magnésium et de calcium réunis) **contenue dans 1 kilogramme d'eaux minérales.**

FRANCE.	Grammes.	ÉTRANGER.	Grammes.
Méditerranée	33,37	Lunebourg	251,56
Mer Manche	31,49	Ashby	131,14
Salies (Hte-Garonn.)	30,51	Montecatini	76,66
Océan	28,60	Salzungen	63,16
Uriage	7,23	Stronchino	51,91
Forbach	5,42	Wilhelmsbad	43,50
Bourbonne-les-Bains	5,43	Ischl	30,05
Niederbronn	4,33	Nauheim	27,85
La Bourboule	3,51	Kissingen	17,70
Gréoulx	3,39	Hombourg	16,84
Soultz-les-Bains	3,18	Soden	14,31
Châtelguyon	3,02	Harrowgate	14,06
Saint-Nectaire	2,51	Leamington	14,02
Bourbon-l'Archamb.	2,31	Creutznach	11,27
Tercis	2,12	Salzhausen	11,04
Royat	1,74	Pyrmont	10,07
Vic-sur-Cère	1,55	Cheltenham	9,37
Bourbon-Lancy	1,32	Wiesbaden	6,56
Luxeuil	0,79	Bruchsal	5,59
Vichy (Célestins)	0,66	Friedrichshall	5,09
Allevard	0,56	Heilbrunn	4,80
Cusset	0,48	Abano	4,29
Mont-Dore	0,38	Kronthal	4,05
Sylvanès	0,36	Bocklet	3,67
Pougues	0,35	Ischia	3,34
Eaux-Bonnes	0,34	Borcette	2,81
Aumale	0,34	Aix-la-Chapelle	2,69
Encausse	0,32	Püllna	2,55
Vals	0,31	Baden-Baden	2,34
Saint-Honoré	0,30	Windsor-Forest	2,23
Evaux	0,18	Selters	2,21

	Grammes.		Grammes.
Baden (Suisse).....	1,86	Bilin...............	0,32
Marienbad........	1,75	Oberlahnstein.....	0,32
Acqui	1,73	Baden (Autriche)...	0,22
Saint-Gervais......	1,48	Téplitz............	0,20
Carlsbad..........	1,14	Bertrich...........	0,15
Eger (K.-Spr.).....	1,11	Bristol............	0,15
Ems...............	0,98	Schlangenbad......	0,14
Schinznach........	0,93	Tonnisstein........	0,117
Fachingen.........	0,55	Tunbridge-Wells. .	0,052
Heppingen.........	0,39	Spa (Pouhon)......	0,052
Sedlitz............	0,39	Schwalbach........	0,039
Saidschütz	0,33	Vicaris-Bridge.....	0,026

Tableau comparatif de la quantité de chlorure de sodium contenue dans 1 kilogramme d'eaux minérales.

FRANCE.	Grammes.		Grammes.
Salies (Basses-Pyr.).	204,00	Luxeuil (dames)...	0,77
Salies (Hte-Garon.).	30,07	Clermont..........	0,70
Méditerranée......	27,22	Vichy (Célestins)...	0,66
Mer Manche.......	27,05	Allevard..........	0,50
Océan.............	25,10	Cusset (Hôp.)......	0,46
Uriage............	7,23	Eaux-Bonnes.......	0,34
Forbach...........	5,42	Préchac...........	0,33
Bourbonne-les-Bains	5,35	Encausse..........	0,32
La Bourboule......	3,36	Saint-Honoré.......	0,30
Gréoulx (s. anc.)....	3,19	Vals (Sainte-Marie).	0,28
Soultz-les-Bains....	3,18	St.-Antoine de Gua.	0,24
Niederbronn.......	3,08	Saint-Galmier......	0,21
Saint-Nectaire......	2,51	Néris.......... ..	0,20
Châtelguyon.......	2,40	Rennes (Reine)....	0,18
Bourbon-l'Archamb.	2,24	Evaux (petit cornet).	0,17
Royat (gr. source)..	1,74	Bilazai............	0,16
Vic-sur-Cère.......	1,55	Bains (s. savonn.).	0,16
Bourbon-Lancy....	1,17	Bagnols...........	0,14
		Contrexeville (pav.).	0,14

	Grammes.
Soultzbach	0,13
Dieuze	0,13
Cambo	0,12
Baréges (Barzun)	0,11
Eaux-Chaudes	0,11
Bussang	0,11
Bagnères-de-Luchon	0,08
Camarès (Andabre)	0,07
Saint-Sauveur (H.)	0,07
Plombières	0,07
Bagnères-de-Bigorre	0,06
Chandes-Aigues	0,06
Cauterets (s. n° 1)	0,05
Châteldon	0,04
Enghien (Cotte)	0,04
Dax (font. chaude)	0,03
Vinça	0,03
Saint-Alban	0,03
Forges	0,01
Le Vernet	0,01
Aix (B.-du-Rhône)	0,007
ÉTRANGER.	
Lunebourg	251,56
Reichenhall	249,61
Ashby	118,62
Mer Morte	110,03
Montecatini	72,72
Salzungen	67,24
Ischl	29,03
Nauheim (n° 1)	25,44
Kissingen	17,68
Soden	14,30
Hombourg (Badbr.)	14,10

	Grammes.
Harrowgate (Schw.)	13,03
Salzhausen	9,55
Creutznach	9,19
Nenndorf	8,98
Cheltenham	8,69
Pyrmont	8,53
Leamington (Salz)	7,35
Wiesbaden (Koch.)	5,75
Bruchsal	5,28
Bocklet (Ludwigs)	3,58
Kronthal	3,55
Friedrichshall	3,20
Borcette (Mühlbr.)	2,86
Aix-la-Chapelle	2,69
Baden-Baden	2,60
Canstatt	2,53
Petersthall	2,34
Holy-Well	2,25
Selters	2,25
Marienbad (Creutz.)	1,76
Acqui	1,42
Eger-Franzensbad	1,21
Carlsbad	1,16
Saint-Gervais	1,12
Ems	1,01
Schinznach	0,67
Fachingen	0,56
Sandrocks	0,45
Téplitz	0,22
Baden, près Vienne	0,16
Schlangenbad	0,14
Tonnisstein	0,13

Tableau comparatif de la quantité de chlorure de magnésium contenue dans 1 kilogramme d'eaux minérales.

FRANCE.	Grammes.	ÉTRANGER.	Grammes.
Méditerranée	6,14	Mer Morte	16,96
Manche	3,66	Mer	8,76
Océan	3,50	Norderney (Hanov.)	12,50
Châtelguyon	0,62	Castrocaro	8,46
Salies (Hte-Garonn.)	0,43	Cuxhaven	7,55
Pougues	0,35	Kissingen	3,19
Rennes (Reine)	0,32	Windsor-Forest	2,99
Niederbronn	0,31	Leamington	2,73
Tercis	0,22	Püllna	2,54
Gréoulx (ancienne)	0,20	Salzungen	2,21
Forbach	0,16	Friedrichshall	1,78
Bagnères-de-Bigorre	0,15	Montecatini	1,73
La Bourboule (s. th.)	0,14	Reichenhall	1,66
Préchac	0,11	Salzhausen	1,13
Campagne	0,10	Holy-Well	1,01
Dax (font. chaude)	0,09	Hombourg	1,00
Allevard	0,06	Ischl	0,92
Contrexeville (pav.)	0,04	Kissingen	0,88
Ussat	0,03	Creutznach	0,53
Capvern	0,03	Kronthal	0,49
Bilazai	0,03	Harrowgate	0,46
Aix (Barret)	0,02	Sedlitz	0,39
Cusset (Hôpital)	0,02	Saint-Gervais	0,36
Camarès (Andabre)	0,01	Saidschütz	0,33
Plombières	0,007	Castellamare	0,32
Eaux-Bonnes	0,004		

Tableau comparatif de la quantité de chlorure de calcium contenue dans 1 kilogramme d'eaux minérales.

FRANCE.	Grammes.		Grammes.
Niederbronn........	0,79	Sulz (Hongrie)......	4,94
Aumale...........	0,34	Leamington........	3,92
Bourbonne-les-Bains.	0,08	Montecatini.........	2,21
Bourbon-l'Archamb..	0,07	Nauheim............	1,95
Forges............	0,02	Zante..............	1,54
Capvern...........	0,01	Creutznach.........	1,52
Camarès...........	0,01	Hombourg..........	1,00
ÉTRANGER.		Cheltenham.........	0,73
Castrocaro.........	14,01	Salzungen..........	0,71
Ashby............	12,30	Harrowgate.........	0,54
Hubertusbrunnen...	11,16	Kissingen..........	0,54
Mer Morte..........	6,80	Baden-Baden.......	0,22
Soest.............	5,41	Caprenne...........	0,19
		Abano..............	0,15

DES EAUX CARBONATÉES EN GÉNÉRAL.

Les eaux minérales *carbonatées* sont celles dont les carbonates alcalins constituent l'élément principal.

Le carbonate de soude est celui qui se trouve le plus ordinairement et le plus abondamment dans les eaux minérales. Le carbonate de chaux et celui de magnésie s'y trouvent souvent aussi, mais en moindres proportions.

Lorsque les eaux minérales carbonatées contiennent un excès d'acide carbonique en dissolution, les carbonates s'y trouvent ordinairement à l'état de bi-carbonates : Vichy, Ems, Saint-Nectaire.

Indépendamment des carbonates qui prédominent dans la composition des eaux carbonatées, celles-ci contiennent souvent aussi d'autres sels en dissolution, des sulfates, des chlorures, du fer, du soufre, de l'azote, etc. Les propriétés chimiques et médicamenteuses de ces eaux sont nécessairement modifiées suivant la nature et les proportions de ces mélanges.

Nous divisons les eaux carbonatées en :

1° Carbonatées-chlorurées ou carbo-chlorurées;
2° Carbonatées-sulfatées ou carbo-sulfatées.

Ces eaux peuvent être, en outre, sodiques, magnésiques ou calcaires; sulfureuses, ferrugineuses, gazeuses, etc.

Origine. — Les eaux carbonatées se trouvent particulièrement dans le voisinage des terrains volcaniques, des basaltes, phonolithes, des porphyres, des schistes, etc.; en Auvergne, aux bords du Rhin, en Bohême.

Propriétés physiques. — Les eaux carbonatées sont généralement claires, transparentes, sans odeur, insipides ou d'une saveur fade, alcaline, lixivielle, quelquefois un peu âcre ou saline; d'autres fois aigrelette et piquante lorsque ces eaux contiennent beaucoup de gaz acide carbonique en dissolution.

Leur saveur est ferrugineuse quand elles contiennent du fer. Lorsqu'il s'y trouve du gaz sulfhydrique, elles en contractent plus ou moins l'odeur et le goût.

Beaucoup de sources carbonatées, spécialement les froides, dégagent en quantité considérable du gaz carbonique, sous forme de bulles plus ou moins grosses qui donnent à ces sources l'aspect d'une fontaine bouillante ou de l'eau en ébullition : Vichy, Bourbon-l'Archambault, Pyrmont.

Dans quelques localités (Vichy) on a utilisé le gaz carbonique qui s'échappe de la source, pour préparer des bi-carbonates artificiels; dans d'autres, on en fait des eaux gazeuses artificielles (Saint-Alban). A Kissingen, à Marienbad, etc., on emploie le gaz carbonique pour l'administrer sous forme de bains généraux et locaux, de douches, etc. (*voyez* page 28).

Plusieurs eaux carbonatées et surtout bi-carbonatées, qui contiennent de la chaux, laissent déposer par leur contact avec l'air atmosphérique et par suite du dégagement spontané du gaz acide carbonique libre qu'elles tenaient en dissolution, une quantité plus ou moins considérable de carbonate de chaux.

A Ems, il se forme, à la surface du liquide, une pellicule mince, irisée de carbonate calcaire, comme il s'en forme une à la surface de l'eau de chaux lorsqu'elle est exposée au contact de l'air.

Dans quelques sources, la quantité de chaux dissoute dans l'eau minérale est si considérable, qu'en exposant différents objets, du bois, des fruits, des médailles, etc., à l'action d'un filet très-divisé de ces eaux, qui tombe sous la forme d'une pluie fine, ces objets se recouvrent, en quelques jours, d'une couche plus ou moins épaisse de carbonate de chaux cristallisé, qui forme des *incrustations*, des pétrifications artificielles, qui sont à Saint-Nectaire et à Saint-Alyre l'objet d'un commerce assez important.

A Nauheim, où l'on fait concentrer l'eau minérale destinée à la fabrication du sel au moyen de bâtiments de graduation, les épines et les fagots de ces constructions se recouvrent d'une couche épaisse et considérable de carbonate calcaire formant des stalactites artificielles souvent très-volumineuses qui ont pour noyau quelques brins de bois.

Après le dégagement du gaz acide carbonique, les eaux carbonatées manifestent une réaction alcaline.

La température des sources d'eaux carbonatées est très-variable; il y en a de chaudes (Vichy, Ems); de froides (Vals, Hauterive, Cusset).

Les eaux carbonatées ferrugineuses sont, généralement, froides (Bussang, Spa).

Le poids spécifique des eaux carbonatées, ainsi que la quantité des substances solides qu'elles contiennent, présentent d'assez grandes variations. Toutefois ces eaux contiennent, ordinairement, une moindre quantité de matières solides que les eaux sulfatées ou chlorurées.

1 kilogramme d'eau de Bilin (carbo-sulfatée) contient 12 grammes de sels, dont 10 grammes de carbonates.

1 kilogramme d'eau de Vichy (carbo-chlorurée) contient 6gr,5 de sels, dont 5 grammes environ de carbonates.

Action sur l'économie. Les eaux carbonatées agissent sur l'économie animale, par l'alcali (le plus ordinairement la soude) et, en outre, par l'acide carbonique qu'elles contiennent.

En général, elles augmentent la quantité des sécrétions et des excrétions; elles en modifient leur nature et en améliorent les qualités.

Les alcalis s'opposent à la coagulation du sang : d'après les expériences de MM. *Prévost* et *Dumas*, il suffit, pour cela, d'un millième de soude caustique; les carbonates de soude et de potasse, le sulfate de soude en retardent aussi ou en empêchent la coagulation. En effet, ces agents chimiques dissolvent les globules du sang, même le noyau qu'ils renferment. Ils dissolvent aussi la liqueur du sang, qui est elle-même composée de fibrine qui s'y trouve dissoute et de sérum qui tient encore l'albumine en dissolution, ces deux éléments étant eux-mêmes solubles dans les alcalis.

La facilité avec laquelle les carbonates alcalins sont décomposés même par les acides les plus faibles permet de croire que ces sels éprouvent une décomposition lors de leur passage dans le corps; certaines combinaisons sont désunies, de nouvelles sont formées; de doubles décompositions ont nécessairement lieu.

L'alcali s'unit aux acides acétique, chlorhydrique, etc., qui existent dans l'estomac; l'acide carbonique, mis en liberté, produit sur les membranes muqueuses l'excitation qui lui est particulière ou forme d'autres combinaisons.

Quand on fait pendant longtemps usage d'une eau alcaline, le sang devient plus fluide, par cela même qu'il est rendu alcalin.

Dans l'état de santé, l'acte de la digestion ainsi que les produits des sécrétions ou des excrétions ne sont pas exclusivement acides ou alcalins, ils sont neutres. L'ingestion des substances alcalines peut donc, dans certaines circonstances, rétablir l'équilibre rompu par des causes encore inconnues.

Les alcalis suppléent, dans l'acte de la digestion, à l'insuffisance relative ou absolue de la bile; ils neutralisent l'excès d'acide acétique ou chlorhydrique qui pourrait se trouver dans l'intérieur de l'estomac.

Au début de la plupart des maladies aigües, en général, on observe une aigreur particulière des premières voies; il y a tendance à une formation acide.

La production d'acides dans l'estomac est une suite ordinaire et presque normale d'une vive stimulation de cet organe ; les carbonates alcalins neutralisent donc cet excès d'acide, qui, sans cela, passerait dans la circulation et occasionnerait des perturbations funestes à la santé.

Il en est de même de l'acide urique qui se trouve mêlé au sang et qui, n'étant pas excrété et rejeté en quantité suffisante, retourne dans le sang et forme divers dépôts, des concrétions morbides, qui donnent naissance à la goutte, à la gravelle, la pierre, aux affections rhumatismales, etc. La soude, en se combinant avec l'acide urique, neutralise celui-ci, forme de l'urate de soude, sel soluble qui est alors facilement éliminé avec les urines.

Indépendamment de leur action chimique et neutralisante, les carbonates alcalins exercent une action particulière sur le foie, ou sur la sécrétion de la bile, surtout lorsque cette sécrétion est anormale. Faut-il attribuer ces effets à l'excitation produite par l'acide carbonique sur cet organe, ou bien à la neutralisation d'un excès d'acide? c'est ce que l'on ignore. Toujours est-il que les carbonates alcalins sont employés avec de grands avantages lorsque la sécrétion de la bile commence à devenir trop abondante et trop active; et, en général, dans les commencements d'un grand nombre de maladies dont la dyspepsie ou la perte de l'appétit est l'un des principaux symptômes; enfin dans des certains cas même où les acides doux, acétique, tartrique produisent aussi de bons effets.

L'action des eaux carbonatées prises à l'intérieur ou à l'extérieur a lieu principalement sur les systèmes lymphatique et glandulaire; elles sont fortifiantes, très-résolutives, fluidifiantes ; elles favorisent les sécrétions et les excrétions ; activent considérablement la résorption; modifient le mélange des solides et des fluides de l'économie; détruisent et résorbent les fausses formations naissantes, telles que les tubercules, les concrétions albumineuses, suites de pleurésie, etc.

Si l'on compare, sous ce point de vue, les eaux carbonatées aux eaux chlorurées ou sulfatées, on trouvera que ces dernières ont une action plus marquée sur les viscères parenchymateux, tandis que les eaux carbonatées agissent plus particulièrement sur les glandes et le système lymphatique; qu'elles favorisent la résorption, et par suite qu'elles détruisent les fausses formations.

Elles ont une action calmante et sédative sur le système nerveux, dans le cas d'éréthisme et de douleurs nerveuses; elles sont, en même temps, vivifiantes dans les cas de torpidité.

Elles stimulent, excitent la peau et les membranes muqueuses, augmentent leurs sécrétions et les améliorent.

Elles ont aussi une action spécifique et très-marquée sur l'appareil urinaire; elles activent considérablement la sécrétion des reins et augmentent la quantité de l'urine; la qualité de ce liquide est aussi notablement modifiée et améliorée; d'acide qu'elle était, elle devient neutre ou alcaline; les graviers et même les calculs urinaires dont l'acide urique forme l'élément principal sont décomposés ou même, quelquefois, dissous; il se forme un urate de soude soluble, qui est rejeté avec les urines. Mais, dans la plupart des cas, les eaux carbonatées, en empêchant la formation des graviers et des calculs uriques, préviennent les accidents qui en sont la suite.

Les eaux carbonatées ne sont point purgatives; leur action sur le canal intestinal est faible, et beaucoup moindre que celle des eaux chlorurées et surtout sulfatées.

Enfin les eaux carbonatées changent et modifient essentiellement la qualité des divers liquides de l'économie; elles les rendent plus fluides; leur action, en général, est délayante, atténuante, fluidifiante, relâchante, affaiblissante; elles ramollissent aussi les tissus solides.

Les eaux carbonatées sodiques sont plus actives, plus excitantes, plus résolutives que les eaux carbonatées magnésiques, ou calcaires; celles-ci agissent plus spécialement sur la peau et sur les membranes muqueuses; elles sont plus calmantes, elles excitent moins le système nerveux.

Les sources carbonatées, chaudes, qui sont riches en substances solides, sont, à cause de leurs effets stimulants, indiquées particulièrement dans les cas de grande atonie; lorsque les organes des sécrétions et des excrétions sont dans un état d'indolence ou d'inertie habituelle, et aussi lorsque la fibre a trop de rigidité; enfin dans les cas où il faut exercer une action profonde, énergique et puissante.

L'usage intempestif ou continué pendant trop longtemps des eaux carbonatées peut produire une résolution et une sorte de décomposition des liquides et même des solides de l'économie, et finalement amener un état de maladie analogue au scorbut.

Les eaux carbonatées présentent des différences dans leurs effets médicamenteux selon la nature et la quantité des substances solides qu'elles contiennent; selon les proportions plus ou moins grandes de carbonate de soude, de magnésie, de chaux, ainsi que de l'acide carbonique libre qu'elles renferment; selon qu'elles sont plus ou moins mélangées avec des eaux sulfatées ou chlorurées, sulfureuses, ferrugineuses, etc.; enfin selon leur température plus ou moins élevée, etc., etc.

Ces divers mélanges sont plus ou moins excitants ou calmants; ils agissent plus particulièrement soit sur la peau, soit sur les membranes muqueuses, soit sur les glandes, sur les reins, les poumons, etc.

Sont-elles riches en acide carbonique? Dans ce cas elles excitent spécialement le système vasculaire et nerveux. Contiennent-elles des sulfates? Leur action se porte de préférence sur le canal intestinal; les sécrétions et les excrétions sont augmentées; leur nature et leurs qualités sont modifiées. Y a-t-il du fer? Ce métal corrige et tempère l'action quelquefois trop dissolvante, résolutive et affaiblissante de l'eau alcaline; cette combinaison devient alors l'une des plus utiles pour résoudre les engorgements compliqués de faiblesse générale ou lorsque les sécrétions muqueuses sont de mauvaise nature.

Les maladies contre lesquelles on emploie les eaux carbonatées ou alcalines avec le plus d'avantages sont les suivantes :

1° Toutes les dispositions de nature acide des premières voies : aigreurs d'estomac, mauvaises digestions avec renvois acides; goutte opiniâtre sous toutes les formes ainsi que ses suites; rhumatisme, nodosités, contractures, fausses ankyloses.

2° Disposition à la pierre; calculs dans les reins ou la vessie; gravelle, surtout lorsque ces maladies coïncident avec une production anormale d'acide dans l'estomac.

3° Engorgements et indurations des glandes; scrofules; rachitis ; tuméfaction des viscères parenchymateux du ventre, du foie, de la rate; calculs biliaires; jaunisse; fausses formations; engorgements dans le système de la veine porte et de la circulation abdominale, ainsi que de l'utérus; hémorroïdes supprimées.

4° Maladies nerveuses chroniques; les sources sodiques chaudes sont indiquées, lorsque la maladie a un caractère torpide, la paralysie par exemple. Les sources tempérées conviennent mieux lorsqu'il y a un caractère d'éréthisme, comme par exemple dans certaines affections convulsives, telles que l'épilepsie, l'hystérie, et spécialement lorsque ces affections coïncident avec une lésion de quelqu'un des organes abdominaux. Enfin les sources plus faibles, celles où les carbonates de chaux et de magnésie se trouvent dans une proportion notable, sont calmantes et antispasmodiques; elles conviennent dans les cas où le système nerveux est très-irritable. Ces eaux, administrées en bains à une température peu élevée, produisent souvent de très-bons effets; elles calment d'abord et permettent d'employer avec succès des moyens plus énergiques.

5° Exanthèmes chroniques de la peau, surtout quand ils coïncident avec l'acidité des premières voies.

6° Maladies chroniques des membranes muqueuses, spécialement de celles des organes de la respiration et de l'utérus, surtout lorsqu'elles sont caractérisées par un éta sub-inflammatoire; lorsqu'il y a congestion ou éréthisme, ou bien lorsque les sécrétions muqueuses de ces organes sont en quantité surabondante ou de mauvaise nature : coryza; catarrhes chroniques des bronches; catarrhe de la vessie, flueurs blanches; menstruation difficile.

Plus la sensibilité est grande, plus la congestion locale a un caractère sub-inflammatoire, plus il importe de choisir une eau carbonatée d'une température peu élevée. Il faut aussi, dans ces cas, la priver de son gaz carbonique soit en la laissant exposée à l'air, soit en la faisant chauffer un peu, pour faciliter le dégagement du gaz.

Certaines eaux carbonatées sodiques (Ems, Mont-Dore)

sont recommandées avec juste raison pour prévenir le développement de la phthisie pulmonaire et des tubercules, ou l'arrêter à son début.

On sait que les affections tuberculeuses, scrofuleuses, cancéreuses, etc., sont ordinairement accompagnées par une production surabondante et anormale d'acides dans l'économie; cet effet a lieu non-seulement chez l'homme, mais encore chez les animaux entretenus dans des conditions particulières d'étiolement et d'insalubrité; chez les bêtes à laine atteintes de cachexie, etc. Les vaches nourries et renfermées à Paris, dans des étables chaudes, privées d'air et de lumière, deviennent, en peu de temps, tuberculeuses, et leur lait, au lieu d'être alcalin comme il l'est habituellement à la campagne, au grand air, devient acide. (*M. Mialhe.*)

L'expérience a sanctionné, depuis longtemps, les avantages de la médication alcaline, non-seulement pour neutraliser les acides qui surabondent dans l'économie, mais encore elle a constaté les propriétés spécifiques des agents alcalins comme *fondants*, résolutifs, fluidifiants et comme antiscrofuleux; les carbonates de potasse et de soude, le chlorure de calcium, l'iodure de potassium, etc., sont placés au premier rang dans cette catégorie.

L'expérience a confirmé aussi les bons effets de ces mêmes agents pour favoriser la résolution et la résorption de certaines productions anormales qui se forment accidentellement dans l'économie. Telles sont les concrétions albumineuses, suite de pleurésies et même les tubercules à l'état naissant et non encore développés; dans ce dernier cas, les eaux carbonatées alcalines, spécialement celles du Mont-Dore, d'Ems, produisent tous les jours des résultats très-remarquables, des guérisons inespérées. Elles agissent en modifiant et en améliorant la constitution tuberculeuse elle-même d'une manière efficace et souvent très-heureuse.

« Le plus beau triomphe des eaux d'Ems, dit M. le Dr Dœring, est dû à leur efficacité contre la ***disposition aux tubercules pulmonaires;*** que celle-ci soit héréditaire et congénitale, ou la suite d'une éducation ou d'une manière de vivre perverse (c'est-à-dire contraire aux préceptes de l'hygiène). »

« D'après mes nombreuses observations, dit l'éminent et vénérable praticien qui dirige les eaux de Mont-Dore, M. Bertrand, j'ai la profonde et consciencieuse conviction que bien des personnes doivent aux eaux du Mont-Dore d'avoir échappé à la phthisie.

« Que se passe-t-il dans le cas de guérison? Y a-t-il arrêt de développement, transformation ou telle autre modification des tubercules? Je n'en sais rien. La marche de la maladie est-elle seulement enrayée pour un laps de temps plus ou moins long? Mais ce serait toujours un répit qui prouve en faveur des eaux et qui n'est nullement à dédaigner quand il s'étend à plusieurs années passées dans un assez bon état de santé. »

Un médecin distingué de Lyon, M. Viricel, dit aussi : « Parmi les nombreuses personnes incontestablement atteintes de phthisie pulmonaire que j'ai envoyées au Mont-Dore, j'ai vu des guérisons qui m'ont étonné plus que je ne saurais le dire; je serais tenté de croire qu'il y a quelque chose de spécifique dans ces eaux. »

Les eaux carbonatées, surtout les sodiques fortes, sont contre-indiquées dans les maladies suivantes :

1° Faiblesse générale portée à un haut degré, surtout

s'il y a disposition scorbutique ou tendance à une dissolution ou une décomposition des fluides.

2° Faiblesse des organes de l'irritabilité, ataxie, compliquées d'hydropisie, ou même d'une disposition à cette maladie.

3° Dans les fièvres, en général, surtout de nature hectique, si elles sont le résultat d'une inflammation chronique ou de l'ulcération d'un organe important.

4° Dans les prédispositions aux congestions actives, aux hémorragies, à l'apoplexie.

5° Enfin dans certaines affections chroniques de la poitrine; dans la disposition héréditaire aux tubercules, à la phthisie pulmonaire; ici les eaux très-riches en carbonate sodique, chaudes ou chargées de gaz carbonique, seraient trop excitantes et même nuisibles. Il faut donner, dans ces cas, la préférence aux eaux contenant une certaine proportion de carbonate terreux, magnésique ou calcaire. Telles sont les eaux d'Ems, du Mont-Dore.

Tableau comparatif des quantités de carbonates neutres et de bi-carbonates (de soude, de magnésie, de chaux, etc., réunis) **contenues dans 1 kilog. d'eaux minérales.**

FRANCE.

1° *Carbonates neutres.*

	Grammes.
Soultzbach	1,45
Bussang	0,29
Mont-Dore (gr. bain).	0,78
Chaudes-Aigues (Par.)	0,64
Bagnères-de-Bigorre.	0,60
Provins	0,57
Enghien (pêcherie)	0,46
Cambo (sulfur.)	0,44
Encausse	0,42
Campagne	0,37
Allevard	0,36
Aix (Barret)	0,34
Gréoulx (s. anc.)	0,33
Rennes (bain fort)	0,32
Forbach	0,32
Ussat (Buvette)	0,30
Balaruc	0,30
Bourbonne-les-Bains.	0,28

	Grammes.
Capvern	0,25
Aumale	0,22
Audinac	0,21
Bourbon-Lancy	0,21
Méditerranée	0,20
Océan	0,20
Manche	0,20
Niederbronn	0,19
Bagnols	0,18
Luxeuil (gr. bain)	0,12
Ax (Teich)	0,11
Vinça	0,08
Arles (Escal.)	0,07
Vernet	0,05
Bains (s. savonn.)	0,045
Eaux-Chaudes	0,035
Dax (font. ch.)	0,027
Cauterets (n° 1)	0,023
2° *Bi-carbonates.*	
Vichy (Hôpital)	6,24
Cusset (Hôpital)	6,44
Vals	5,64
Hauterive	5,38
Saint-Nectaire (Hôp.)	4,06
Vic-sur-Cère	3,23
Pougues	2,95
Royat	2,65
Saint-Alban	2,56
Châteldon	2,55
Camarès	2,41
Châtelguyon	2,27
La Bourboule	1,94
Clermont	1,92
Sail-sous-Couzan	1,67
Bourbon-l'Archamb.	1,34
Saint-Galmier	1,29
Coutrevexille	1,15

	Grammes.
Aulus	0,75
Bilazai	0,66
Soultz-les-Bains	0,43
Néris	0,37
Seine (Chaillot)	0,30
Evaux (César)	0,25
Plombières	0,19
Saint-Honoré	0,13
Saint-Pardoux	0,05
ÉTRANGER.	
Carbonates neutres.	
Santa-Catharina	9,45
Bilin	6,73
Tarasp	6,83
Luhatschowitz	6,70
Linzmuhl	5,31
Borzeck	4,78
Fellathale	4,53
Caprenne	4,15
Caucase	4,02
Casciani	3,46
Johannisberg	3,45
Gran	2,99
Heilbrunnen	2,93
Weillbach	2,77
Fachingen	2,69
Ischia	2,51
Nauheim	2,00
Marienbad	1,86
Carlsbad	1,81
Pyrmont	1,72
Téplitz	1,68
Hombourg	1,64
Ems	1,64
Riepoltsau	1,45
Sedlitz	1,43
Selters	1,26

	Grammes.
Schwalbach	1,21
Bocklet	1,18
Malmedy	1,15
Kissingen	1,09
Soden	1,02
Borcette	0,89
Aix-la-Chapelle	0,89
Saidschütz	0,78
Windsor-Forest	0,69
Castellamare	0,59
Téplitz	0,54
Schlangenbad	0,45
Baden (Autriche)	0,45
Spa (Pouhon)	0,42
Friedrichshall	0,36
Baden (Suisse)	0,35
Wiesbaden	6,20
Schinznach	0,29
Bertrich	0,27
Harrowgate	0,24
Bristol	0,18
Creutznach	0,18
Bath	0,10

Tableau comparatif des quantités de carbonate neutre et de bi-carbonate de soude contenues dans 1 kilog. d'eaux minérales.

FRANCE.

Carbonate neutre.

	Grammes.
Soultzbach	1,09
Bussang	0,78
Chaudes-Aigues (Par.)	0,59
Mont-Dore (gr. bain)	0,40
Bagnols	0,18
Ax (Teich)	0,10
St.-Ant. de Guagno	0,08
Vinça	0,07
Arles (gr. escal.)	0,07
Enghien (pêch.)	0,06
Vernet	0,05
Olette (Saint-André)	0,04
Eaux-Chaudes	0,03
Cauterets (n° 1)	0,01

Bi-carbonate.

	Grammes.
Vals	5,28
Hauterive	5,24
Cusset (Hôpit.)	5,15
Vichy (Hôpit.)	5,02
Saint-Nectaire (Hôp.)	2,96
La Bourboule	1,94
Camarès	1,82
Saint-Alban	1,21
Royat	1,18
Clermont	0,70
Pougues	0,63
Châteldon	0,62
Sail-sous-Couzan	0,52
Néris	0,37
Bourbon-l'Archamb.	0,36
Vic-sur-Cère	0,33
Saint-Galmier	0,23
Bilazai	0,20
Contrexeville	0,17
Plombières	0,16
Evaux (César)	0,05

	Grammes.		Gaammes.
Saint-Honoré.......	0,04	Oberlahnstein......	1,44
Siant-Pardoux......	0,02	Heilbrunnen.........	1,40
ÉTRANGER.		Carlsbad (Neu.).....	1,36
Carbonate neutre.		Salzbrunn..........	1,05
Bilin (Seitenqu.)....	6,43	Eger-Franzensbad...	0,93
Tarasp............	5,08	Marienbad.........	0,92
Sources du Caucase.	3,46	Borcette............	0,87
Fellathale..........	3,24	Aix-la-Chapelle.....	0,85
Ems.............	2,59	Vicaris-Bridge......	0,83
Ischia.............	2,35	Geilnau...........	0,79
Fachingen..........	2,13	Selters............	0,79
Birresborn.........	1,74	Castellamare........	0,70
Téplitz.......... ..	1,60	Pyrmont (Brodel.)...	0,62
Weilbach........ .	1,47	Schlangenbad.......	0,45

Tableau comparatif des quantités de carbonate neutre et de bi-carbonate de magnésie contenues dans 1 kilog. d'eaux minérales.

FRANCE.			Grammes.
Carbonate neutre.	Grammes.	Campagne..........	0,025
		Provins............	0,022
Bagnères-Big. (Caz.)..	0,650	Siradan............	0,020
Bussang...........	0,150	Sainte-Marie........	0,020
Soultzbach.........	0,140	Encausse...........	0,015
Cambo (sulf.).......	0,125	Rhin à Bâle.........	0,013
Méditerranée........	0,110	Capvern............	0,012
Aix (Barret)........	0,108	*Bi-carbonate.*	
Mont-Dore (gr. bain).	0,096	Pougues............	0,976
Enghien (pêcherie)...	0,087	Vic-sur-Cère........	0,719
Tercis.............	0,085	Bourbon-l'Archamb.	0,470
Rennes (bain fort)....	0,070	Royat..............	0,424
Barbazan...........	0,054	Saint-Alban.........	0,423
Allevard...........	0,041	Châteldon..........	0,367
Saint-Antoine (Guag.)	0,033	Clermont	0,364
Balaruc............	0,030	Cusset (Hôpit.)......	0,330
Dax (font. chaude)...	0,027	Sail-sous-Couzan....	0,311

	Grammes.
Aulus	0,265
Châtelguyon	0,246
Camarès (Andabre)	0,234
Vichy (Hôpital)	0,200
Vals (Chloé)	0,166
Châteldon	0,124
Forges (source royale)	0,093
Seine (Chaillot)	0,076
Arcueil	0,060
Evaux (César)	0,045
Saint-Pardoux	0,028
Bilazai	0,024

ÉTRANGER.

Carbonate neutre.

	Grammes.
Roemerbad	22,39
Gran	3,00
St.-Catharina	1,70
Borszeck	1,62
Goeppingen	1,38
Recoaro	1,20
Wildungen	1,12
Kissingen	0,83
Püllna	0,03
Steinwasser	0,71
Altsohl	0,60
Weilbach	0,58
Marienbad	0,50
Soden (Winkl..)	0,49
Montecatini	0,48
Nauheim	0,46
Bocklet	0,43
Schwalbach	0,40
Geilnau	0,28
Fachingen	0,22
Ischia	0,22
Bilin	0,19
Selters	0,18
Carlsbad (Sprudel)	0,16
Saidschütz	0,14
Aix-la-Chapelle (ferr.)	0,13
Eger-Franzensbad	0,13
Ems (Kesselbr.)	0,13
Schlangenbad	0,13
Soden	0,13
Spa (Pouhon)	0,13
Pouzzoles	0,15

Tableau comparatif des quantités de carbonate neutre et de bi-carbonate de chaux contenues dans 1 kilog. d'eaux minérales.

FRANCE.

Carbonates neutres.

	Grammes.
Provins	0,55
Bagnères-de-Bigorre	0,50
Sainte-Marie	0,37
Bussang	0,34
Campagne	0,34
Gréoulx	0,33
Allevard	0,32
Cambo (sulf.)	0,31
Ussat (buvette)	0,30
Enghien (pêcherie)	0,29
Bourbonne-les-Bains	0,28
Mont-Dore (gr. bain)	0,28
Balaruc	0,27
Rennes (bain fort)	0,25

	Grammes.
Aix (Barret)........	0,24
Soultzbach..........	0,22
Capvern............	0,22
Bourbon-Lancy......	0,21
Manche.............	0,20
Niederbronn........	0,17
Barbazan	0,13
Luxeuil (gr. bain)...	0,08
Siradan...........	0,06
Aumale.............	0,05
Chaudes-Aigues(Par.)	0,04
Bains (s. savonn.)...	0,04
Encausse...........	0,02
Passy (n° 2).........	0,01
Bi-carbonates.	
Châtelguyon........	1,80
Châteldon..........	1,42
Pougues...........	1,32
Royat	1,00
Saint-Alban........	0,89
Clermont...........	0,80
Sail-sous-Couzan.....	0,58
Vichy (Hôpital)......	0,57
Bourbon-l'Archamb..	0,50
Aulus (1re source)...	0,48
Soultz-les-Bains.....	0,43
Bilazai............	0,43
Camarès............	0,28
Seine (Chaillot)......	0,23
Vals..............	0,16
Arcueil........ ...	0,15
Evaux (César).......	0,15
Plombières.........	0,01

ÉTRANGER.

	Grammes.
Chapelle-Godefroy...	3,81
Caprenne...........	2,50
Nauheim...........	2,24
Recoaro (Pr.)........	2,00
Ebriach...........	1,69
Fellathale..........	1,45
Heilbrunn..........	1,44
Hombourg (Kurbr.)..	1,43
Griesbach..........	1,31
Riepoltsau..........	1,27
Seltz.............	1,10
Sedlitz............	1,04
Pyrmont (Neubr.)...	1,04
Soden.............	0,97
Canstatt...........	0,96
Bocklet............	0,93
Windsor-Forest......	0.93
Saidschütz..........	0,91
Kissingen (Pandur.)..	0,75
Kronthal...........	0,70
Marienbad.........	0,58
Nenndorf..........	0,56
Baden.............	0,33
Bilin..............	0,33
Fachingen..........	0,32
Friedrichshall.......	0,32
Castellamare........	0,30
Selters............	0,28
Baden-Baden.......	0,26
Wiesbaden.........	0,20
Bristol............	0,19
Schwalbach........	0,18

DES EAUX SULFUREUSES EN GÉNÉRAL.

Les eaux sulfureuses, ou mieux *sulfurées*, sont caractérisées par la présence de sulfures solubles ou de l'acide sulfhydrique (hydrogène sulfuré).

Le soufre existe dans les eaux sulfureuses :

1° Sous la forme d'un sulfure soluble alcalin ou terreux, principalement de sulfure de sodium (Baréges, Cauterets, Aix-la-Chapelle, Bagnères-de-Luchon), ou de sulfure de calcium (Enghien, Uriage);

2° Sous la forme de gaz sulfhydrique, en dissolution dans l'eau (Allevard, Eaux-Bonnes).

Indépendamment des sulfures et du gaz sulfhydrique qui les caractérisent spécialement, les eaux sulfureuses contiennent aussi, en proportions souvent assez considérables, différents sels, tels que des sulfates, chlorures, silicates, carbonates et une matière organique; quelquefois encore du gaz acide carbonique; de l'azote, du fer, de l'iode, etc.

Il y a, par conséquent, des eaux sulfureuses-chlorurées, sulfatées, carbonatées, carbo-gazeuses et ferrugineuses.

On distingue encore les eaux sulfurées sodiques; sulfurées calciques, minéralisées principalement par le sulfure de sodium ou le sulfure de calcium.

Ces distinctions sont importantes à établir et à connaître pour l'emploi judicieux des eaux, puisque la nature des sels qui coexistent avec le soufre dans les eaux sulfureuses modifie notablement leurs propriétés médicamenteuses.

Les eaux sulfurées sodiques ont une action qui diffère de celle des eaux sulfurées calciques, et de celle des eaux qui tiennent du gaz sulfhydrique en dissolution. Ces dernières, dont le principe sulfureux est très-volatil, produisent des effets plus prompts, plus pénétrants, mais moins durables.

1 kilogramme d'eau sulfureuse d'Aix-la-Chapelle contient 3 grammes de chlorures, 251 centimètres cubiq. de gaz carbonique libre ou dissous, du sulfate sodique, et point ou très-peu de gaz sulfhydrique. (*M. Liebig.*)

Les eaux sulfureuses d'Enghien, de Gex contiennent aussi du gaz acide carbonique libre.

Les eaux d'Aumale sont sulfureuses et ferrugineuses.

Celles de Sylvanès sont tout à la fois sulfureuses, ferrugineuses et carbo-gazeuses.

Propriétés physiques. — Les eaux sulfureuses, prises à leur point d'émergence de la terre, sont ordinairement claires et transparentes, quelquefois avec une légère teinte bleuâtre ou verdâtre; elles sont douces, savonneuses et onctueuses au toucher. Elles ont l'odeur des œufs cuits; lorsqu'elles ont pris l'air, celle des œufs couvés ou de l'acide sulfhydrique (hydrogène sulfuré) : leur saveur est hépatique et un peu lixivielle.

Au contact de l'air, elles répandent une odeur plus prononcée d'acide sulfhydrique; elles prennent quelquefois une teinte louche blanchâtre laiteuse, déposent du soufre, se recouvrent d'une pellicule irisée, etc.

Lorsque ces eaux contiennent du gaz carbonique libre, celui-ci s'en dégage, entraînant avec lui une petite quantité de gaz sulfhydrique; dans ce cas, l'odeur est piquante au nez et en même temps hépatique.

La température des eaux sulfureuses varie beaucoup. Un grand nombre sont thermales et même très-chaudes (Aix-la-Chapelle, Baréges, Bagnères-de-Luchon, Cauterets, etc.); d'autres sont froides (Enghien).

La densité ou le poids spécifique des eaux sulfureuses

varie aussi, non point à cause des différentes proportions de soufre qu'elles contiennent, car ce principe y existe toujours en très-petite quantité (quelques centigrammes seulement), mais par suite de la présence des sels, de la soude, de la chaux qui s'y trouvent ordinairement.

1 kilogramme d'eau de la source sulfureuse de l'Empereur, à Aix-la-Chapelle, contient 4gr,10 de principes fixes, dont 2gr,64 de chlorure de sodium, et seulement 0gr,00950 de sulfure de sodium. (*M. Liebig.*)

Les sources de Baréges, Cauterets, Saint-Sauveur contiennent à peine 0gr,2 de principes fixes.

Propriétés chimiques. — Nous avons dit que les eaux sulfureuses sont caractérisées par la présence de sulfures solubles alcalins ou terreux, ou par l'acide sulfhydrique.

Quelquefois ces eaux ne contiennent que du gaz sulfhydrique en dissolution; mais, le plus souvent, on y trouve des sulfures, principalement de sodium et de calcium.

Les eaux qui ne renferment pas d'acide sulfhydrique libre exhalent, néanmoins, l'odeur de cet acide, par suite de la transformation des sulfures solubles en carbonates, laquelle est accompagnée d'un faible dégagement d'acide sulfhydrique.

La nature du principe sulfureux tenu en dissolution par les eaux minérales sulfureuses a été l'objet de vives controverses entre les savants.

Autrefois on croyait que l'acide sulfhydrique libre ou dissous était l'unique principe des eaux sulfureuses. C'est pourquoi l'on trouve, dans beaucoup d'analyses anciennes, des quantités d'acide sulfhydrique qui n'existent pas réellement dans les eaux et qu'on a déduites, par le calcul, de la présence des sulfures qui s'y trouvent; mais les recherches des chimistes modernes ont démontré que la plupart des eaux sulfureuses doivent leurs propriétés à des sulfures alcalins ou terreux, et que souvent ces eaux ne contiennent point, ou peu, d'acide sulfhydrique libre (Baréges, Cauterets, Aix-la-Chapelle).

En effet, les eaux sulfureuses des Pyrénées ne fournissent, par l'ébullition, qu'une très-faible quantité d'acide sulfhydrique libre ; 1 litre d'eau de la source Bayen, l'une des plus sulfureuses des Pyrénées à Bagnères-de-Luchon, en donne à peine $0^{lit},002$ (2 centimètres cubes) après un quart d'heure d'ébullition. (*M. Filhol.*)

Bayen, Longchamp, Anglada, Orfila et M. Filhol admettent que les eaux sulfureuses des Pyrénées sont minéralisées par le mono-sulfure de sodium. Suivant M. Fontan, ce principe serait un sulfhydrate de sulfure, et l'alcalinité des eaux sulfureuses serait due à du silicate de soude.

MM. Boullay et Henry ont attribué d'abord au sulfure simple de sodium les propriétés des eaux sulfureuses des Pyrénées.

Dans un travail subséquent, ils ont émis l'opinion que le sulfure ou le sulfhydrate alcalin ne s'y trouve pas à l'état neutre, mais accompagné de proportions plus ou moins grandes d'acide sulfhydrique libre. Toutefois le principe sulfureux, avant d'avoir été exposé à l'action de l'air, est un sulfure simple neutre, et non point un sulfhydrate de sulfure hydraté.

Les eaux sulfureuses des Pyrénées peuvent être divisées en 1° eaux à base de sulfure de sodium, 2° à base de sulfure de calcium, 3° eaux sulfureuses dégénérées.

Les eaux à base de sulfure de sodium sont les plus nombreuses et les plus abondantes ; presque toutes sont thermales; elles présentent une réaction alcaline bien prononcée; toutes contiennent une matière azotée en dissolution.

Les eaux sulfurées sodiques ont une saveur franchement sulfureuse bien différente de celle des eaux dont le sulfure de calcium fait la base; elles sont pauvres en sels solubles de chaux et de magnésie.

Les eaux à base de sulfure de calcium sont habituellement froides; elles sont beaucoup plus riches en principes minéralisateurs que les eaux sulfurées sodiques; les sels à base alcalino-terreuse, de chaux ou de magnésie sont prédominants dans ces eaux; leur alcalinité est moindre que celle des sulfurées sodiques.

Les eaux sulfureuses dégénérées proviennent de sources sulfurées sodiques qui ont subi le contact de l'air et dans lesquelles le sulfure de sodium a disparu en entier, pour faire place à du carbonate, de l'hyposulfite, du sulfite et du sulfate de soude. On y trouve la matière organique azotée en dissolution. Elles sont alcalines comme les eaux sulfureuses naturelles; mais elles ne possèdent plus l'odeur ni la saveur des eaux sulfureuses, néanmoins elles agissent encore sur l'économie comme si elles contenaient une combinaison de soufre analogue aux précédentes. (*M. Filhol.*)

La proportion du principe sulfureux dans les eaux minérales est ordinairement très-faible.

Le volume du gaz sulfhydrique ne dépasse pas la moitié du volume de l'eau $0^{lit},50$; le poids des sulfures alcalins ne s'élève guère au delà de 10 centigrammes pour 1 kilogramme d'eau.

Tableau comparatif de la quantité du principe sulfureux contenu dans 1 kilogramme d'eaux minérales.

Gaz sulfhydrique libre.

	Litre.
Saint-Honoré	0,070
Pouzzoles	0,059
Sylvanès	0,050
Kreuth	0,045
Nenndorf	0,045
Aumale	0,037
Baden (Autriche)	0,026
Allevard	0,025
Borcette	0,020
Pyrmont	0,014
Uriage	0,010
Castellamare	0,007
Aix (Savoie)	0,006
Aix-la-Chapelle	0,005
Eaux-Bonnes	0,005
Cambo (s. sulfur.)	0,004

Sulfure de sodium.

	Grammes.
Bagnères-de-Luchon (Bayen)	0,077
Id. Reine	0,056
Vernet	0,059
Baréges	0,042
Olette	0,039
Ax (Teich)	0,028
Arles (Amélie)	0,025
Eaux-Bonnes (buv.)	0,025
Saint-Sauveur	0,022
Cauterets (Raillère)	0,019
Eaux-Chaudes	0,009
Aix-la-Chapelle	0,009

Sulfures de calcium et de magnésium.

	Grammes.
Enghien (Cotte)	0,117
Uriage	0,110
Bilazai	0,102
Pierrefonds	0,026

On a calculé qu'un bain de 200 litres, à Bagnères-de-Luchon, contient 5 grammes de sulfure de sodium ; à Baréges, 5gr,2 ; à Cauterets, 2gr,9 ; à Ax, 2gr,6.

Dans plusieurs sources sulfureuses, les proportions dans lesquelles existe le soufre varient considérablement ; quelquefois même cet élément n'est pas constant.

La présence du gaz sulfhydrique dans certaines eaux paraît due à des causes purement accidentelles, c'est-à-dire à la décomposition des sulfates contenus dans ces eaux par des substances de nature organique.

On sait, en effet, que si l'on renferme une dissolution de sulfate de soude ou de sulfate de chaux dans un flacon, avec quelques débris végétaux ou animaux, du bois, de la paille, etc., le sulfate sera décomposé après un temps plus ou moins long, et l'eau du vase aura contracté la saveur et l'odeur de l'acide sulfhydrique.

C'est à cette cause que certaines eaux minérales salines renfermées dans des bouteilles doivent l'odeur fétide qu'elles y contractent quelquefois.

Les eaux de Louèche que l'on a comparées et que l'on a même crues identiques aux eaux de Baréges ne sont aucunement sulfureuses, prises à leurs sources; mais elles le deviennent dans les piscines, ou du moins elles dégagent une certaine odeur sulfureuse, due à la décomposition du sulfate de chaux contenu dans ces eaux, par les produits de la transpiration des baigneurs qui restent pendant six à huit heures par jour dans le bain. (*M. Fontan.*)

C'est une erreur de juger qu'une eau est très-sulfureuse, parce qu'elle a une odeur forte d'œufs couvis. Les eaux les plus sulfureuses, quand elles sont examinées à la source et à l'abri du contact de l'air, n'ont presque pas d'odeur, surtout si, comme les eaux sulfureuses naturelles, elles n'ont pas d'acide carbonique libre qui se dégage et entraîne de l'hydrogène sulfuré; elles n'acquièrent cette odeur qu'en se décomposant par l'action de l'oxygène de l'air qui attaque le sulfhydrate et en dégage de l'hydrogène sulfuré, qui seul est odorant et a le caractère spécial d'œufs couvis. Aussi l'odeur est-elle plus forte dans les cabinets de bains que dans les réservoirs, et aux douches plus encore que dans ces cabinets, parce que l'eau s'aère davantage.

Dans les sources sulfureuses accidentelles, qui contiennent toutes de l'acide carbonique libre, l'odeur se fait sentir aux sources mêmes, parce que cet acide décompose constamment le sulfure des eaux et entraîne l'hydrogène sulfuré avec lui quand il se dégage ; aussi quelques-unes de ces sources, qnoique peu sulfureuses, sont-elles très-odorantes à la source même. (*M. Fontan.*)

Ce ne sont pas, au surplus, les eaux les plus riches en soufre, dont l'action est le plus énergique sur l'économie ; mais ce sont les eaux qui dégagent le plus d'acide sulfhydrique et celles dont la composition est le moins exposée à s'altérer par l'effet de l'air ou d'autres circonstances.

On reconnaît la quantité de principes sulfureux contenue dans les eaux ou le degré de leur sulfuration par la *sulfhydrométrie*, procédé très-précieux, mais qui laisse cependant à désirer et que l'on doit à Dupasquier.

Voici sur quoi est fondée la sulfhydrométrie : l'acide sulfhydrique ou hydrogène sulfuré est décomposé par l'iode ; il se produit de l'acide iodhydrique (iode et hydrogène) et il se dépose du soufre.

Lorsqu'on verse, dans une eau sulfureuse dans laquelle on a préalablement mis de l'amidon, une dissolution alcoolique d'iode très-étendue, les premières quantités d'iode réagissent sur l'hydrogène sulfuré et le transforment en acide iodhydrique, qui n'a aucune action sur l'amidon ; mais, dès que tout l'hydrogène sulfuré a été décomposé, l'iode libre forme avec l'amidon un iodure d'amidon d'un bleu très-intense.

Si donc l'on emploie une dissolution alcoolique d'iode titrée, c'est-à-dire pouvant décomposer une quantité d'hydrogène sulfuré déterminée à l'avance, il sera facile de calculer la quantité d'acide sulfhydrique contenue dans l'eau sulfureuse, d'après la quantité de dissolution que l'on aura ajoutée, peu à peu, jusqu'à l'apparition de la teinte bleue.

Les eaux sulfureuses sont, en général, très-altérables par l'air atmosphérique. L'acide sulfhydrique qu'elles contiennent est décomposé par l'oxygène de l'air ; le soufre se dépose au fond des bassins ou surnage sous la forme d'une pellicule mince irisée.

Dans plusieurs localités, le soufre ainsi dégagé de ses combinaisons se volatilise, se sublime et vient se condenser sous forme d'incrustations et d'efflorescences d'une belle couleur jaune. L'ouverture de la source de l'Empereur, à Aix-la-Chapelle, présente un très-bel exemple de ces incrustations.

Exposées ou abandonnées au contact de l'air, les eaux sulfureuses se décomposent très-promptement; les sulfures solubles qu'elles contiennent se changent peu à peu en hyposulfites et en carbonates par l'action de l'oxygène de l'air et de l'acide carbonique qu'il renferme.

Alors les eaux se troublent, blanchissent, perdent leur odeur, leur sulfuration et, par suite, une partie de leurs propriétés médicamenteuses.

Cette altération des eaux sulfureuses par le contact de l'air est tellement rapide, qu'il suffit, quelquefois, d'un parcours de quelques mètres dans des tuyaux ou conduits même fermés sans être pleins, pour y déterminer des changements notables dans la nature des eaux.

Ainsi, à Cauterets, l'eau du petit César, dans son trajet depuis la source jusqu'à la buvette, perd 36 pour 100 de son degré de sulfuration;

Celle des Espagnols, 55 pour 100. (*M. Buron.*)

A Ax, la source de Breilh perd 46 pour 100.

A Bagnères-de-Luchon, la source de la Reine, qui contient 0gr,0567 de sulfure de sodium par litre d'eau au griffon, perd 15 pour 100 dans son trajet jusqu'à la buvette, et 30gr,68 pour 100 au robinet des baignoires. (*M. Filhol.*)

Les eaux sulfureuses s'altèrent dans les bouteilles bien fermées où on les conserve, par suite de l'action de l'air qui se trouve à la surface et de celle que l'air dissous dans l'eau elle-même exerce sur le sulfure alcalin.

Voici les résultats obtenus par M. Filhol en laissant diverses eaux sulfureuses exposées à l'action de l'air, pendant vingt-quatre heures, dans des bouteilles à moitié remplies et entièrement débouchées. (La forme et la capacité des bouteilles étaient les mêmes pour toutes les eaux.)

NOMS des LOCALITÉS.	NOMS des SOURCES.	Quantité de sulfure contenue dans un litre d'eau prise à la source.	Quantité de sulfure contenue dans un litre d'eau exportée.	Perte éprouvée par l'eau dans la bouteille bouchée.	Quantité de sulfure contenue dans un litre d'eau qui a séjourné pendant 24 heures dans une bouteille débouchée.	Perte éprouvée par l'eau qui a été exposée à l'air
Baréges.......	Grande-Douche	0,0407	0,0294	27 o/o	0,0092	77 o/o
Labassère.....	»	0,0450	0,0411	9	0,0138	69
Bonnes........	Vieille.........	0,0217	0,0150	30	0,0053	75
Cauterets.....	Cesar-Vieux...	0,0297	0,0171	42	0,0024	85
Luchon......	Pré no 1......	0,0780	0,0700	12	0,0237	69
Idem........	Reine.........	0,0555	0,0402	27	0,0145	73
Ax..........	Canons........	0,0294	0,0061	79	0,000	100
Eaux-Chaudes	Le Rey........	0,0062	0,00	100	»	»
Gazost......	Burgade.......	0,0057	0,00	100	»	»

Cependant les eaux sulfureuses ne sont pas toutes également altérables, et présentent une résistance plus ou moins grande à la décomposition; propriété qu'il est important de connaître lorsque l'on veut conserver ou transporter les eaux.

En général, les eaux qui ne laissent pas dégager spontanément une quantité notable d'acide sulfhydrique sont altérées par l'air avec plus de lenteur que les autres.

On peut conclure des essais précédents que les eaux des diverses localités thermales s'altérant plus facilement les unes que les autres au contact de l'air, il sera nécessaire de n'expédier celles qui sont plus altérables que dans les bouteilles d'une faible capacité (un demi-litre au plus). Cet usage est depuis longtemps consacré à Eaux-Bonnes et à Labassère.

La conservation plus ou moins complète dépend beaucoup du soin qu'on a mis à préserver, autant que possible, du contact de l'air l'eau qui doit être exportée.

Les eaux sulfureuses tiennent en dissolution une matière azotée particulière qui a été nommée *barégine* ou *glairine*; cette matière se dépose sous forme de gelée par l'évaporation. On la rencontre surtout dans les eaux sulfureuses des Pyrénées.

Elle y est toujours en proportion de la quantité du principe sulfureux des sources.

La *glairine* est une substance anorganique, amorphe, gélatiniforme, tenue en dissolution dans l'eau minérale, et se décomposant sous l'aspect d'une gelée; elle est incolore, quelquefois rose ou rouge; elle est inodore, d'une saveur fade; elle est d'une consistance mucilagineuse, mais par la dessiccation elle se transforme en une matière demi-transparente, ayant l'aspect de la corne et qui redevient mucilagineuse par l'action de l'eau. La glairine est insoluble dans l'alcool et l'éther; elle est peu soluble dans l'eau froide, plus soluble dans l'eau bouillante. Les eaux salines, mais surtout les eaux alcalines, dissolvent la glairine plus facilement que l'eau pure. Les eaux sulfureuses tiennent de la glairine en dissolution et en suspension; cette matière se dépose dans les bassins et tuyaux de conduits sous forme de masses gélatineuses, douces au toucher, qui se putréfient rapidement au contact de l'air en produisant des algues d'espèces particulières (sulfuraire de M. Fontan, etc.).

La quantité de glairine que les eaux des Pyrénées amènent des profondeurs de la terre à la surface est énorme.

On a calculé que la source d'Arles fournit, en un jour, 754 kilogrammes de cette matière; celle d'Escaladas en fournit 812 kilogr. Les eaux de Thuès en donneraient à peu près 2,800 kilogr. (*Anglada.*)

La sulfuraire, observée et décrite pour la première fois par M. Fontan, est un être organisé, vivant, un végétal confervoïde dont l'organisation est très-distincte; examinée au microscope, la sulfuraire se montre composée de filaments blancs d'une ténuité extrême, d'un 400e à un 200e de millimètre de diamètre. Ces filaments sont autant de tubes cylindriques incolores, simples, non cloisonnés intérieurement, et contenant des corpuscules globuleux demi-opaques; tous à peu près de même diamètre, communément placés à la suite les uns des autres dans les individus frais et encore jeunes, ou séparés et plus ou moins écartés vers les extrémités des tubes, dans les individus plus près du terme de leur végétation.

La sulfuraire a de grands rapports avec le genre Anabaina (Bory), genre formé aux dépens des Oscillaires de Vaucher.

La sulfuraire ne se développe que sous l'influence d'une empérature moyenne au-dessous de + 50° centig. Les sources sulfureuses trop chaudes ou trop froides n'en contiennent jamais.

Tant que la sulfuraire reste soustraite à l'action directe de la lumière solaire, elle conserve sa belle couleur blanche nacrée; mais elle se colore en brun, en rouge ou en vert foncé, si ses filaments sont exposés à la lumière directe du soleil.

M. Filhol, professeur de chimie, à Toulouse, que nous avons déjà cité plusieurs fois, et auquel la science est redevable de travaux très-remarquables sur les eaux minérales sulfureuses des Pyrénées, a déduit de ses recherches et de ses observations les faits qui suivent :

1° Toutes les eaux sulfureuses des Pyrénées sont minéralisées par le mono-sulfure de sodium, accompagné d'une trace insignifiante d'acide sulfhydrique provenant de la décomposition du sulfure par l'air, etc.

2° Les eaux renfermant de l'acide silicique libre ou des silicates acides laissent dégager, toutes choses égales d'ailleurs, plus d'acide sulfhydrique que les autres. Lorsque l'air pénètre dans les réservoirs ou conduits qui les renferment, il les décompose rapidement, et il se forme des incrustations de soufre sur les voûtes des réservoirs. Ces eaux, qui renferment un excès de silice, sont plus altérables que les autres; placées dans des conditions convenables, elles blanchissent : ce sont celles qui conviennent le mieux, lorsqu'on veut faire respirer à des malades, dans des salles d'inhalation, une quantité un peu notable d'acide sulfhydrique.

3° Les eaux qui renferment des silicates neutres sont plus alcalines; elles sont plus stables; elles laissent dégager moins d'acide sulfhydrique; elles ne blanchissent pas.

4° Il n'existe pas de rapport entre la température des sources et leur richesse en sulfure de sodium.

5° Dans chaque localité, l'eau la plus sulfureuse est la plus chlorurée; elle est en même temps la plus riche en silice.

6° Dans chaque localité, l'eau la plus sulfureuse est celle qui renferme le moins de sulfates.

7° Il n'existe aucun rapport entre l'alcalinité des eaux sulfurées sodiques et la quantité de sulfure de sodium qu'elles renferment.

8° Les eaux les plus excitantes ne sont pas les plus sulfureuses, toutes choses égales d'ailleurs; ce sont celles qui laissent dégager le plus d'acide sulfhydrique.

9° Les eaux sulfureuses des Pyrénées renferment toutes des traces d'iode et de borate de soude.

10° L'air des étuves, piscines, salles de douches, etc., est dépouillé d'une partie de son oxygène; il renferme, en outre, une quantité suffisante d'acide sulfhydrique pour exercer une action marquée sur les malades.

Origine. — Les eaux sulfureuses surgissent le plus souvent des terrains primitifs, surtout à la limite des terrains primitif et de transition; mais on en rencontre assez fréquemment dans le voisinage du calcaire de transition ou coquillier.

M. Fontan, qui a fait des recherches très-intéressantes sur les eaux sulfureuses des Pyrénées, les divise en deux classes relativement à leur origine : 1° les sources sulfureuses *naturelles;* 2° les sources sulfureuses *accidentelles.*

1. Les sources sulfureuses naturelles, *primordiales*, naissent toutes dans le terrain primitif, granite, eurite, gneiss; à la limite de ces terrains et de ceux de transition, micaschiste, calcaire schisteux, etc.; elles présentent une

température constante et une invariabilité absolue dans les proportions de leurs principes sulfureux ; et toujours, dans les Pyrénées, les eaux sulfureuses naturelles ne contiennent que du sulfate, du silicate de soude, du chlorure de sodium sans sulfate de chaux, ni chlorure de calcium ou de magnésium. Les eaux de Bagnères-de-Luchon, de Baréges et de Cauterets appartiennent à cette première division.

Presque toutes les eaux sulfureuses des Pyrénées sont des sources *sulfureuses naturelles.*

Ces sources sont sulfureuses naturelles dès leur origine ; elles ne peuvent que perdre ce caractère et non l'acquérir.

2. Les eaux sulfureuses accidentelles ou par décomposition naissent dans le terrain secondaire ou tertiaire ; elles contiennent une forte proportion de substances salines, de sulfate de chaux et de magnésie, de chlorures, etc. : elles sont, le plus ordinairement, froides.

Ces sources, salines à leur point de départ de l'intérieur de la terre, deviennent sulfureuses dans les couches superficielles du sol ; elles acquièrent les qualités sulfureuses par suite de la décomposition du sulfate de chaux qu'elles contiennent, par la matière organique qui se trouve dans les eaux ou dans le sol qu'elles traversent. Il se convertit peu à peu en sulfure de calcium, qui, à son tour, donne naissance à du carbonate de chaux et à de l'hydrogène sulfuré quand le liquide vient se mettre en rapport avec l'acide carbonique.

Les eaux sulfureuses d'Enghien, de Cambo, d'Aix-la-Chapelle, de la Suisse, de la Savoie sont, selon M. Fontan, des eaux sulfureuses accidentelles.

M. Dumas a fait observer, avec raison, que les eaux sulfureuses naturelles renferment aussi des sulfates, des sulfures, des matières organiques, et que la même réaction pourrait s'y être passée.

Les eaux minérales qui sourdent dans la région pyrénéenne peuvent, d'après M. Filhol, être distinguées en :

1° Eaux qui naissent dans la partie la plus élevée de la chaîne : ces eaux jaillissent ordinairement soit du granit, soit des schistes de transition, plus rarement des calcaires métamorphisés; elles sont toutes ou sulfureuses thermales ou ferrugineuses.

2° Eaux qui naissent dans la partie la moins élevée des Pyrénées : elles jaillissent ordinairement soit des ophites, soit du calcaire, soit des terrains gypseux qui avoisinent les ophites; ces eaux sont sulfureuses, froides, à base de sulfure de calcium; ou salées, ou séléniteuses, ou calcaires et légèrement alcalines.

Suivant l'opinion de M. O. Henry, que nous partageons complétement, les eaux sulfureuses des Pyrénées, qui émergent des terrains primitifs ou du granit, ne prennent point leur origine dans ces terrains, qui ne pourraient leur fournir la soude, la chaux, des chlorures, etc., qui existent ordinairement dans ces eaux; mais elles proviennent plutôt des terrains secondaires ou de transition; ou du moins elles traversent ces terrains, dans lesquels se trouvent des schistes, des bancs de houille, de sel gemme avec du sulfate de soude; la décomposition de ce dernier, par les matières organiques contenues dans les eaux minérales, donne lieu à la formation du sulfure de sodium et au dégagement du gaz sulfhydrique qui caractérisent ces eaux.

Action des eaux sulfureuses sur l'économie.

Nous avons dit que le principe sulfureux existe le plus ordinairement dans les eaux 1° à l'état de gaz sulfhydrique, 2° à l'état de sulfure.

Le mode d'action du soufre sur l'économie n'est pas le même sous ces deux formes.

Lorsque le gaz sulfhydrique est à l'état libre et qu'il se dégage en abondance et avec facilité des eaux, l'absorption du soufre a lieu tout à la fois par la peau et par les voies respiratoires; le soufre est alors très-rapideme n porté dans la circulation.

L'acide sulfhydrique absorbé par les poumons dépose dans le sang, après un temps très-court, beaucoup plus de soufre que l'absorption par la surface cutanée seule ne pourrait en introduire dans l'économie; l'acide sulfhydrique étant bientôt décomposé dans le sang, le soufre devient libre. Son action s'exerce à la fois d'une manière générale et locale, et les phénomènes d'excitation ne tardent pas à se manifester.

Aussi les eaux les plus excitantes ne sont pas, toutes choses égales d'ailleurs, les plus sulfureuses; ce sont celles qui laissent dégager le plus d'acide sulfhydrique.

Les eaux contenant des sulfures alcalins, prises en bains ou en boisson, agissent seulement sur la surface cutanée ou la muqueuse du tube digestif; l'absorption du soufre n'a lieu qu'en petite quantité et avec lenteur. L'action de cet agent est plutôt locale que générale; ou, si l'on veut, cette action, sans être exclusivement locale, ne se fait néanmoins sentir dans toute l'économie qu'après un temps plus ou moins long; mais, quoique moins rapide, elle n'en est cependant pas moins efficace lorsqu'il s'agit de traiter une affection locale qui exige le contact prolongé de l'élément sulfureux avec les parties malades; cette action s'exerce, avec une intensité peu variable, d'une manière continue et très-efficace, sur les plaies, les ulcères extérieurs, etc.

Le sulfure de sodium, quand il est pris à l'intérieur à faibles doses, est absorbé; mais il résulte d'expériences faites par M. Bonjean que ce composé est immédiatement détruit dans la circulation, sous l'influence de l'oxygénation pulmonaire, et qu'il tend à passer à l'état d'hyposulfite et de sulfite; c'est dans cet état, en effet, qu'on le retrouve dans les urines.

Suivant MM. Mialhe et Astrié, une partie du sulfure absorbé laisserait dégager dans le torrent circulatoire, de l'hydrogène sulfuré, sous l'influence de l'acide carbonique contenu dans le sang, tandis que le reste du sulfure s'oxygénerait de plus en plus pour passer à l'état d'hyposulfite et de sulfite.

Il y a donc des sources sulfureuses de deux sortes. Les unes, très-décomposables, dégagent une forte proportion d'acide sulfhydrique qui agit à la fois sur la peau et sur les poumons ; l'action de ces eaux est presque toujours rapide et immédiatement générale. Les autres, dont le sulfure de sodium est le principal élément minéralisateur, sont plus stables ; leur action est d'abord locale et ne devient générale qu'avec une certaine lenteur. Les premières conviennent mieux lorsqu'il faut exciter l'économie d'une manière vive et rapide; leur action doit être moins durable que celle des secondes. Les eaux qui se décomposent avec plus de lenteur jouissent plus particulièrement de la réputation de guérir les plaies, les ulcères, les trajets fistuleux, etc.

Les hyposulfites et les sulfites existent en quantités appréciables dans beaucoup d'eaux sulfureuses dont le sulfure de sodium a éprouvé par l'effet de l'air un commencement de décomposition.

M. Astrié a cherché à déterminer l'action que ces sels exercent sur l'économie; il résulte de ses recherches :

1° Que ces sels sont rapidement absorbés ;

2° Qu'ils exercent sur les matières mucoïdes et albumineuses la même action fluidifiante que les sulfures, mais à un moindre degré ;

3° Que les deux sels agissent à peu près de la même manière, mais que les réactions sont plus nettes et plus promptes avec les sulfites qu'avec les hyposulfites;

4° Que le sulfite et l'hyposulfite de soude éclaircissent, fluidifient le sang et lui donnent une teinte rosée trèsbelle qu'il conserve;

5° Que ces sels, ainsi que les sulfures, n'ont qu'une action dissolvante faible sur les caillots fibrino-sanguins;

6° Enfin que le sulfite et l'hyposulfite de soude, considérés au point de vue de leur action thérapeutique, doivent prendre place à côté du sulfure de sodium.

« Je suis convaincu, dit M. Astrié, que beaucoup d'eaux sulfureuses dépourvues de goût et de réaction sulfurée doivent, aux hyposulfites et aux sulfites qu'elles contiennent, le privilége de participer à l'action des eaux sulfurées dans le traitement des maladies qui réclament leur emploi.

«Le sulfite ou l'hyposulfite de soude, pris à l'intérieur, produisent, sur l'organisme, des phénomènes d'excitation générale analogues à ceux que provoque l'ingestion des sulfures alcalins; mais ces phénomènes sont beaucoup moins marqués qu'après l'usage de ces derniers. L'action de l'hyposulfite ou du sulfite est plus douce; elle irrite rarement les premières voies. L'appétit est provoqué sans ardeur épigastrique; le cours des urines augmente presque toujours d'une manière notable. »

Les eaux sulfurées calciques contenant plus de principes salins et une quantité notable de sulfate de chaux, ayant en général une température assez basse et une faible alcalinité, doivent exercer sur l'appareil gastro-intestinal une action dérivative spéciale plus forte que celle des eaux sulfurées sodiques.

Le sulfure de calcium, selon M. Astrié, paraît être dépourvu de l'action altérante et fluidifiante du sulfure de sodium; il a une réaction alcaline moins prononcée; il est plus facilement décomposé par les acides gastriques avec émission d'acide sulfhydrique. A dose égale, le sulfure de calcium se montre moins actif que celui de sodium, et provoque souvent une constipation opiniâtre. Il a été employé avec succès contre les scrofules et la phthisie pulmonaire.

Les eaux sulfurées calciques ne produisent pas une excitation aussi vive, aussi directe que les sulfurées sodiques; leur action est moins régulière, moins généralisée; elles tendent à localiser l'excitation aux surfaces intestinales et cutanées.

Les eaux sulfurées calciques sont plus stables que les sodiques; elles perdent moins promptement leur odeur et leur saveur caractéristiques, lorsqu'on les laisse exposées à l'air ou qu'on les conserve dans des bouteilles.

Les eaux sulfureuses dégénérées, c'est-à-dire celles dont le sulfure de sodium a été décomposé par l'action de l'air, ne contiennent plus, à une certaine période de ce changement, que de l'hyposulfite et du sulfite de soude.

Les eaux sulfureuses qui blanchissent au contact de l'air contiennent un précipité de soufre très-divisé (lait de soufre) qui peut encore être absorbé facilement et produire d'excellents effets (eau blanche de Luchon); néanmoins les eaux qui blanchissent par la précipitation du soufre, loin de devenir plus actives, perdent alors une partie de leur sulfuration et, par suite, de leur énergie. Mais ces eaux blanches sont utiles pour établir une graduation de force et d'activité, pour avoir des eaux plus douces et moins excitantes.

Propriétés médicinales. — Quelles que soient les combinaisons dans lesquelles le soufre existe dans les eaux sulfureuses, c'est, en définitive, à la présence de ce principe qu'il faut attribuer les propriétés médicamenteuses particulières à ces eaux.

Le soufre, considéré comme substance élémentaire étrangère à l'organisme, a des propriétés excitantes très-énergiques bien constatées.

Non-seulement il excite et stimule les parties du corps avec lesquelles il se trouve en contact, comme l'estomac ou la peau, mais il exerce aussi une vive réaction sur l'ensemble de l'organisme, sur les fonctions de la circulation, de la respiration et des sécrétions.

Les eaux sulfureuses réveillent d'abord la vitalité de l'organe gastrique et augmentent l'appétit. Introduites dans le courant circulatoire, les molécules du soufre se répandent dans tout le système et agissent sur tous les tissus. Le pouls prend de l'activité, de la fréquence; toutes les fonctions s'exercent avec une vitalité nouvelle; on ressent une certaine ardeur interne : il survient, quelquefois, de l'insomnie, ou une agitation que Bordeu compare à celle produite par le café; une sorte d'ivresse momentanée.

Ces divers phénomènes se terminent par une sueur abondante ou par une émission copieuse d'urine.

Les eaux sulfureuses ont une action particulière sur le système vasculaire, notamment sur le système veineux et les viscères abdominaux, sur le foie, la rate, l'utérus et les vaisseaux abdominaux; elles excitent et activent la circulation abdominale; dissipent et résolvent les engorgements et favorisent l'accomplissement régulier des fonctions de ces divers organes; elles provoquent une sécrétion plus abondante et un afflux plus considérable de liquide vers la muqueuse intestinale et exercent une action résolutive et légèrement laxative.

Elles ont une action spécifique sur les organes sécréteurs et excréteurs, les stimulent et, par suite, changent et améliorent la qualité des sécrétions et des excrétions, spécialement de la peau, de la membrane muqueuse intestinale, des voies respiratoires et des vaisseaux absorbants.

Elles agissent donc suivant l'espèce d'organes, comme moyen résolutif, fondant, évacuant, diaphorétique, expectorant, etc.

C'est dans le traitement des affections cutanées, surtout dans les éruptions chroniques, les dartres, etc., que les eaux sulfureuses ont une réputation justement acquise; elles exercent une action locale qui devient évidente quand la surface cutanée est actuellement le siége d'une affection morbide; elles la rendent d'un meilleur aspect, lui impriment une nouvelle manière d'être qui ne permet plus au travail morbide qui la recouvre de subsister; elles donnent à la peau du ton, de la fermeté, de la douceur, de la fraîcheur, et développent son énergie vitale.

Ces bains ont, de plus, une action générale. Pendant l'immersion du corps dans l'eau, il se fait une absorption de principes sulfureux, qui remonte et met en exercice les fonctions organiques de tout le système et donne plus d'activité à toutes les fonctions nutritives. Nous avons déjà dit que ces bains excitent l'appareil gastrique et qu'ils aiguisent l'appétit.

Même dans les maladies où les voies digestives sont affectées, l'usage des eaux sulfureuses réussit très-bien; la grande abondance du véhicule les fait supporter et les empêche d'offenser les tissus organiques.

Les eaux sulfureuses produisent les meilleurs effets dans toutes les circonstances où il s'agit d'expulser du corps certains produits de nature anormale, formations, dépôts, humeurs, qui sont la cause ou le résultat de quelque perturbation morbide ou qui entretiennent un état de maladie.

Le soufre tend à dissoudre, à entraîner et à volatiliser ces matières hétérogènes, qui sans cela resteraient plus ou moins fixées dans l'économie.

L'expérience a constaté les bons effets des eaux sulfureuses sur les constitutions qui présentent certaines altérations du tissu fibreux; dans les affections rhumatismales, arthritiques et rachitiques, dans les maladies des glandes, du tissu dermoïde, etc. : dans ces cas, les eaux sulfureuses agissent d'une part en excitant les fonctions de la peau, des organes glandulaires, etc.; de l'autre, en facilitant l'excrétion et la sortie des produits morbides, qui sont entraînés par l'agent hydrosulfuré. On peut supposer, en effet, que les sulfures de sodium ou de calcium contenus dans les eaux sulfureuses ont la propriété de rendre solubles les matières hétérogènes de nature animale qui entretiennent les inflammations chroniques de la peau, qui troublent ou empêchent les fonctions des organes sécréteurs, et réagissent d'une manière fâcheuse sur les organes de l'innervation et sur l'ensemble de l'économie.

Ainsi s'expliquent, par suite des propriétés spécifiques du soufre contenu dans les eaux sulfureuses et par l'action que celles-ci exercent sur le système absorbant ainsi que sur les divers systèmes d'organes, les effets variés qu'elles produisent, en expulsant du corps les matières hétérogènes ou morbifiques, en les neutralisant, en les corrigeant, enfin en améliorant la nature et la qualité des diverses sécrétions.

M. Fontan avait signalé, depuis longtemps, un fait très-remarquable qui est aujourd'hui reconnu et admis par tous les praticiens chargés de l'administration des eaux sulfureuses ; à savoir que les préparations mercurielles, employées concurremment avec les eaux sulfureuses, ne produisent jamais de salivation ; que les malades qui salivent en arrivant aux eaux, à la suite d'un traitement mercuriel, sont bientôt guéris par l'usage de ces eaux, et qu'ils peuvent, après quelques jours, reprendre ce traitement sans que l'accident se reproduise. M. le docteur Pégot de Bagnères-de-Luchon, qui a constaté les avantages de l'association des eaux sulfureuses au traitement antisyphilitique, a reconnu aussi que les préparations arsenicales paraissent être beaucoup mieux supportées quand elles sont associées aux eaux sulfureuses.

Les effets de l'intoxication plombique peuvent être combattus et détruits par la médication sulfureuse, de la même manière que ceux de l'intoxication mercurielle.

M. Astrié a cherché à déterminer quelle est l'action chimique en vertu de laquelle les eaux sulfureuses s'opposent, d'une manière si efficace, aux effets de l'intoxication mercurielle dans le traitement de la syphilis par le mercure ; car c'est une chose très-remarquable que les eaux sulfureuses préviennent les accidents mercuriels, et que ces accidents ne se produisent pas lorsque l'on fait usage de ces eaux.

Il résulte des expériences de M. Astrié que le sulfure de sodium, l'hyposulfite de soude et mieux encore le sulfite de soude dissolvent les composés insolubles que les matières albuminoïdes forment avec les préparations mercurielles.

Ainsi l'élimination des composés mercuriels par l'emploi des eaux sulfureuses a lieu :

1° Parce qu'elles rendent plus soluble le composé mercuriel qui était fixé dans les organes;

2° Parce qu'elles donnent, en même temps, aux organes sécréteurs une plus grande activité; que les excrétions urinaire et cutanée, augmentées, entraînent, éliminent le composé mercuriel introduit dans l'économie.

C'est une erreur, dit M. Melsens, de croire que les préparations sulfureuses agissent en neutralisant, par la formation d'un sulfure insoluble, l'excès des sels mercuriels.

Lorsqu'à la suite de l'emploi prolongé des mercuriaux il survient des accidents de saturation et de cachexie mercurielles, les eaux sulfureuses, par les sulfures et surtout par les sulfites et hyposulfites qu'elles introduisent dans le sang, rendent solubles les composés albumino-hydrargyriques qui fixent les sels de mercure dans les tissus; elles facilitent leur élimination sous forme de composés solubles que la suractivité imprimée aux excrétions cutanée, urinaire et muqueuses expulse bientôt de l'économie.

Les effets médicamenteux des eaux sulfureuses sont

modifiés, ainsi que nous l'avons dit, selon que ces eaux contiennent du gaz sulfhydrique libre ou des sullures alcalins, de l'hyposulfite, etc.

Les diverses substances salines qui accompagnent le soufre dans les eaux sulfureuses, ainsi que la température, apportent aussi des modifications importantes dans leurs propriétés.

Sont-elles chaudes? Leur action est plus stimulante, plus échauffante, plus pénétrante.

Sont-elles tout à la fois chaudes et sulfureuses-chlorurées ou carbonatées? Alors l'intensité de l'activité de ces eaux est notablement augmentée; leurs effets deviennent beaucoup plus énergiques et plus pénétrants; elles stimulent bien plus vivement les divers organes sécréteurs ou excréteurs; elles réunissent, elles cumulent, en quelque sorte, les propriétés particulières spécifiques des eaux sulfureuses avec celles des eaux chlorurées, carbonatées, carbo-gazeuses, etc.

Le chlorure de sodium qu'elles contiennent tend à fixer particulièrement l'action de l'eau sur le canal intestinal, sur les systèmes lymphatique et glandulaire et sur les viscères abdominaux.

Contiennent-elles du carbonate de soude, du gaz carbonique libre? Alors on les emploie de préférence à l'intérieur, parce que l'estomac les supporte beaucoup mieux; leur action, plus pénétrante, se fait sentir jusque dans les ramifications capillaires des vaisseaux et des glandes les plus éloignées du centre; dans le foie, la rate, les reins; elles sont digestives et résolutives; elles agissent d'une manière puissante sur l'appareil urinaire, et provoquent une abondante diurèse.

Les eaux sulfureuses sont-elles en même temps sulfatées? Dans ce cas elles agissent plus particulièrement sur les muqueuses, et notamment la muqueuse intestinale; elles favorisent et provoquent les évacuations.

Enfin sont-elles ferro-sulfureuses?

Ici l'effet tonique et fortifiant du fer devient un correctif de l'action trop fugace, trop prompte, trop superficielle du soufre; il la rend plus durable et plus persistante.

Le fer agit sur le système vasculaire artériel, sur le système musculaire et nerveux. L'action dissolvante, résolutive des eaux sulfureuses se porte, de préférence, sur le système veineux, sur les membranes muqueuses et spécialement sur la peau.

On emploie les eaux sulfureuses en boisson, lorsque leur saveur et leur odeur ne sont point par trop repoussantes ou désagréables; elles le sont d'autant moins qu'elles ont été plus complétement soustraites à l'influence et au contact de l'air atmosphérique.

On fait grand usage des eaux sulfureuses en bains, douches, bains de vapeurs; on fait aussi des applications locales avec le sédiment ou les boues minérales déposés par ces eaux.

Comme l'action des eaux sulfureuses se porte spécialement sur les vaisseaux veineux de l'abdomen et sur la peau; qu'elles déterminent souvent une transpiration abondante et continue, il importe de se couvrir chaudement, d'habiter un appartement qui ne soit pas humide; enfin de se préserver, avec un grand soin, des refroidissements et d'une suppression de transpiration.

Pendant la durée du traitement, l'alimentation doit être simple, légère, saine, de bonne qualité et prise en petite quantité à la fois.

Les eaux sulfureuses sont indiquées dans les circonstances suivantes :

1. Atonie du système vasculaire veineux ; inertie de la circulation veineuse abdominale ; engorgements des vaisseaux du système de la veine porte et des vaisseaux hémorroïdaux.

2. Faiblesse torpide ou irritation passive chronique des membranes muqueuses bronchique, pulmonaire, gastrique, intestinale, vésicale ou utérine.

3. Maladies résultant d'un trouble, d'un désordre habituel dans les fonctions de la peau, ou d'une métastase; d'un vice herpétique, psorique ou syphilitique ancien; d'une intoxication mercurielle ou saturnine, etc.

Les maladies contre lesquelles les eaux sulfureuses sont employées avec le plus de succès sont les suivantes :

1° Généralement toutes les dispositions qui résultent de sécrétions ou d'excrétions d'une mauvaise nature; de l'altération ou d'une composition viciée des liquides de l'économie, par suite de la présence de matières étrangères ou morbides, spécialement de nature psorique, goutteuse, rhumatismale, miasmatique, herpétique ou métastatique; de maladies syphilitiques anciennes ; d'intoxication métallique, spécialement de mercure de plomb, d'arsenic; formations et dépôts de nature anormale ; fausses ankyloses, tumeurs blanches, indurations, roideur, gonflements articulaires ; maladies des os, caries scrofuleuses, rachitis, périostites, nécroses; plaies anciennes d'armes à feu; trajets fistuleux; corps étrangers, etc.; dans tous les cas enfin où il faut chasser, expulser et entraîner au dehors les substances anormales, viciées ou morbifiques d'une nature particulière que nous venons d'indiquer.

2° Maladies chroniques de la peau, résultant d'une altération ou de la suppression des fonctions de cet organe; sécrétions de mauvaise nature; exanthèmes chroniques, dartres, gale, ozène, lichen, prurigo, impetigo; vieux ulcères, atoniques ou variqueux, etc. —Blépharites, ophthalmies et ganglionites scrofuleuses.

Ici les eaux chlorurées sulfureuses sont plus spécialement indiquées.

3° Maladies des membranes muqueuses, suite d'une faiblesse locale ou d'une irritation ancienne, accompagnées de sécrétions abondantes exagérées ou viciées; flux muqueux de diverses sortes; catarrhes chroniques des organes respiratoires, de la vessie, de l'urètre, de l'utérus; bronchites, pharyngites, métrites, entérites chroniques, blennorrhée, leucorrhée, aménorrhée, chlorose; vomissements rebelles.

4° Engorgements dans les viscères abdominaux, d'une nature atonique; obstructions; embarras dans la circulation veineuse du foie, de la rate, du système de la veine porte, des vaisseaux hémorroïdaux. — Constipation opiniâtre; désordre dans les fonctions de la menstruation par suite d'embarras dans la circulation veineuse de l'utérus, etc.

5° Névralgies sciatiques et faciales; plusieurs névroses; paralysie générale ou partielle, surtout si ces maladies sont la suite de rétrocession ou métastase d'exanthèmes, de dartres, de gale, de syphilis, d'affections goutteuses ou rhumatismales.

6° Dans ces différentes affections, les eaux sulfureuses sont un spécifique puissant; mais leurs effets deviennent encore plus certains, surtout lorsque la maladie est opiniâtre ou invétérée, si l'on fait choix des eaux sulfureuses chaudes et contenant, en outre, une certaine quantité de substances salines, surtout des sels laxatifs ou diurétiques:

des sulfates, des carbonates, selon les indications fournies par la nature de la maladie et la constitution du malade.

Contre-indications. — Comme les eaux sulfureuses excitent et stimulent toujours plus ou moins vivement le système vasculaire sanguin, qu'elles modifient la nature et les qualités des liquides organiques, elles demandent à être employées avec certaines précautions, surtout chez les personnes dont le système vasculaire est facilement irritable.

Les eaux sulfureuses actives sont contre-indiquées lorsqu'il y a pléthore générale et disposition aux congestions actives, aux hémorragies, surtout de celles des poumons; lorsqu'il y a phlogose, spécialement des organes de la respiration. Dans ce dernier cas, les eaux sulfureuses seraient souvent pernicieuses. La toux et l'oppression augmentent ; la consomption survient; la phthisie fait des progrès rapides.

En général, l'état aigu est une contre-indication à peu près absolue.

DES EAUX FERRUGINEUSES EN GÉNÉRAL.

In ferro est aliquid divinum.
BOERHAAVE.

On trouve du fer dans presque toutes les sources d'eaux minérales ; mais la dénomination d'eaux *ferrugineuses* doit s'entendre de celles-là seulement dont le fer est l'élément *caractéristique* le plus sensible ou le plus apparent.

Le fer existe dans les eaux, 1° à l'état de protoxyde, combiné à l'acide carbonique et formant un proto-carbonate de fer; il constitue alors les eaux *ferrugineuses carbonatées* ou *ferro-carbonatées;* c'est à cette classe qu'appartiennent les eaux minérales ferrugineuses les plus renommées : Spa, Bussang, Pyrmont, etc.

2° Combiné à l'acide sulfurique et formant un protosulfate de fer ; il constitue alors les eaux ferrugineuses *ferro-sulfatées* ou *vitriolées ;* c'est à cette classe qu'appartiennent les eaux de Passy, de Cransac, de Vicaris-Bridge, Sandrocks, etc.

3° Combiné à l'acide crénique, acide organique particulier aux eaux minérales et formant des crénates, apocrénates de fer ; il constitue alors les eaux *ferrugineuses-crénatées* ou *ferro-crénatées*, qui sont nombreuses et le plus souvent associées aux eaux ferro-carbonatées.

4° Enfin combiné au chlore, à l'état de chlorure ou de chlorhydrate de fer ; il forme les eaux *ferro-chlorurées*. Il n'y a qu'un petit nombre de sources appartenant à cette division.

Quoique le fer soit l'élément *caractéristique* le plus sensible, et qu'il prédomine *au goût*, dans les eaux ferrugineuses, c'est néanmoins l'un des éléments minéralisateurs qui s'y trouvent en moindre quantité; il n'y a moyennement que de 1 à 7 centigrammes de fer par kilogramme d'eau ; mais dans les eaux vitriolées la proportion du sulfate de fer est beaucoup plus considérable.

Les sources de Pyrmont et de Spa, qui sont au premier rang, contiennent à peine 6 à 7 centigrammes de carbonate de fer par kilog. d'eau ; celles de Forges et de Bussang, 9 centigrammes avec le crénate de fer. Beaucoup d'autres sources ferrugineuses fort estimées contiennent seulement 3 ou 4 centigrammes de fer par litre d'eau.

L'eau de Passy (source nouvelle, n° 2) non dépurée, contient 41 centigrammes de sulfate de fer; celle d'Auteuil en contient 22 centigrammes.

Tableau comparatif de la quantité de sels de fer contenue dans 1 kilogr. d'eaux minérales ferrugineuses.

FRANCE.	Grammes.		Grammes.
Cransac (sulfatée)...	0,750	Soultzbach..........	0,023
Passy (sulfatée)......	0,412	Mont-Dore..........	0,022
Châtelguyon........	0,222	Pougues............	0,020
Aumale.............	0,171	ÉTRANGER.	
Lons-le-Saulnier....	0,124	Vicaris-Bridge (sulf.).	34,77
Forges.............	0,098	Sandrocks (sulfat.)..	4,73
Bussang............	0,095	Ebriach (Carinthie)..	0,75
Provins............	0,076	Petersthal..........	0,32
Camarès............	0,075	Ischia..............	0,18
Royat..............	0,059	Bocklet.............	0,08
Cambo..............	0,050	Pyrmont............	0,07
Saint-Nectaire.......	0,048	Spa................	0,06
Campagne..........	0,044	Kissingen...........	0,06
Sylvanès...........	0,040	Harrowgate.........	0,05
Bourbon-l'Arch. (Jon.).	0,038	Schwalbach.........	0,05
Châteldon..........	0,037	Creutznach.........	0,03
Vichy..............	0,036	Eger-Franzensbad...	0,03
Vic-sur-Cère........	0,031	Hombourg..........	0,02
Luxeuil.............	0,028	Schinznach.........	0,02
Capvern............	0,024	Canstatt...........	0,02
		Baden-Baden........	0,01

Dans ces diverses sources le fer peut se trouver à l'état de *carbonate*, de *crénate* ou de *sulfate*.

Outre le fer, les eaux ferrugineuses contiennent, en proportions bien plus considérables, diverses substances salines, spécialement des chlorures de sodium et de calcium, des sulfates et des carbonates de soude, de chaux, etc.

Il y a, par conséquent, des eaux

ferrugineuses { chlorurées / carbonatées / sulfatées } sodiques, calciques,

ou, en d'autres termes, des eaux ferrugineuses qui contiennent des quantités importantes de chlorure de sodium, des sulfates ou des carbonates de soude, de chaux, etc.

Nous insistons sur ces distinctions, parce qu'il est loin d'être indifférent, au point de vue pratique, qu'une eau ferrugineuse soit en même temps minéralisée par le chlorure ou le carbonate de soude, de chaux, etc.

Il existe aussi dans les eaux ferrugineuses, mais ordinairement en très-petite quantité, du manganèsè qui est un auxiliaire et un adjuvant utile du fer; de la strontiane, de la lithine, des phosphates, etc.

Les eaux ferrugineuses contiennent aussi des gaz, notamment du gaz carbonique qui s'y trouve souvent dans des proportions considérables; du gaz azote; du gaz sulfhydrique, etc. L'eau de Cransac est tout à la fois ferrugineuse (vitriolée) et sulfureuse.

Les dépôts ocreux, formés par les eaux ferrugineuses dans les bassins ou dans les conduits, contiennent souvent de l'arsenic, du plomb, du cuivre, de l'antimoine et de l'étain.

Les boues minérales ferrugineuses, dans lesquelles on trouve une certaine quantité de fer combiné avec les acides organiques (crénates, humates, etc.) plus ou moins mélangés avec du sulfate de fer, sont employées avec grand succès, à Eger-Franzensbad en Bohême, contre certaines maladies de la peau, surtout comme tonique et fortifiant.

Origine. — Les eaux ferrugineuses carbonatées proviennent du lavage de l'oxyde de fer contenu dans la terre, par des courants d'eau imprégnée de gaz carbonique.

Les eaux *ferro-sulfatées* ou vitriolées se trouvent dans des terrains marécageux, limoneux, qui contiennent des terres ferrugineuses, alunées, pyriteuses ou vitriolées.

Les eaux *ferrées* ou minéralisées par le fer sont très-communes; on en trouve presque partout.

Propriétés physiques et chimiques. — Les eaux ferrugineuses sont, en général, claires, transparentes, sans odeur, d'une saveur *sui generis* ferrugineuse, agréable (eaux carbonatées, crénatées); aigrelette et piquante, lorsque les eaux contiennent une grande quantité de gaz acide carbonique libre; quelquefois d'une saveur astringente, atramentaire et styptique (eaux vitriolées). Ordinairement elles déposent au fond des bassins un sédiment rougeâtre, ocracé.

Plusieurs sources ferrugineuses contiennent une forte proportion de gaz acide carbonique libre tenu en dissolution dans l'eau; mais, lorsqu'on laisse cette eau exposée à l'air, le gaz carbonique s'en dégage plus ou moins rapidement sous la forme de petites bulles; le fer absorbe l'oxygène de l'air, et il se précipite sous la forme d'une poudre brune rougeâtre ou de flocons (peroxyde de fer hydraté); l'eau a perdu alors son caractère, ainsi que la majeure partie de ses propriétés médicamenteuses.

Température. — Les eaux minérales ferrugineuses sont ordinairement froides, et généralement plus fraîches que ne le sont les eaux des sources ordinaires voisines.

Il y a cependant plusieurs sources ferrugineuses thermales. Luxeuil en possède une qui mérite de fixer l'attention des médecins; sa température est de 32° centig. Elle contient 0,027 de fer par kilog. d'eau.

Ce sont, en général, les eaux les plus froides et en même temps les plus chargées de gaz carbonique qui contiennent la plus forte proportion de carbonate de fer.

Le poids spécifique ou la densité des eaux ferrugineuses varie beaucoup, non point en raison de la quantité de fer que ces eaux contiennent et qui est toujours très-petite, comme nous l'avons déjà dit; mais bien en raison de la proportion plus ou moins considérable des sels sodiques ou calciques, des chlorures, carbonates ou sulfates qui se trouvent toujours en dissolution dans les eaux ferrugineuses.

Les eaux ferrugineuses contenant un excès de gaz carbonique sont agréables à boire; elles ont beaucoup de ressemblance avec les eaux de Seltz gazeuses; l'estomac les supporte et les digère bien; le fer y est parfaitement dissous; elles conservent longtemps leurs qualités, lorsqu'elles sont renfermées avec les précautions convenables dans des bouteilles hermétiquement bouchées.

Les eaux ferrugineuses contenant peu ou point d'acide carbonique libre sont plus désagréables à boire que les précédentes; le fer se précipite et s'en sépare promptement à l'air. Les eaux crénatées sont très-bien supportées et digérées par l'estomac. Quant aux eaux contenant des sulfates ferrugineux et alumineux sans acide carbonique, telles que celles de Sandrocks, de Vicaris-Bridge, elles sont très-indigestes, et de plus elles ont un goût répugnant.

La proportion du gaz acide carbonique libre en dissolution dans les eaux ferrugineuses, ainsi que le degré de fixité ou d'adhérence de ce gaz avec l'eau sont très-importants à connaître, puisque c'est le gaz carbonique qui tient le fer en dissolution dans l'eau, et que le métal se dépose et se précipite au fur et à mesure que le gaz carbonique s'échappe.

Le tableau suivant indique la richesse comparative des sources ferrugineuses les plus renommées en acide carbonique et en fer.

Tableau comparatif de la quantité de gaz carbonique et de sels de fer contenue dans 1 kilogramme d'eaux minérales ferrugineuses.

FRANCE.

	GAZ CARBONIQUE.	FER.
	Lit.	Gram.
Soultzbach	1,780	0,023
Bussang	1,500	0,095
Camarès	1,500	0,075
Vic-sur-Cère	0,874	0,031
Châtelguyon	0,755	0,022
Cusset	0,610	0,040
Saint-Alban	0,403	0,038
Bagnères-de-Bigorre	0,250	0,098
Capvern	0,240	0,049
Forges	0,225	0,098
Royat	0,215	0,059
Aumale	0,201	0,171
Sylvanès	0,200	0,040
Bourbon-l'Archambault (Jonas)	0,200	0,038
Provins	0,069	0,076
Campagne	0,040	0,044
Châteldon	0,037	0,066
Luxeuil	0,027	0,028
Cambo	0,010	0,050

ÉTRANGER.

Eger-Franzensbad	1,500	0,03
Marienbad	1,400	0,05
Riepoltsau	1,200	0,09

Spa	1,100	0,06
Pyrmont	1,000	0,07
Schwalbach	0,900	6,05
Hombourg	0,800	0,02

Indépendamment des quantités absolues de fer et de gaz carbonique contenues dans une source ferrugineuse, il faut encore, pour l'apprécier à sa juste valeur, déterminer et connaître le degré de fixité du fer dans cette eau.

Nous avons dit que les eaux ferrugineuses se décomposent facilement à l'air; le protoxyde de fer qu'elles tiennent en solution s'oxyde davantage au contact de l'air, il devient insoluble et se précipite en flocons.

L'absorption de l'oxygène de l'air, qui donne lieu à la décomposition des eaux ferrugineuses, est en rapport intime avec le dégagement de l'acide carbonique : pour 20 parties à peu près d'acide carbonique qui se dégagent, il y a absorption de 0,21 d'oxygène, et ces 0,21 parties d'oxygène (évaluées en centimètres cubes) suffiront pour transformer 0,265 grammes de protoxyde en peroxyde.

L'eau qui, pour une quantité déterminée de protoxyde de fer, renferme la plus grande proportion d'acide carbonique, est celle qui aura le plus de fixité, en admettant, toutefois, que, dans un temps égal, il se dégage une quantité égale de gaz carbonique.

Le temps dans lequel une quantité déterminée d'acide carbonique se dégage de l'eau n'est pas le même pour toutes les sources acidules; il varie en raison de la proportion des sels solubles, de sorte que l'acide carbonique se dégage le plus rapidement de l'eau qui renferme ces sels en plus grande abondance; car tous les sels solubles dans l'eau pure, excepté le sulfate de soude et le nitrate de potasse, accélèrent le dégagement de l'acide carbonique.

D'après cela, on peut, avec des analyses exactes d'une eau minérale ferrugineuse, apprécier approximativement le degré de résistance qu'elle présente à la décomposition, par sa richesse en acide carbonique (par le rapport de cet acide avec le protoxyde de fer) et par les sels solubles dans l'eau pure qu'elle contient.

Des expériences fort intéressantes faites sur l'eau ferrugineuse du Weinbrunnen à Schwalbach, par M. Erlenmeyer, ont fait voir 1° que l'eau de cette source, exposée à l'air pendant quatre heures, perd 18 pour 100 d'acide carbonique et 19 pour 100 de protoxyde de fer; 2° que l'eau d'un bain ayant servi pendant près d'une demi-heure a perdu 2 pour 100 d'acide carbonique et 1 et 1/2 pour 100 de fer; 3° que l'eau ayant séjourné pendant une nuit dans le réservoir, chauffée ensuite à + 25° Réaumur et employée pendant une demi-heure en bain, a perdu environ la moitié de l'acide carbonique et du fer qu'elle contenait primitivement; 4° enfin que l'eau du Weinbrunnen de Schwalbach est l'une des plus riches en fer et qu'elle possède un haut degré de fixité (1).

Si l'on considère, comme nous le dirons bientôt, que l'action générale du fer se manifeste seulement après que cet agent a été introduit dans le sang; qu'il n'est absorbé par le canal intestinal ou la peau qu'autant qu'il est à l'état de *dissolution;* que souvent les eaux ferrugineuses ne peuvent être administrées en bain qu'après un intervalle de plusieurs heures et après avoir été chauffées;

(1) Eaux minérales du duché de Nassau, p. 212.

qu'on les emploie quelquefois à une grande distance de la source et après avoir été conservées pendant longtemps, on comprendra combien il est important de connaître le degré de fixité du fer dans les sources que l'on administre, et surtout d'employer tous les moyens pour empêcher le dégagement du gaz carbonique, l'absorption de l'oxygène de l'air et, par suite, la précipitation du fer et la décomposition de l'eau.

De l'action des eaux ferrugineuses sur l'économie.

Le fer est le quinquina du règne minéral; c'est l'un des agents toniques, corroborants et stomachiques par excellence; c'est l'un des principes essentiels et constituants du sang lui-même; il active la circulation; il favorise la nutrition et l'assimilation; il améliore la qualité des fluides de l'économie; en un mot, il donne la force et la vie à tous nos organes. De tous les agents médicamenteux il n'en est aucun qui puisse remplacer le fer.

Parmi les nombreuses préparations du fer, il n'y en a point qui présentent ce médicament sous une forme qui en rende l'absorption plus facile, plus certaine et plus efficace que les eaux minérales ferrugineuses.

En effet, la plupart des autres combinaisons du fer sont très-altérables et ne se conservent pas; le fer s'oxyde, devient insoluble, se précipite, et il perd, par conséquent, la plus grande partie de ses qualités médicamenteuses et de son efficacité; les solutions styptiques ou astringentes des sels ou oxydes ferrugineux sont pesantes à l'estomac; elles ne sont point facilement digérées ni, par conséquent, absorbées; elles sont donc éliminées, et en grande partie rejetées au dehors sans avoir produit aucun effet. Au contraire, le crénate ou le proto-carbonate de fer, qui est parfaitement soluble dans les eaux minérales à la faveur d'un excès de gaz carbonique, est absorbé avec la plus grande facilité; on le boit non-seulement sans répugnance, mais avec plaisir : l'estomac le supporte très-bien ; il passe promptement dans le torrent circulatoire, se mêle au sang, le restaure, le vivifie, et ensuite répand dans toute l'économie son action bienfaisante et réparatrice.

Les eaux minérales ferrugineuses crénatées ou carbonatées, contenant le métal à l'état soluble, sont donc, de toutes les manières d'administrer le fer, les plus commodes et les plus agréables à la fois, celles qui méritent le plus la confiance des médecins et qui présentent le plus de certitude d'un bon résultat.

L'auteur de la nature, qui a répandu sur tous les points de notre sol une quantité si considérable de sources ferrugineuses, ne semble-t-il pas avoir voulu nous indiquer lui-même ce précieux médicament et le mettre dans nos mains ?

Le fer, ainsi que nous l'avons dit, est l'un des éléments du sang lui-même; il fait partie des globules rouges dont il fournit la matière colorante; lorsque le fer vient à manquer dans le sang ou qu'il n'y est plus dans les proportions convenables, il y a maladie.

C'est sur le sang que s'exerce en premier lieu l'action générale tonique du fer. Administré sous une forme qui en rend l'absorption facile, les molécules du fer pénètrent dans le sang; les réactifs chimiques en démontrent la présence dans le sang et dans les urines.

Le fer se mélange d'abord au chyle, passe ensuite dans le sang veineux, et arrive ainsi dans les poumons; là il s'imprègne de l'oxygène, etc. ; le sang artériel devient plus oxygéné qu'il ne l'eût été sans la présence du fer.

Dans le sang artériel, le fer se trouve à l'état d'oxyde; il parcourt, saturé d'oxygène, les grandes et les petites artères, jusque dans le système capillaire; arrivé dans ce point, il cède de l'oxygène et se réduit à l'état de suboxyde. L'oxygène, ainsi mis en liberté, contribue à faciliter l'échange des matériaux, à éliminer les particules vivantes, à produire et à former les sécrétions; mais la plus grande partie sert à changer en produits oxygénés les matériaux qui ne font plus partie des éléments vivants. Les principaux produits oxygénés qui en résultent sont l'eau et l'acide carbonique. L'acide carbonique s'unit au protoxyde ferreux des globules, et, après avoir parcouru les veines, il est expulsé par les poumons et la peau. La quantité d'acide carbonique ainsi rendue est remplacée par une quantité équivalente d'oxygène provenant de l'air atmosphérique. (*M. Genth.*)

Les combinaisons du carbone et de l'hydrogène des tissus, ainsi que des aliments avec l'oxygène inspiré, fournissent les matériaux des sécrétions et des excrétions, et déterminent une augmentation de la chaleur animale.

La combustion qui a lieu dans les vaisseaux capillaires étant plus complète, et l'alimentation des particules organiques devenant plus abondante, l'économie éprouve un besoin plus impérieux de réparer les pertes qu'elle subit; aussi l'appétit s'accroît; les aliments sont digérés plus facilement; ils sont mieux élaborés qu'auparavant; l'assimilation des principes azotés devient plus complète; le sang, qui était d'abord aqueux, devient plus riche en parties solides.

Cette amélioration dans la composition du sang est bientôt suivie d'une augmentation de la proportion des solides dans le corps entier ; la force matérielle du cœur est augmentée; le ton et l'activité vitale dans tous les systèmes s'accroissent par suite d'une nutrition normale. L'économie générale gagne en principes azotés qni lui sont abondamment fournis par le sang lui-même ; enfin toutes fonctions d'excrétion ou de sécrétion s'opèrent d'une manière plus rapide et plus régulière.

L'activité que les martiaux donnent à la nutrition du sang est très-sensible chez les personnes débilitées par des évacuations successives, épuisées par de longues maladies, sur les chlorotiques, sur tous ceux enfin qui ont le sang appauvri.

En peu de temps, quelques semaines seulement, l'état du malade change ; le pouls devient plus plein, son teint plus animé ; la chaleur vitale est plus élevée ; il reprend de la force et de l'énergie.

Des recherches du plus haut intérêt faites par plusieurs physiologistes, notamment par MM. Andral, Gavarret, Becquerel, Rodier, Lœfler, etc., pour déterminer les effets du fer sur la composition du sang, nous ont appris que, sur 1,000 parties de sang, la quantité des globules rouges, qui était, avant l'usage du fer, de 46,6, s'est élevée, après quatre semaines de l'emploi de cet agent médicamenteux, à 95,7.

Dans un autre cas, le nombre des globules, qui était de 49,7 avant l'usage du fer, s'est élevé à 64,3 après l'usage des ferrugineux pendant trois semaines. Dans une observation rapportée par Lœfler, le caillot ou la partie solide du sang, qui n'était que de 498,0, s'est élevé, après l'usage pendant quinze jours de teinture d'acétate de fer éthérée, à 552,5.

Dans un cas rapporté par M. Simon, l'examen chimique

du sang d'une fille chlorotique, avant et après l'usage du fer continué pendant sept semaines, a démontré que la proportion de la globuline était comme 30,870 : 90,810; celle de l'hématine, comme 1,431 : 4,598. Les principes ou éléments solides du sang avaient augmenté presque de moitié, tandis que l'eau avait diminué dans la proportion de 871 : 806.

MM. Andral et Gavarret ont trouvé aussi que, par suite de l'usage du fer, la proportion de l'eau dans le sang diminuait notablement : 866,5 avant et 818,5 après.

La proportion de l'albumine éprouve aussi une augmentation constante, bien que légère.

Dans certaines maladies, particulièrement dans l'anémie, la chlorose, le nombre des globules rouges du sang reste au-dessous de la moyenne normale; la quantité du fer dans le sang en circulation diminue dans la même proportion; de là l'influence très-prononcée que peuvent exercer sur la composition et les propriétés du sang les préparations du fer et les eaux minérales ferrugineuses. Il n'y a pas de malades qui éprouvent, à un plus haut degré, l'efficacité des sources minérales ferrugineuses que ceux dont le sang est trop pauvre en globules rouges.

Ainsi les caractères principaux de l'anémie, de cette constitution maladive si répandue de nos jours, peuvent être rapportés à une nutrition défectueuse de l'organisme, en même temps qu'à une dépression consécutive de tous les phénomènes vitaux. (Dr *Genth.*)

Que cette dyscrasie se soit formée lentement par de mauvaises conditions d'existence (scrofules des enfants, atrophie, chlorose); par le séjour dans une atmosphère viciée (anémie des pays marécageux, anémie des ouvriers en métaux); par une mauvaise constitution (scorbut) ou par le manque d'une nourriture suffisante; qu'elle tire son origine de l'inertie des organes qui élaborent le sang (dyspepsie, helminthiasis; certaines affections du foie; gêne de la respiration et de la circulation, dans les émotions morales dépressives longtemps continuées); ou qu'elle se produise rapidement par une trop forte consommation des sucs (maladies aiguës, surtout les maladies nerveuses avec des hémorragies foudroyantes ou de petites hémorragies souvent répétées; avec diarrhées chroniques, écoulements muqueux du rectum, du vagin, de la vessie, des bronches); par une croissance trop rapide, des exercices corporels exagérés; par des grossesses nombreuses et répétées, l'allaitement trop longtemps prolongé; par les excès vénériens, l'onanisme et les pollutions fréquentes; par l'abus des médicaments débilitants, surtout des laxatifs et composés métalliques; qu'elle se manifeste, dans l'enfance, dans la jeunesse, à l'époque du développement ou bien à l'âge viril, quels que soient, d'ailleurs, le sexe et le tempérament des individus:

Dans tous ces cas, on trouve, comme caractères anatomiques de l'anémie (ou mieux hypoxémie),

a. Que le nombre des globules rouges a notablement diminué; leur diminution est même en rapport direct avec l'intensité de la maladie. A l'état normal, sur **1,000** parties de sang, on compte **127** globules; mais, dans l'anémie, ce nombre diminue considérablement. MM. Andral et Gavarret ne le trouvèrent que de 47 seulement dans un cas d'anémie, une fois même de 28; MM. Becquerel et Rodier l'ont trouvé de **95**, M. Lecanu de **55**.

b. Que le fer a diminué de quantité. A l'état normal, le

chiffre du fer, pour 1,000 parties de sang, est de 0,51, et, au maximum, de 0,57. Quand il y a anémie, il tombe à 0,31 et souvent même encore plus bas.

c. La quantité d'eau contenue dans le sang est augmentée. Sur 1,000 parties de sang la quantité normale d'eau est de 750; chez les chlorotiques, la quantité d'eau varie de 800 à 870.

d. Le poids spécifique du sang est diminué.

e. Enfin le chiffre des globules blancs est augmenté.

Ainsi le caractère fondamental d'une dyscrasie anémique est une diminution considérable des globules rouges du sang et du fer, avec une augmentation concomitante de la quantité d'eau.

Le premier effet général de l'action des eaux ferrugineuses est l'augmentation considérable des globules rouges et du fer dans le sang; ensuite la diminution dans les proportions de l'eau qu'il contient, et enfin la corroboration de toutes les parties solides et liquides de l'organisme. Le fer constitue donc un remède rationnel et puissant contre l'anémie.

Parmi les formes diverses de l'anémie, nous trouvons plus fréquemment :

1° La *chlorose*. — Ce n'est pas une maladie *sui generis;* mais elle appartient à l'anémie de la période du développement, comme le prouvent ses caractères anatomiques, ses causes, ses symptômes, sa marche, sa terminaison et les effets des moyens thérapeutiques.

2° L'*atrophie des enfants; le rachitisme*.

Les scrofules et l'anémie sont deux affections très-rapprochées. Dans les scrofules, le sang est pauvre en parties solides, surtout en fibrine et en globules rouges. MM. Andral et Gavarret, dans un cas de scorbut, ont trouvé le chiffre de globules rouges 44,4; MM. Becquerel et Rodier, 79,4.

Les rapports d'analogie entre le scorbut et l'anémie se montrent encore par les effets que le fer et l'acide carbonique produisent dans le scorbut. En Hollande, on emploie sur les vaisseaux l'eau ferrugineuse, comme préservatif du scorbut (1).

Si nous examinons maintenant l'action qu'exercent les eaux ferrugineuses sur chacun des systèmes d'organes en particulier, nous reconnaîtrons que :

1° Prises à l'intérieur, elles stimulent et raniment les organes de la préparation du sang; elles modifient d'une manière heureuse la composition de ce liquide essentiel à la vie, lorsqu'il est appauvri, qu'il est trop aqueux et qu'il manque des éléments solides nécessaires.

2° Elles donnent à la circulation une grande activité et accroissent la force matérielle du cœur; alors le pouls devient plus fort et plus dur. La coloration de la peau, surtout de la face, devient plus vive et plus animée; elle annonce que le sang pénètre facilement jusque dans les vaisseaux capillaires et qu'il a repris ses qualités normales.

3° Elles donnent du ton et de la force aux muscles en augmentant la cohésion et la ténacité de la fibre.

4° Elles fortifient, resserrent le tissu de la peau et des membranes muqueuses; elles diminuent la quantité des sécrétions et des excrétions.

5° Elles donnent du ton à l'estomac et aux intestins, elles excitent l'appétit et favorisent la digestion.

Elles sont une ressource précieuse pour fortifier les organes digestifs, combattre le relâchement et la débilité de

(1) *Brandis*, Expériences sur l'action des ferrugineux.

leur tissu. L'influence corroborante que les eaux ferrugineuses portent sur les organes digestifs est aussi cause que ces organes retirent de la nourriture une plus grande quantité de principes propres à l'assimilation et à la nutrition.

Elles sont un stomachique excellent.

Cependant, prises à des doses trop élevées ou trop longtemps continuées, elles pourraient exercer une action astrictive trop forte sur l'estomac ainsi que sur l'intestin, et donner lieu à une constipation opiniâtre.

6° Elles exercent, également, une action tonique et fortifiante sur les organes de la reproduction dans les deux sexes; elles ont été souvent employées d'une manière efficace contre l'impuissance virile, les pertes séminales et la stérilité de la femme. L'effet stimulant des eaux ferrugineuses se fait sentir d'une manière toute particulière sur l'organe utérin; elles raniment la vitalité de cet organe lorsqu'il est frappé de faiblesse et d'inertie : quand la menstruation est supprimée ou irrégulière par suite d'un état de débilité générale ou locale, elle reprend bientôt son cours normal; souvent même les époques sont devancées; les écoulements muqueux (flueurs blanches) sont remplacés par une sécrétion sanguine abondante et de bonne nature.

7° Enfin elles raniment et fortifient l'action des nerfs, diminuent l'exaltation de la sensibilité maladive.

8° Le fer réveille et active puissamment les fonctions absorbantes lorsqu'elles sont dans l'inertie.

Ainsi des malades atteints d'une bouffissure générale, même d'anasarque, ont vu leur intumescence cellulaire disparaître après avoir pris des martiaux; ils rendaient, en même temps, de grandes quantités d'urine.

Dans l'état de santé, l'influence que ces eaux portent

sur les reins, sur la peau fortifie leur tissu, développe leur énergie, soutient l'exercice de leurs fonctions sécrétoires et exhalantes; et, lorsque ces parties sont dans un état d'atonie, la puissance corroborante du fer rétablit leur activité.

L'action tonique et corroborante de cet agent est utile aussi dans les affections scrofuleuses et cachectiques.

Indications. — L'emploi des eaux ferrugineuses est subordonné à diverses conditions particulières qui dépendent des individualités, de la constitution des malades, de la nature des maladies, etc.

Une foule de faits bien constatés attestent l'efficacité des eaux ferrugineuses dans les maladies qui procèdent de l'atonie des tissus vivants, de l'inertie de leurs facultés réparatrices, ainsi que de la faiblesse des mouvements organiques.

Elles sont utiles spécialement aux personnes d'une constitution lymphatique, qui ont la fibre lâche et molle, qui sont prédisposées aux affections passives des membranes muqueuses, aux maladies par relâchement, par faiblesse et atonie, aux flux sanguins ou muqueux de nature passive.

Elles conviennent très-bien, sous ces rapports, à l'organisation du sexe féminin.

On reconnaîtra que les eaux ferrugineuses font du bien lorsque, après les avoir bues, on n'éprouve pas un sentiment de pesanteur, ou d'oppression dans l'estomac; que l'appétit, au lieu de diminuer, augmente; qu'il n'y a point de congestion de sang à la tête ou à la poitrine; que les selles sont régulières.

Comme les sources ferrugineuses présentent, dans leur composition chimique, des différences et des variations considérables, comme elles sont plus ou moins chargées de substances salines, qu'elles contiennent tantôt des chlorures, tantôt des sulfates, tantôt des carbonates de soude, de chaux, du gaz carbonique, etc., dans des proportions plus ou moins grandes, il en résulte aussi que les propriétés thérapeutiques des eaux ferrugineuses sont modifiées en raison de ces additions, et qu'elles participent de celles des diverses substances qui existent dans l'eau minérale.

Il est donc très-important pour le praticien de se rendre bien compte des effets que peuvent produire, dans le traitement des maladies, les proportions, les différences qui existent dans la nature du mélange qui constitue telle ou telle eau ferrugineuse saline.

Ainsi les effets d'une eau ferrugineuse chlorurée seront différents de ceux d'une eau ferrugineuse sulfatée ou carbonatée, vitriolée, alunée, etc.

Les eaux ferro-gazeuses, ou eaux ferrugineuses carbonatées ou crénatées, riches en gaz carbonique libre, sont agréables à boire et ne chargent pas l'estomac; elles sont digérées et absorbées avec une grande facilité; leur action s'étend jusqu'aux organes les plus éloignés du centre. Le gaz carbonique leur donne des propriétés analogues à celles que produirait une température plus élevée; la force astringente du fer est corrigée par la présence du gaz, et en même temps elle est affaiblie par les sels laxatifs qui peuvent se trouver dans l'eau.

Les eaux ferrugineuses gazeuses sont vivifiantes et stimulantes : leur action est tonique et corroborante, sans être par trop astringente ni styptique ; souvent, au contraire, elles sont résolutives et agissent doucement sur le canal intestinal et le système urinaire. On les emploie ordinairement à l'intérieur, parce qu'elles sont, pour la plupart, supportées facilement par les organes digestifs affaiblis.

Les eaux ferro-gazeuses alcalines agissent plus particulièrement sur le système urinaire comme diurétiques, lithontriptiques, et sur le système lymphatique, dans les maladies des glandes, du foie, de la rate, du mésentère, des os, etc.

Les eaux ferrugineuses vitriolées ou alunées, qui sont pauvres en acide carbonique libre, qui contiennent des sels terreux, du sulfate de fer, du chlorure de fer, sont styptiques et astringentes au plus haut degré. L'estomac les supporte difficilement, parce qu'elles produisent un resserrement et une contraction violente des fibres musculaires et des parois de ce viscère. On en fait usage de préférence à l'extérieur, sous forme de bains.

Les eaux ferrugineuses qui contiennent une quantité notable de carbonate de fer avec du chlorure de sodium, du sulfate de soude, conservent toujours leur action tonique due au fer, mais elles agissent en même temps sur les membranes muqueuses, sur le canal intestinal et le système utérin. Elles sont bien moins astringentes que les eaux vitriolées; moins volatiles et moins stimulantes que les eaux ferro-gazeuses qui contiennent une forte proportion d'acide carbonique libre. Elles améliorent la qualité du sang, le purifient par l'effet des chlorures en même temps qu'elles donnent du ton et de la force aux différents tissus par l'action corroborante spécifique du fer. — On emploie de préférence les eaux ferrugineuses chlorurées contre les affections cachectiques ou scrofuleuses de nature indolente, les engorgements et tuméfactions des viscères, contre les aigreurs, les vers, etc.

La présence du soufre dans certaines eaux ferrugineuses communique à celles-ci des propriétés particulières contre les maladies de la peau, de nature psorique, herpétique, etc., chez les sujets affaiblis, d'un tempérament lymphatique ou d'une constitution viciée.

Les eaux ferrugineuses sont particulièrement utiles dans les maladies suivantes :

1° Faiblesse générale de l'organisme tout entier; des systèmes musculaire et vasculaire en particulier, avec perte des forces occasionnée par une mauvaise composition ou manque des parties solides du sang; par suite de longues maladies, de couches laborieuses, des pertes de sang, d'ulcérations étendues ou anciennes, d'atonie générale ou locale. Épuisement, abus des plaisirs; rachitisme, chlorose. — Cachexies en général. Infiltration du tissu cellulaire, anasarque, disposition à l'hydropisie.

2° Faiblesse de l'estomac et des intestins, accompagnée de perte d'appétit; mauvaises digestions, aigreurs, mucosités, crampes d'estomac, vers, etc.

3° Écoulements et flux muqueux, de nature atonique, du canal intestinal, de la vessie ou des organes génito-urinaires dans les deux sexes; diarrhée chronique; hémorragies passives, catarrhes chroniques de la vessie et de l'utérus.

4° Maladies nerveuses, suite de faiblesse générale ou locale, ou par surexcitation; paralysies; affections tristes, mélancolie, hypocondrie; impuissance; convulsions, épilepsie.

Enfin les eaux ferrugineuses ont été recommandées comme un moyen corroborant, très-utile après un traitement actif et approprié des maladies scorbutiques, scrofuleuses, cutanées; dans les ulcères anciens, etc.

Contre-indications. — Les eaux minérales ferrugineuses sont nuisibles :

1° Aux personnes pléthoriques, irritables, d'une constitution sèche et bilieuse; lorsque les propriétés vitales sont trop développées; lorsque le pouls est vif et fréquent; lorsqu'il y a sur quelques points du système animal de la chaleur, de l'irritation, de la phlogose; dans les affections de poitrine avec crachement de sang; en général, lorsqu'il y a disposition à l'inflammation, aux hémorragies actives, aux congestions sauguines, à l'apoplexie.

On voit souvent des personnes qui ne peuvent employer les eaux minérales ferrugineuses sans éprouver aussitôt une toux sèche, continuelle et fatigante.

2° Dans les fièvres de nature inflammatoire. Néanmoins les eaux ferrugineuses sont quelquefois utiles dans les convalescences de ces maladies pour rétablir les fonctions digestives.

3° Dans les cas de tuméfaction, d'engorgement ou d'induration de viscères abdominaux, du foie, de la rate: l'hydropisie générale, etc. Ici, cependant, les exceptions ne sont pas rares. — Dans les affections du parenchyme pulmonaire, l'usage intempestif de ces eaux ne peut que hâter le développement des tubercules et les progrès de la phthisie.

4° Elles sont dangereuses dans la grossesse, surtout chez les femmes d'un tempérament sanguin, parce que l'action spécifique stimulante du fer et de l'acide carbonique peut déterminer l'avortement.

5° Dans la plupart des cas où il existe, dans le corps, des produits morbides ou viciés qu'il importe d'expulser; car l'action astringente du fer les retiendrait et les fixerait encore davantage dans l'économie.

6° Enfin l'usage extérieur des eaux ferrugineuses, surtout de celles qui sont vitriolées, alunées, est contre-indiqué lorsqu'il y a, sur la peau, des exanthèmes qu'il importe de ne point supprimer.

Des boues ferrugineuses.

Dans certaines localités, on fait usage du limon ferrugineux salin qui s'y trouve en abondance.

L'une des boues ferrugineuses les plus riches en fer, ainsi qu'en substances salines et en gaz carbonique, est celle de Franzensbad, près Égra ou Eger, en Bohême; elle contient sur 1,000 parties de limon sec :

Protoxyde de fer	88
Magnésie	14
Alumine	29
Sulfate de protoxyde de fer	24
Sulfate de soude	38
Chlorure de sodium	10
Acide humique	123
Substances végétales	423

Les efflorescences salines naturelles, qui s'amassent a la surface du marécage et qui, étant purifiées, portent le nom de sel d'Égra, sont composées, sur 100 parties, de :

Sulfate de soude	69
Sulfate de protoxyde de fer	10
Chlorure de sodium	20

La couche de boue minérale ferrugineuse d'Égra a plus de 1 kilomètre d'étendue et plusieurs mètres de profondeur.

On l'extrait ordinairement vers le mois de septembre. On l'étend en couches épaisses sur un terrain incliné, où elle passe l'hiver; il s'en dégage du gaz carbonique et de l'acide sulfhydrique; on laisse passer l'hiver à ce dépôt; au printemps, on travaille la terre, on la retourne, on la crible pour en extraire les débris de végétaux qu'elle contient.

On la chauffe dans des cuves en y faisant arriver un courant de vapeur d'eau; on met, pour un bain ordinaire, environ 75 kilogr. de cette boue chaude, que l'on mélange avec la quantité d'eau minérale suffisante pour rendre le bain plus ou moins consistant et chargé, selon la prescription du médecin; on lui donne une température de $+ 30°$ à $37°,50$ centigrades.

Les parties du corps immergées dans le bain de boue, et principalement l'abdomen, éprouvent une sensation toute particulière qui est le résultat du poids spécifique de l'eau : la respiration devient quelquefois difficile; la peau rougit, se tuméfie; on éprouve une irritation plus ou moins prononcée due à la chaleur du bain, et surtout au contact et au frottement des substances solides, ainsi qu'à l'action des substances salines contenues dans la boue.

Les personnes d'une constitution faible, d'un tempérament phlegmatique éprouvent, dans le bain boueux, un état de bien-être. Lorsqu'on en sort, on éprouve un sentiment de légèreté, de force et de chaleur qui persiste pendant quelque temps; en même temps la sécrétion des urines et des sueurs augmente. Quelquefois la peau devient plus rude, il s'y développe une éruption érythémateuse qui force à suspendre l'usage des bains.

La durée du bain de boue minérale étant expirée (une demi-heure), on passe dans une baignoire voisine contenant de l'eau chaude pour s'y laver.

On fait usage de la boue minérale pour bains généraux, partiels ou en cataplasmes.

On administre à Franzensbad environ 4,000 bains de boue minérale, chaque année.

Quoique la boue ferrugineuse d'Égra contienne différents sels neutres, l'action excitante et fortifiante du fer s'y manifeste d'une manière tranchée.

Les principes minéralisateurs que nous avons indiqués, le sulfate de fer, le sulfate de soude et l'acide humique, considérés dans leur action sur la peau, sont des substances stimulantes, astringentes et toniques. Le sulfate de fer qu'elles contiennent en abondance les rend très-utiles pour combattre la cachexie scrofuleuse, les affections anémiques, ainsi que les divers états morbides qui sont caractérisés par un affaissement ou une atonie générale; dans les cas d'irritation herpétique.

Les maladies chroniques, contre lesquelles les bains de boue ferrugineuse d'Égra ont été reconnus les plus efficaces, sont :

1° Les affections dans lesquelles le caractère prédominant consiste en une atonie ou un relâchement de l'appareil cutané, soit qu'il y ait de la torpidité, ou bien de l'éréthisme; qu'il y ait inertie complète dans les fonctions de la peau, ou qu'il y ait, au contraire, exagération et tendance aux sueurs abondantes, ce qui est une des causes les plus ordinaires du rhumatisme et des affections catarrhales.

2° L'anémie ou hydroémie avec diminution des éléments solides du sang; chlorose; scorbut; œdème; diarrhée; leucorrhée; ménorrhagie chronique.

3° Faiblesse générale des organes; scrofules; rachitisme; affections arthritiques avec le caractère atonique.

4° Dans les affections nerveuses. — Paralysies produites par métastase, à la suite de la rétrocession d'une éruption, ou par suite du repos prolongé d'un membre, comme dans les fractures, luxations, etc. Névroses dues à la diathèse goutteuse, herpétique ou scrofuleuse; hémicranie, gastrodynie, hystérie, etc.

Les bains de boues ferrugineuses sont contre-indiqués dans les cas suivants :

Prédisposition aux congestions sanguines et aux hémorragies actives; *habitus* apoplectique.

Paralysies anciennes, suite d'apoplexie.

Hypertrophies du cœur et maladies organiques.

Dermatoses et ulcères cutanés, lorsque l'on craint que leur brusque suppression ne détermine une métastase; affections syphilitiques.

DES EAUX CARBO-GAZEUSES (GAZEUSES-ACIDULES) EN GÉNÉRAL.

Nous appelons *carbo-gazeuses* les eaux minérales dont l'acide carbonique *libre* est l'élément *caractéristique*. On les appelle aussi eaux *acidules*, eaux *gazeuses* ; mais ces dénominations sont trop vagues et inexactes, puisque, indépendamment du gaz carbonique, les eaux minérales contiennent souvent aussi d'autres gaz, tels que de l'azote, du gaz sulfhydrique, du gaz oxygène, etc.

Un grand nombre de sources minérales contiennent du gaz acide carbonique, mais ce gaz y est souvent en quantités trop faibles pour qu'on puisse les considérer comme *gazeuses*.

Le nom d'eaux gazeuses ou carbo-gazeuses doit donc s'appliquer seulement aux eaux qui contiennent au moins le quart de leur volume de gaz carbonique libre, $0^{lit},25$

ou 250 centimètres cubiques de gaz par litre d'eau.

Il n'existe aucune source minérale où l'acide carbonique soit dissous dans de l'eau simple, comme l'eau gazeuse artificielle; outre l'acide carbonique qui s'y trouve, toutes les eaux minérales carbo-gazeuses contiennent encore différents sels, soit des chlorures, soit des sulfates, soit des carbonates.

Les substances fixes que l'on rencontre le plus ordinairement dans les eaux carbo-gazeuses sont les carbonates de soude, de chaux et de fer; le chlorure de sodium; le sulfate de soude, de magnésie, etc.

On y trouve aussi, mais en très-petite quantité, des phosphates, du manganèse, du lithion, etc.

Il y a donc des eaux carbo-gazeuses qui sont, en outre, chlorurées, sulfatées, carbonatées, ferrugineuses, sodiques, calciques, etc.

L'eau naturelle de Selters est une eau carbo-gazeuse, chloro-carbonatée; elle contient une fois et demie son volume de gaz carbonique, 2gr,6 de chlorures, 1gr,6 de carbonates.

Lorsque la proportion des sels devient prédominante dans les eaux gazeuses, elles rentrent alors dans les autres classes des eaux salines gazeuses.

Il y a des eaux sulfatées gazeuses (Marienbad, Carlsbad); chlorurées gazeuses (Kissingen); carbonatées gazeuses (Vichy, Saint-Nectaire); ferro-gazeuses (Pyrmont, Spa).

Les propriétés chimiques et médicinales des eaux carbo-gazeuses varient suivant la nature et les proportions des substances salines qui s'y trouvent et auxquelles vient s'ajouter l'élément *gaz* carbonique.

Propriétés physiques et chimiques. — Les eaux carbo-gazeuses sont claires, transparentes, sans odeur particulière, si ce n'est celle qui est produite par le dégagement du gaz carbonique, qui pique et monte au nez; elles ont une saveur fraîche, aigrelette, qui est, en outre, salée lorsque l'eau contient des sels en dissolution.

Elles dégagent, à la source et dans le vase où on les a recueillies, des bulles nombreuses qui s'attachent aux parois, s'élèvent et viennent crever à la surface du liquide; ces bulles sont formées par le gaz carbonique.

La quantité de ce gaz est si considérable dans certaines sources, qu'il semble que l'eau bouille à gros bouillons.

Lorsque les sources carbo-gazeuses sont situées dans des cavités ou des puits, le gaz carbonique, qui est beaucoup plus lourd que l'air, reste à la surface du liquide, où il forme une couche de plusieurs décimètres d'épaisseur, que l'on reconnaît facilement en y plongeant une lumière ou une bougie allumée qui s'éteint subitement; un animal, un oiseau sont à l'instant même asphyxiés dans cette atmosphère méphitique.

C'est un phénomène analogue à celui qui a lieu à la grotte du Chien, près de Naples.

A Marienbad, on voit, à un endroit d'où le gaz carbonique s'échappe de la terre, une sorte de brouillard le matin et le soir; la couche de gaz, plus ou moins mélangée d'air, a 2 mètres environ d'épaisseur. Plusieurs fois des oiseaux ont été asphyxiés en voulant traverser cette couche; le courant de gaz qui sort de terre par une ouverture est assez fort pour soulever et faire tournoyer une petite pièce de monnaie.

Exposées à l'air ou à l'action de la chaleur, les eaux carbo-gazeuses laissent peu à peu dégager leur gaz carbonique ; le fer et la chaux qu'elles contiennent se précipitent au fond du vase, ou viennent surnager à la surface du liquide sous la forme d'une pellicule mince irisée. L'eau, qui a perdu son gaz, devient inodore et insipide; elle n'a plus alors les propriétés chimiques et médicinales qu'elle devait à la présence du gaz carbonique libre.

Le temps que met une eau minérale carbo-gazeuse pour se dépouiller de son gaz carbonique n'est pas le même pour toutes eaux qui tiennent une même proportion de gaz en dissolution.

Ce gaz est plus ou moins bien dissous, plus ou moins lié à l'eau. Le degré de fixité du gaz dans les eaux apporte des modifications notables dans la valeur des sources, dans le mode de leur administration ; moins le gaz est lié à l'eau, plus les effets de celle-ci sont faibles, volatils et passagers; moins on doit attendre pour les boire, moins on peut les expédier au loin.

L'eau de Seltz artificielle, que l'on consomme aujourd'hui en si grande quantité à Paris, perd en moins d'une heure la presque totalité de son gaz, qui n'y adhère que très-faiblement, lorsqu'on la laisse exposée à l'air dans un vase ouvert; tandis que l'eau de Selters naturelle en conserve encore une quantité notable après plusieurs heures d'exposition à l'air, dans les mêmes conditions.

Les eaux les plus riches en gaz carbonique contiennent de 1 à 2 litres de gaz par kilogramme d'eau ;

Les eaux très-riches, $0^{lit},750$ à 1 litre;

Les moins riches, environ $0^{lit},250$.

Tableau comparatif de la quantité de gaz carbonique contenue dans 1 kilogramme d'eaux minérales gazeuses.

FRANCE.	Centimèt. cub. ou litre.		Centimèt. cub. ou litre.
Soultzbach	1,500	Audinac	0,070
Bussang	1,500	Provins	0,069
Camarès	1,500	Aulus	0,065
Desaignes	1,250	Saint-Antoine	0,033
La Bourboule	1,230	Néris	0,040
Saint-Galmier	1,200	Contrexeville	0,019
Saint-Pardoux	1,160	Niederbronn	0,018
Vals (Sainte-Marie)	1,120	**ÉTRANGER.**	
Vichy	1,000	Préblau	2,487
Cusset (puits)	1,000	Borszeek	2,110
Vic-sur-Cère	0,870	Hombourg	1,835
Châtelguyon	0,230	Fellathale	1,695
Soultzbach	0,710	Pyrmont	1,658
Gréoulx (s. ancienne)	0,680	Eger-Franzensbad	1,507
Châteldon	0,660	Schwalbach	1,499
Hauterive	0,510	Bocklet	1,469
Capvern	0,490	Bruckenau	1,337
Chaudes-Aigues	0,400	Bilin	1,262
Pougues	0,330	Kronnberg	1,254
Sail-sous-Couzan	0,250	Krónthal	1,232
Forges (s. royale)	0,250	Eger (Louisenqu.)	1,224
Royat	0,210	Baden (Suisse)	1,205
Sylvanès	0,200	Riepoltsau	1,205
Aumale	0,200	Tarasp (Suisse)	1,205
Enghien (pêcherie)	0,180	Carlsbad	1,130
Sainte-Marie	0,160	Canstatt	1,092
Bourbon-l'Archamb.	0,160	Seltz	1,092
Rennes	0,160	Alexanderbad	1,055
Bourbon-Lancy	0,130	Spa (Pouhon) (Mart.)	1,025
Allevard	0,110	Selters	0,980
Campagne	0,100	Geilnau	0,893
		Malmedy	0,880

	Litre.		Litre.
Tonnisstein..........	0,791	Heilbrunnen.........	0,482
Fachingen..........	0,738	Castellamare.........	0,376
Saint-Moritz..........	0.734	Cheltenham..........	0,309
Marienbad...........	0,708	Borcette.............	0.290
Ems (Kraenchen).....	0,665	Aix-la-Chapelle.......	0,150
Nauheim............	0,655	Bristol..............	0,128
Luhatschowitz........	0,565	Bath................	0,042

La température des eaux carbo-gazeuses est ordinairement basse ou peu élevée; il y en a cependant quelques-unes dont la température dépasse 12° centig.; mais, comme le gaz carbonique se dégage d'autant plus rapidement que la température est élevée, les sources les plus chargées de gaz sont, en général, très-fraîches.

A proportions égales de substances solides, l'acide carbonique communique, aux eaux qui en sont chargées, les mêmes propriétés que posséderaient ces eaux, si elles étaient chaudes. L'acide carbonique remplace donc la chaleur; il la produit dans l'économie. Les eaux minérales riches en gaz carbonique occupent une place intermédiaire entre les eaux froides et les eaux thermales.

On éprouve une sensation de chaleur bien marquée dans un bain d'eau minérale tiède de Nauheim, parce que cette eau, très-chargée de gaz carbonique, détermine une certaine irritation sur la peau.

Le degré de température des eaux carbo-gazeuses est un point important à considérer. Une température un peu élevée diminue la quantité d'acide carbonique libre contenue dans les eaux, puisque l'acide s'en dégage plus facilement; mais aussi, à cause de cela, l'estomac les supporte quelquefois beaucoup mieux; elles sont surtout utiles pour les malades très-irritables, qui souffrent de la poitrine; au contraire, une température basse conserve le gaz carbonique plus intimement dissous dans l'eau et augmente son action échauffante et stimulante.

L'eau de la source du Rakoczy, à Kissingen, est tellement chargée de gaz carbonique, qu'un grand nombre de personnes ne peuvent la boire qu'après avoir plongé, pendant quelques minutes, leur verre dans de l'eau chaude, afin d'en expulser l'excès de gaz carbonique qui s'échappe de l'eau sous la forme de grosses bulles très-abondantes.

Il y a constamment auprès de la source de Kissingen des vases contenant de l'eau échauffée sur de petits fourneaux disposés à cet effet.

On emploie ordinairement les eaux gazeuses en boisson, rarement en bain; on doit les boire de préférence à la source, parce qu'elles n'ont encore subi aucune altération ni aucune déperdition de leurs principes. On en expédie cependant de grandes quantités; mais, si l'on ne prend les précautions convenables, l'acide carbonique s'échappe peu à peu, le fer se précipite et l'eau perd plus ou moins de ses vertus.

On boit ces eaux, soit pures, soit coupées avec du lait, des jus d'herbes ou du petit-lait, etc.

Origine. — Les eaux carbo-gazeuses doivent leur origine à un dégagement ou à des courants de gaz carbonique libre, qui ont lieu dans diverses parties du globe terrestre et qui se trouvent en communication avec les nappes d'eau souterraines qui s'imprègnent alors de ce gaz.

Action du gaz carbonique et des eaux carbo-gazeuses sur l'économie.

L'acide carbonique est l'esprit vital des eaux minérales; c'est un de leurs principes les plus utiles et les plus efficaces.

Non-seulement il aide, il soutient, il renforce l'action des principes minéralisateurs fixes ou solides contenus dans les eaux, mais il a encore, par lui-même, une action propre, une efficacité particulière et incontestable sur l'organisme.

La valeur d'une source minérale peut, jusqu'à un certain point, être mesurée ou appréciée d'après la quantité d'acide carbonique qu'elle contient; le gaz est, en quelque sorte, pour les eaux ce que sont le bouquet ou l'arome et l'esprit pour la qualité des vins. Plus une eau minérale est riche en gaz carbonique, plus elle est spiritueuse, vivifiante et facile à digérer; plus on est fondé à penser qu'elle contient aussi d'autres principes minéralisateurs essentiels; au contraire, moins une source contient de gaz carbonique, plus aussi elle est pauvre en principes actifs, plus elle est faible, indigeste et sans valeur.

Le caractère général de l'action de l'acide carbonique sur l'économie est une excitation douce, prompte, une stimulation vivifiante, rapide, mais passagère et de courte durée du système nerveux et vasculaire, aussi bien que des organes, des excrétions et surtout des sécrétions.

C'est comme un souffle immatériel qui ne laisse aucune trace de son passage.

Les effets de l'acide carbonique sur l'économie peuvent donc être comparés à ceux qu'y produisent les liquides spiritueux, mais avec cette différence importante qu'il est moins matériel, plus volatil; qu'il agit à la manière des corps impondérables, la chaleur, l'électricité, sans laisser de traces profondes et durables.

Si l'on aspire et si l'on avale, au moyen d'un tube plongeant dans le gaz carbonique, une petite quantité de ce gaz, on éprouve dans la bouche et sur la langue un sentiment de prurit et de picotement; sur l'œil ou sur une plaie, il cause une vive sensation d'ardeur. La même chose se produit sur la peau, lorsqu'on expose le corps dans un bain de gaz sec.

L'action de ce gaz sur les yeux provoque les larmes; appliqué sur les organes délicats, il peut déterminer une inflammation dangereuse.

En contact avec la peau, le gaz carbonique produit une sensation agréable de chaleur, qui bientôt se transforme en une sensation d'ardeur, de picotement et de fourmillement, surtout aux parties génitales; puis ensuite la peau se couvre de sueur.

L'excitation passagère des nerfs cutanés, qui se révèle par une sensation particulière de chaleur, se communique bientôt au système circulatoire tout entier, et se manifeste particulièrement dans les organes du bassin.

Indépendamment de cette action, le gaz agit comme antiseptique, siccatif et astringent; ou, en d'autres termes, il agit comme tonique dans certains cas de maladies, telles que les dartres humides, les ulcérations des surfaces sécrétantes; les flux muqueux; les tumeurs et indurations des membranes muqueuses.

Enfin il exerce une action calmante et sédative dans certains cas d'éréthisme. Ici l'action du gaz acide carbonique est analogue à celle de divers autres stimulants qui narcotisent dans certaines circonstances et quand on les administre à des doses convenables.

Les effets locaux de l'acide carbonique employé à l'intérieur ou à l'extérieur consistent dans un mode d'excitation particulière des nerfs de l'estomac, du canal intestinal et de la peau.

Sur l'estomac, son action est calmante, altérante, mais point narcotique.

De son action sur les nerfs du canal intestinal, résultent une digestion intestinale plus rapide, une augmentation de l'absorption; et sur les nerfs cutanés, une activité plus grande de la peau dans sa double fonction d'organe sécréteur et absorbant.

Ces effets de l'acide carbonique sont absolument les mêmes, soit que l'on emploie ce gaz pur ou à l'état sec, soit en dissolution dans l'eau; dans ce dernier état, il s'échappe rapidement du liquide de petites bulles de gaz qui viennent s'attacher aux parois de l'organe ou du vase qui le renferme.

L'acide carbonique, dissous dans l'eau et porté dans l'estomac, exerce sur cet organe une action douce, stimulante et vivifiante; de là il passe dans le torrent de la circulation; il accélère le mouvement circulatoire et va porter son action dans le sang lui-même, dont il modifie l'état chimique et les qualités; son action s'exerce notamment sur les poumons, sur les organes les plus éloignés, les viscères de l'abdomen, de la poitrine, la tête, et plus particulièrement sur les organes des sécrétions et sur le système nerveux.

D'après les lois de l'exosmose et de l'endosmose, il pénètre les différents tissus du corps; il est expulsé par les poumons et par la peau.

Si l'on fait usage, pendant un certain temps, de cet agent, il arrive dans toutes les parties du corps, modifie les principes solides et liquides de l'économie, il en améliore la composition et la qualité.

L'action particulière qu'exercent les eaux carbo-gazeuses prises intérieurement est des plus bienfaisantes et des plus salutaires.

Dans l'état de santé, elles excitent la sensibilité propre des organes, augmentent l'appétit, les forces digestives, l'assimilation, le mouvement péristaltique des viscères et entretiennent la liberté du ventre.

Lorsque l'eau est chargée d'acide carbonique, qu'elle a une saveur aigrelette, elle est tempérante. Prise le matin à la dose de plusieurs verres, elle combat avec efficacité l'irritation, la phlogose des voies alimentaires, et dissipe les accidents que ces lésions formaient.

Administrée à des malades qui ont des gastrodynies par accès, des rapports aigres, des vomituritions, surtout à jeun, des chaleurs et des picotements dans l'estomac, un teint jaunâtre, altéré, une maigreur progressive, etc., en un mot une dégénérescence déjà bien avancée des tissus gastriques, l'eau éloigne d'abord la plupart des accidents et même les fait cesser. (*Barbier.*)

Les eaux carbo-gazeuses sont un antivomitif spécifique des plus précieux et qu'aucun autre agent ne possède à un degré aussi élevé.

« Dans les vomissements de toute nature, si l'on en excepte celui qui résulte d'une inflammation réelle de l'estomac, il n'est, dit Hufeland, aucun moyen qui calme et apaise d'une manière aussi prompte et aussi sûre ces vomissements, et cette sensation particulière que l'on appelle mal au cœur, sans présenter des inconvénients ou donner lieu à des suites fâcheuses. Non-seulement elles arrêtent les vomissements continuels qui surviennent après l'ingestion d'un vomitif très-violent, dans les cas d'indigestion, ou lorsque l'estomac est surchargé de bile, d'aigreurs, etc., mais aussi lorsque les vomissements sont occasionnés par une augmentation de la sensibilité de cet organe; dans les crampes, les convulsions, l'excitation sympathique de l'estomac, comme, par exemple, dans la grossesse, les calculs du foie et des reins, ou par suite de quelque métastase. »

Elles ont aussi produit une amélioration remarquable, quelquefois même une guérison complète, dans certains cas de vomissements chroniques, quotidiens, qui avaient duré pendant plusieurs mois, ou même des années entières, et qui étaient suivis d'un amaigrissement extrême. Hufeland affirme avoir vu plusieurs cas de vomissements opiniâtres, qui duraient depuis trois ou quatre mois, avec un état de désorganisation commençante et des callosités dans le tissu de l'estomac, céder et guérir radicalement par l'usage continué des eaux carbo-gazeuses.

Dans les cas où la bile est sécrétée et versée dans l'intestin en quantité surabondante, surtout lorsque la nature de ce produit est altérée, qu'il y a une dégénérescence putride dans quelques parties du tube digestif, l'acide carbonique agit comme antiseptique et antiputride. C'est l'un des remèdes les plus efficaces : d'une part, il améliore la composition chimique des sécrétions; de l'autre, il favorise et active l'excrétion ou l'expulsion des matières morbides : aussi, dans certaines diarrhées, dans la dyssenterie, le choléra, dans les fièvres gastriques dites *putrides*, cet agent a-t-il des avantages incontestables.

L'action de l'acide carbonique n'est pas moins remarquable sur le sang, sur le système vasculaire, l'irritabilité et, en général, sur les phénomènes de chimie organique de la transformation et de la révivification du sang.

Ce fluide lui-même devient plus chargé de carbone, condition qui est assurément avantageuse dans certains cas de surexcitation fébrile, dans plusieurs cas d'altération des liquides de l'économie ou des produits sécrétés. Aussi a-t-on obtenu des effets excellents de l'acide carbonique dans les fièvres lentes, nerveuses, putrides, dans le scorbut, et particulièrement dans les ulcérations de nature putride, gangréneuses ou cancéreuses, tant internes qu'externes.

L'acide carbonique donne lieu quelquefois à une certaine turgescence d'où résultent des congestions sanguines, des hémorragies, etc.

Il faut donc user avec précaution de ce médicament lorsqu'il y a une grande disposition aux hémorragies; mais, d'un autre côté, il est très-utile pour rappeler les évacuations sanguines qui ont été accidentellement supprimées, le flux menstruel, les lochies, les hémorroïdes, etc.

Dans ces cas, l'acide carbonique mérite souvent la préférence sur tous les autres moyens, parce qu'il produit l'effet que l'on désire sans exciter, sans échauffer trop fortement le système vasculaire, ce qui est l'inconvénient ordinaire des autres remèdes de cette classe et qui rend leur action incertaine et quelquefois même dangereuse.

L'action des eaux carbo-gazeuses sur les poumons est aussi des plus importantes et des plus précieuses.

« Qu'elle soit le résultat d'une stimulation spécifique de cet organe ou bien de l'effet chimique du carbone qui surabonde dans le sang, et qui alors est sécrété en plus grande proportion par les poumons; que ce soit enfin le résultat de ces deux causes réunies, l'expérience a démontré que l'usage des eaux gazeuses produit les plus heureux résultats chez les personnes dont les poumons sont extrêmement irritables, disposées aux congestions pulmonaires, au crachement de sang et, par suite, même à la phthisie.

« Il est démontré que l'acide carbonique est du petit nombre de médicaments qui, dans toutes les variétés de phthisie pulmonaire, soit muqueuse, scrofuleuse ou purulente, exercent une influence des plus salutaires; il facilite l'expectoration, en améliore la nature, en diminue la quantité; il apaise la fièvre hectique; ce moyen a même produit plusieurs fois des guérisons radicales.

« Je m'appuie ici sur ma propre expérience et sur celle de beaucoup d'autres pour certifier les bons effets que les eaux de Selters et d'autres analogues ont produits dans ces circonstances (*Hufeland*). »

Après les organes de la digestion et de la respiration, c'est spécialement sur les reins et l'appareil urinaire que l'acide carbonique agit plus particulièrement.

Dans l'état de santé, après que l'on a bu de l'eau carbogazeuse, la sécrétion des reins est considérablement activée; elle est suivie d'une excrétion abondante d'urine aqueuse. Mais, dans les maladies des reins et des voies urinaires, les effets de l'acide carbonique sont bien plus marqués encore, spécialement dans les affections muqueuses de ces organes, dans les catarrhes des reins et de la vessie, lorsque l'excrétion de l'urine est difficile ou douloureuse; surtout dans les cas de gravelle ou de calculs lorsque, par une disposition morbide particulière, ces produits anormaux sont formés et retenus dans l'économie. « Ici, d'après mon expérience personnelle, » dit le célèbre Hufeland,

« j'ai constaté que l'acide carbonique est l'un des remèdes les plus efficaces.

« Je sais des gens atteints et souffrants de la gravelle pendant toute leur vie qui, s'ils n'ont pas toujours été radicalement guéris par l'usage de ce moyen, se sont au moins conservés dans un état très-supportable.

« J'en connais aussi beaucoup auxquels les eaux gazeuses ont fait rendre de petites pierres. »

Les propriétés médicinales des eaux carbo-gazeuses éprouvent des modifications importantes, suivant la nature et les proportions des substances salines et solides qu'elles contiennent; les effets sont tantôt plus stimulants, tantôt plus calmants et plus rafraîchissants; d'autres fois, ils agissent de préférence sur les sécrétions et les excrétions.

Les eaux carbo-gazeuses chlorurées activent les sécrétions des membranes muqueuses; elles sont résolutives et très-bien supportées par les personnes dont le système vasculaire est très-irritable ou susceptible d'une prompte excitation fébrile. Malgré que ces eaux contiennent quelquefois des sels débilitants (chloro-sulfatées), on peut en faire usage pendant un temps assez long sans qu'elles fatiguent beaucoup les malades.

Les eaux carbo-gazeuses qui contiennent des sulfates de soude ou de magnésie sont rafraîchissantes, calmantes et antispasmodiques. Leurs propriétés sont entièrement opposées aux précédentes : elles excitent avec modération toutes les sécrétions et les excrétions; elles sont plus ou moins laxatives ou résolutives, selon les proportions plus ou moins fortes de sulfate de soude ou de magnésie qu'elles contiennent.

Les eaux gazeuses carbonatées sodiques, selon la proportion du carbonate de soude qu'elles contiennent, sont plus ou moins résolutives, pénétrantes, et agissent plus ou moins vivement sur le système lymphatique et les organes urinaires.

Elles sont recommandées contre les maladies chroniques de la poitrine, dans la disposition à la phthisie pulmonaire, surtout chez les personnes très-sensibles, disposées aux congestions et aux inflammations, dans les cas où d'autres eaux auraient une action trop forte et, par cela même, nuisible.

Ici l'action du gaz carbonique est puissamment aidée par l'action spéciale résolutive et dissolvante de la soude.

Lorsque les eaux carbo-gazeuses contiennent une proportion considérable de carbonates ou bi-carbonates terreux, de magnésie, de chaux, leur action excitante est plus prononcée que celle des eaux chlorurées ou sulfatées; mais elles sont beaucoup moins échauffantes et stimulantes que les eaux carbonatées sodiques ou ferrugineuses, gazeuses.

Plus la température de ces eaux est élevée, mieux l'estomac les supporte; elles sont spécialement utiles dans les affections de poitrine, lorsque l'irritation est considérable.

Elles agissent comme résolutif sur les systèmes lymphatique et glandulaire; elles ont, en outre, une action spécifique sur le système urinaire.

Les eaux froides de cette classe sont plus stimulantes et plus échauffantes que les thermales, parce qu'elles contiennent généralement une plus forte proportion de gaz carbonique.

Les eaux carbo-gazeuses ferrugineuses sont très-toniques, stimulantes et vivifiantes; il faut, par conséquent, éviter d'en faire usage, ou les permettre seulement en petite quantité et en prenant de grandes précautions, chez les personnes qui ont le système vasculaire très-irritable ou qui sont d'une constitution pléthorique, avec prédisposition aux congestions actives, aux hémorragies et aux inflammations. Au contraire, ces mêmes eaux sont parfaitement indiquées dans les cas où il y a un relâchement prononcé des membranes muqueuses, atonie, faiblesse du système vasculaire ou musculaire, qui exigent un traitement tonique, fortifiant ou stimulant, spécialement dans certains engorgements, dans les flux muqueux, les dérangements de la menstruation, dans les altérations des fonctions du système nerveux avec les caractères de la faiblesse et de la torpidité.

L'action générale des eaux carbo-gazeuses, abstraction faite des substances salines qu'elles peuvent contenir, peut se résumer ainsi qu'il suit :

a. Elles sont stimulantes et vivifiantes sur les divers systèmes d'organes, et spécialement sur les nerfs; mais cette action est passagère, fugace et de courte durée. Elles diminuent la torpidité ainsi que l'éréthisme; elles rafraîchissent, calment et apaisent les douleurs.

b. Elles stimulent particulièrement les organes sécréteurs et excréteurs, et favorisent le jeu de leurs fonctions. Par suite d'un usage prolongé de ces eaux, leur action devient très-pénétrante; elles activent la résorption, modifient la qualité des liquides et même les proportions matérielles des parties solides de l'économie ; à cause de cela, elles favorisent la résolution des produits de nature morbide ou anormale, dissolvent et détruisent les fausses formations organiques, les tubercules naissants, etc.

c. Par l'effet du gaz carbonique libre et la nature de leur composition, ces eaux, quoique contenant quelquefois des sels débilitants, n'en sont pas moins très-faciles à supporter; elles fatiguent peu l'estomac, produisent un effet moins violent et moins affaiblissant que les mêmes eaux ferrugineuses ou salines, pauvres en gaz carbonique.

Les eaux carbo-gazeuses sont recommandées dans toutes les maladies des membranes muqueuses caractérisées par une excitation ou une perturbation particulière accompagnées d'une sécrétion morbide; tels sont :

1° Les maladies chroniques des muqueuses, tant avec un caractère de faiblesse et d'atonie qu'avec une excitation inflammatoire; congestions; vomissements habituels; dans les catarrhes chroniques du nez, de la poitrine, de la vessie, des voies urinaires.

2° L'état muqueux du canal intestinal; coliques, maladies chroniques du système lymphatique et glandulaire avec sécrétions anormales; engorgement du foie, de la rate et des viscères parenchymateux; hypertrophies; au début de la phthisie pulmonaire, lorsque cette maladie s'accompagne de quelque engorgement dans le système utérin ou qu'elle en est la suite; au commencement de l'hydropisie, pour diminuer l'état torpide, la leucophlegmasie.

3° Dans les maladies chroniques du système vasculaire, avec atonie ou bien avec augmentation d'irritabilité, spécialement dans les hémorroïdes, la dysménorrhée ou suppression des règles.

4° Dans les maladies nerveuses; état convulsif, crampes d'estomac, vomissements habituels, colique.

5° Dans l'hydropisie, en excitant le système lymphatique et en activant l'émission de l'urine.

6° Dans le cas de pierre ou de gravelle, tant pour corriger la disposition à cette maladie que pour faciliter l'évacuation des concrétions et diminuer la douleur occasionnée par leur présence.

Peut-être même, la présence du gaz carbonique dans les liquides de l'économie favorise-t-elle la dissolution de l'élément calcaire qui peut s'y trouver en excès, et qui se dépose sous la forme de concrétions.

Employé à l'extérieur et localement, l'acide carbonique, par ses propriétés antiseptiques, est un remède très-efficace pour nettoyer et guérir les vieux ulcères de nature maligne, gangréneuse ou cancéreuse; pour empêcher la putréfaction locale, détruire la mauvaise odeur; pour guérir certaines maladies opiniâtres de la peau.

Il est utile pour rappeler la transpiration et les flux sanguins supprimés (*voyez* l'article relatif aux bains de gaz, page 28).

En injection dans le canal intestinal, dans le vagin, la matrice, les eaux carbo-gazeuses favorisent les évacuations, guérissent les hémorroïdes, les écoulements muqueux, les flueurs blanches, rappellent les règles, et font quelquefois cesser la stérilité lorsqu'elle est due à une atonie locale.

Contre-indications. — Les eaux carbo-gazeuses sont un agent stimulant fugace; néanmoins elles échauffent, enivrent et stupéfient. Les sources riches en acide carbonique produisent spécialement ces effets lorsque le système nerveux est très-irritable; elles sont donc contre-indiquées lorsqu'il y a un état inflammatoire réel, ou, du moins, faut-il les employer avec précaution lorsqu'il y a disposition à l'apoplexie, aux hémorragies, au vertige, surtout dans la grossesse, chez les personnes irritables et sujettes aux fausses couches.

DES EAUX MINÉRALES LÉGÈRES.

> C'est un phénomène bien remarquable que ces eaux minérales, qui ne contiennent presque rien, produisent, néanmoins, sur l'organisme les effets les plus miraculeux.
>
> HUFELAND.

Nous appelons eaux minérales *légères* les eaux thermales qui contiennent très-peu de principes minéralisateurs ; elles sont presque pures.

C'est à cette classe qu'appartiennent les eaux thermales de Néris, Bains, Aix (Provence), Dax, Plombières, etc.

Plusieurs hydrologistes les appellent eaux minérales *faibles*, dénomination impropre, puisque ces eaux n'ont pas moins de vertus que celles des sources *fortes*.

Les médecins allemands leur donnent le nom d'eaux *indifférentes*, ou minérales pures.

Nous rangeons dans cette classe les eaux salines qui contiennent par litre seulement 1 gramme de principes solides peu actifs.

Propriétés physiques. — Les eaux thermales légères diffèrent des autres eaux minérales par leur extrême pureté, leur grande transparence ; elles n'ont, pour la plupart, ni odeur ni saveur. Elles ressemblent à de l'eau distillée chaude ; cependant on les boit souvent en grande quantité et avec plaisir, parce qu'elles ne chargent pas l'estomac et qu'elles n'occasionnent pas de nausées ni de vomissements.

Propriétés chimiques. — Ainsi que nous l'avons dit, ces eaux sont presque pures et contiennent à peine 1 gramme de substances solides par kilogr. d'eau et peu de gaz.

Les substances que l'on rencontre dans ces eaux sont particulièrement des carbonates, sulfates, phosphates alcalins et terreux; des chlorures de sodium, de magnésium, de calcium; des sels de fer, de manganèse, etc.; mais ous ces principes s'y trouvent dans des proportions extrêmement faibles. Quant aux substances gazeuses, on y trouve le plus souvent des gaz carbonique, azote ou sulfhydrique; mais ces gaz y existent aussi dans une si petite quantité, qu'on ne saurait leur attribuer les effets curatifs remarquables produits par ces eaux. Toutefois plusieurs eaux légères contiennent une certaine proportion d'azote qui s'en dégage et que l'on attribue à la décomposition de l'air dissous dans l'eau, et dont l'oxygène a été absorbé par quelques combinaisons ou par des corps organisés, animalcules ou conferves vivant dans ces eaux.

La plupart des eaux thermales de cette classe contiennent aussi une substance de nature organique, végéto-animale, mucilagineuse, à laquelle on a donn improprement le nom de *glairine*, qui s'applique plus particulièrement à la *barégine* ou à la *sulfuraire*, qui existent seulement dans les eaux sulfureuses.

Les parois des réservoirs qui renferment les eaux thermales légères sont souvent tapissées de plantes particulières aux eaux thermales, telles que les ulves, tremelles, conferves, etc., qui sont grasses et onctueuses au toucher.

On y trouve également un grand nombre d'animalcules infusoires.

Les sources thermales voisines du Vésuve en contiennent abondamment.

Ces végétaux, gélatineux ou mucilagineux, sont quelquefois employés sous la forme de cataplasmes ou de liniment, et donnent à la peau de l'onctuosité, de la souplesse et du moelleux.

La température des eaux minérales légères varie beaucoup, mais la plupart de ces sources sont très-chaudes (Aix, Chaudes-Aigues, Dax, Néris, Bains, Plombières, etc.).

Poids spécifique. — La quantité des substances solides contenues dans les eaux minérales légères étant très-petite, il en résulte nécessairement que le poids spécifique de ces eaux diffère très-peu de celui de l'eau pure ou distillée.

Origine. — Les eaux minérales légères jaillissent ordinairement du sein des montagnes primitives ou de leur voisinage, du granit, du gneiss, etc.; des schistes argileux primitifs; du calcaire ancien et, en général, des couches anciennes; enfin dans le grès, le sable pur ou peu riche en débris organiques.

Action sur l'économie. — Ainsi que nous l'avons dit en commençant, les eaux thermales faibles, quoique très-peu chargées de principes minéralisateurs, n'en produisent pas moins des guérisons extrêmement remarquables, spécialement dans les affections nerveuses, dans les maladies gastro-intestinales, dans celles des membranes muqueuses, du système glandulaire, etc.

Que l'on interroge les nombreux malades qui se rendent, chaque année, aux eaux de Gastein ou de Wildbad en Allemagne, de Pfeffers en Suisse, de Néris, d'Aix, de Plombières én France, et tous, ou presque tous, attesteront les bons effets qu'ils ont retirés personnellement de ces eaux.

Les faits de guérisons produites par les eaux minérales faibles ne peuvent donc pas être révoqués en doute.

Comme nous ne sommes plus à l'époque où l'on pouvait attribuer les guérisons quelquefois surprenantes produites par ces eaux, à la présence de quelque génie terrestre, de nymphes ou divinités bienfaisantes, à quelque force mystérieuse et occulte, certaines personnes ont supposé qu'ils sont dus à la présence de quelque corps impondérable, insaisissable, comme l'électricité ou le magnétisme, ou enfin à quelques éléments jusqu'à présent inconnus, et qui ont échappé aux recherches les plus subtiles de la chimie.

Pour nous, ainsi que nous l'avons déjà dit en parlant de l'action mécanique des eaux en général, nous pensons que ces guérisons, très-remarquables sans doute, mais néanmoins parfaitement conformes aux lois de la saine physique et de la physiologie, doivent être attribuées à l'action purement physique, mécanique, dissolvante et diluente de l'eau, qui entraîne au dehors les éléments morbides et viciés; au calorique; à la thermalité, qui communique à l'eau simple des propriétés tantôt émollientes, sédatives et calmantes, tantôt excitantes, résolutives, irritantes, révulsives, rubéfiantes, dérivatives, caustiques même, selon le degré de température auquel on les applique.

On ne peut révoquer en doute les bons effets de l'eau simple, chaude, administrée sous forme de cataplasmes, de tisanes, de topiques, etc., comme l'un des meilleurs moyens antiphlogistiques. N'est-il pas naturel de penser que les eaux thermales produisent des effets analogues sur le tissu du tube intestinal, de l'estomac, ainsi que des divers organes avec lesquels on les met en contact?

On boit les eaux minérales *légères* en grande quantité, parce que ces eaux sont pures, agréables, appétissantes; la proportion, quoique très-minime, de chlorure de sodium, de gaz carbonique qu'elles contiennent, empêche que leur action ne soit par trop débilitante et qu'elles ne chargent l'estomac ; car c'est un fait à noter que les eaux chaudes ou tièdes, ayant une chaleur thermale propre, ne chargent pas l'estomac, comme le feraient les eaux ordinaires, chauffées artificiellement; elles favorisent, au contraire, la digestion et l'assimilation des aliments; la température de ces eaux aide leur action dissolvante.

On prend tous les jours des bains et l'on y reste pendant assez longtemps. La quantité d'eau ingérée ou absorbée ne laisse donc pas que d'être assez considérable. Cette eau, absorbée soit par la peau, soit par l'estomac, passe dans le sang, circule avec lui, pénètre les divers tissus, les lave, exerce sur eux une action à la fois sédative, dissolvante et diluente. Les effets diurétiques, sudorifiques et laxatifs qu'elles produisent ont pour résultat définitif extrêmement important d'entraîner mécaniquement au dehors de l'économie les produits morbides ou anormaux, qui ne pourraient pas rester sans inconvénients.

Si l'on ajoute à cela les bons effets hygiéniques des influences extérieures, du grand air, du changement d'habitudes, du calme, d'un exercice physique modéré, enfin d'une alimentation saine et abondante, on ne sera plus surpris des effets remarquables que produisent si souvent des eaux minérales faibles, comme on les appelle, mais qui sont, en réalité, très-efficaces, comme le démontre l'expérience de tous les jours.

Les effets des eaux minérales peu chargées de principes minéralisateurs ont assez d'analogie avec ceux des eaux alcalines; mais, comme elles ne contiennent qu'une très-petite quantité de principes solides, leur action est bien plus fugace et moins persistante. Elles raniment les fonctions des systèmes nerveux et vasculaire, activent les sécrétions et les excrétions, et corrigent la nature de ces produits, lorsqu'ils sont viciés. Toutefois ces eaux ne modifient point d'une manière essentielle et active la composition des fluides et des solides de l'économie ; par conséquent, elles n'exercent pas une action chimique directe sur les produits morbides et sur les formations anormales qui en résultent.

L'action des eaux minérales légères est donc physique, dynamique ou mécanique plutôt que chimique.

Administrées sous forme de bains, à une température douce, ces eaux déterminent une excitation légère du système nerveux et irritable, sans produire cependant de surexcitation ; elles donnent de la vie à tout l'organisme, y répandent un sentiment agréable de bien-être et de légèreté ; on se trouve plus frais, plus dispos, après avoir pris un tel bain. La résorption, les fonctions des organes sécréteurs ou excréteurs, et surtout de la peau, des membranes muqueuses, des organes génito-urinaires, etc., s'accomplissent alors avec une plus grande régularité.

Ce sont des bains tièdes, qui n'affaiblissent point; qui rétablissent l'équilibre et l'harmonie entre toutes les forces organiques; qui donnent de la vitalité à la peau : celle-ci devient plus douce et plus souple; elle acquiert en même temps de la tonicité; elle est alors moins exposée à des sueurs continuelles et surabondantes qu'après des bains d'eau simple, ordinaire.

Chez les personnes irritables ou qui ont la peau très-sensible et délicate, l'usage des bains d'eaux thermales légères détermine souvent quelque irritation de la surface cutanée, une démangeaison et une cuisson quelquefois très-vives, suivies d'une éruption exanthématique qui se dissipe spontanément après quelques jours et que l'on regarde comme un symptôme critique d'un heureux augure. A Plombières, cette éruption est accompagnée d'une si vive démangeaison, qu'on l'appelle *gale* de ***Plombières***. C'est l'un des moyens que la nature met en usage pour expulser du corps des principes nuisibles, morbides et viciés, qui, par l'emploi d'autres eaux minérales plus énergiques, sont éliminés par les urines, les selles, etc., ou d'autres voies.

Chez les sujets pléthoriques disposés aux congestions actives ou même seulement à une vive excitation du système sanguin, l'usage de ces eaux, prises à une température trop élevée, peut occasionner des pesanteurs de tête, des vertiges et même des étourdissements.

L'action de ces bains devient plus ou moins stimulante, irritante ou calmante, selon que le degré de chaleur est plus ou moins élevé; que la durée du séjour dans l'eau est plus ou moins prolongée; que ces bains sont plus ou moins souvent répétés.

Les eaux de Louèche (Suisse), quoique contenant une très-petite quantité de principes actifs, n'en produisent pas moins des effets très-remarquables, parce que l'on reste dans le bain pendant deux, quatre et même huit heures par jour.

Lorsque l'éréthisme nerveux est augmenté par suite de maladie, qu'il y a des symptômes convulsifs, les bains d'eaux thermales légères, pris à une température modérée, agissent comme sédatifs et calmants.

Chez les personnes bien portantes ces bains animent et vivifient le système nerveux et irritable sans, néanmoins, déterminer des sueurs surabondantes.

Administrés à une haute température, ces bains sont

quelquefois réglés et dirigés dans le but de produire une excitation vive, une réaction générale très-forte et des excrétions critiques salutaires. C'est de cette manière qu'on les administre ordinairement à Gastein.

Prises à l'intérieur, en boisson, les eaux faibles n'excitent guère les évacuations alvines; mais elles agissent d'une manière active sur les organes urinaires et déterminent d'abondantes excrétions d'urine; elles exercent en même temps une action calmante sur les membranes muqueuses de l'estomac, du canal intestinal et des voies respiratoires.

Enfin les eaux minérales légères, qui possèdent déjà leur calorique thermal, peuvent merveilleusement bien servir de véhicule à d'autres principes salins, tels que des sulfates, carbonates, chlorures sodiques ou magnésiques, que l'on jugerait convenable d'ajouter à ces eaux, afin de modifier leurs propriétés et d'augmenter leur puissance.

A l'aide de ces additions et de ces modifications convenablement exécutées et employées à propos, les médecins attachés aux sources thermales légères que possède la France pourraient varier, modifier et combiner, suivant les circonstances, les ressources thérapeutiques qu'ils ont à leur disposition et en créer de nouvelles, souvent bien précieuses; d'un autre côté, les malades trouveraient ainsi à leur proximité des succédanés très-utiles de différentes sources minérales trop éloignées d'eux pour qu'ils puissent en profiter.

Les eaux thermales légères sont particulièrement recommandées dans les maladies résultant d'une faiblesse torpide ou d'une surexcitation éréthique; lorsqu'il s'agit moins de neutraliser que d'expulser de l'économie les principes morbifiques; enfin de rétablir certains dérangements dans l'accomplissement des fonctions sécrétoires, d'améliorer la nature de leurs produits; de donner plus d'activité au système nerveux ou de modifier son action.

Les maladies contre lesquelles les eaux minérales légères prises à l'intérieur ou à l'extérieur produisent les effets les plus avantageux sont les suivantes :

1° Les maladies des viscères abdominaux, qui ont encore un reste de caractère inflammatoire, telles que les suites d'inflammation de la matrice; de fièvre puerpérale; de métastases laiteuses; de fièvres gastriques intermittentes, avec tuméfactions des glandes, du foie, de la rate, du mésentère, etc.

Les inflammations chroniques des membranes muqueuses et les ulcérations de la bouche, du pharynx, des bronches de l'estomac, du tube intestinal, du rectum, de la vessie, de l'urètre, du vagin, avec sécheresse ou même avec flux anormal, accompagnées de fièvre.

2° Maladies nerveuses chroniques; débilité générale; tremblements des membres; hypocondrie nerveuse; hystérie; cardialgie; coliques nerveuses, crampes; maux de tête nerveux; maladies de la moelle épinière, accompagnées de faiblesse et de torpidité; paralysies commençantes des membres ou des extrémités.

3° Maladies des organes de la reproduction, résultant d'une surexcitation nerveuse; engorgements de l'utérus, pâles couleurs; disposition à l'avortement; leucorrhée, dysménorrhée, stérilité.

4° Affections locales chroniques et invétérées, de nature rhumatismale ou goutteuse; lumbago, sciatique, roideur des muscles et des articulations; contractures des membres, suite de métastases goutteuses et rhumatismales, ou d'anciennes blessures. Dans ce cas, les eaux agissent en expulsant les principes anormaux qui entretiennent la maladie; en excitant et ranimant la vitalité des organes et en diminuant la faiblesse locale.

Mais lorsque l'on a besoin d'une action plus énergique, lorsqu'il faut modifier profondément la composition des fluides de l'économie et la nature des sécrétions viciées, neutraliser ou expulser énergiquement les produits morbides, anormaux, dissoudre les fausses formations ou en opérer la résorption, alors les eaux chlorurées, carbonatées, sulfatées, plus actives et plus riches en principes, méritent la préférence.

5° Affections de poitrine avec une tendance inflammatoire; excitation de la muqueuse; oppression, difficulté de respirer résultant d'un état de congestion dans les organes de la respiration.

6° Dans les maladies chroniques de la vessie et des reins, surtout de la membrane muqueuse génito-urinaire; incontinence d'urine ; gravelle.

7° Dans la plupart des maladies chroniques de la peau; exanthèmes, dartres, ulcères anciens; rhumatismes; névralgies, qui sont la suite d'une suppression inopportune de certains exanthèmes; et aussi lorsqu'il faut les rappeler à la peau.

Les eaux thermales de cette classe sont contre-indiquées dans les cas où une trop grande faiblesse générale s'oppose à l'emploi des bains ; dans les cas aussi où l'usage de ces eaux faibles ferait perdre un temps précieux qui serait utilisé bien plus avantageusement près d'autres sources minérales douées d'une plus grande énergie.

Elles doivent être employées avec prudence et à une température peu élevée chez les sujets pléthoriques, lorsqu'il y a disposition aux congestions sanguines actives, au crachement de sang, et surtout à l'apoplexie; lorsqu'il y a de la fièvre avec des symptômes inflammatoires intenses, etc.

DES EAUX MINÉRALES TRANSPORTÉES.

Peut-on prendre avec fruit chez soi les eaux minérales transportées?

Si le lecteur veut bien se rappeler ce que nous avons dit dans les articles relatifs à l'action mécanique, chimique et hygiénique des eaux minérales sur l'économie, page 171 et suivantes, il lui sera facile de faire lui-même la réponse à cette question.

Et d'abord, pour les eaux minérales qui doivent être employées sous forme de bains et de douches, il faut, de toute nécessité, les prendre aux sources naturelles, puisque, d'une part, le transport d'une quantité de 200 à 300 kilogr. d'eau nécessaire pour un bain deviendrait trop dispendieux; et, de l'autre, que, pendant le transport, l'eau serait en partie décomposée; qu'elle perdrait ses principes gazeux, ainsi que sa température naturelle; qu'il faudrait ensuite la chauffer artificiellement, ce qui achèverait très-souvent l'entière décomposition de ses principes.

Restent les eaux minérales destinées à être prises en boisson.

Il est certain que les sels, ainsi que les principes médicamenteux en dissolution dans les eaux minérales, doivent agir à peu près de la même manière dans un lieu comme dans un autre, toutes circonstances égales d'ailleurs.

Ainsi 1 gramme de sulfate de soude ou de magnésie, de bi-carbonate de soude doit, en tant qu'agent chimique ou pharmaceutique, agir à Paris comme à Sedlitz, Püllna, Carlsbad ou Vichy.

Mais si l'on excepte quelques sources dans lesquelles les principes minéralisateurs sont abondants et actifs, comme ceux des sources que nous venons de nommer, dont les effets chimiques ou médicamenteux sont frappants et constituent, à eux seuls, la plus grande partie de la valeur et de la qualité de ces eaux, il faut convenir aussi que, dans un grand nombre d'eaux minérales justement renommées, l'action chimique des principes minéralisateurs n'est que très-secondaire, tandis que l'action physique et mécanique de ces eaux, les influences hygiéniques accessoires auxquelles les malades se trouvent soumis dans les localités hydro-minérales, ont souvent la plus grande part dans les résultats que l'on en obtient.

D'un autre côté, le simple contact de l'air, le refroidissement, les secousses du transport, le temps, etc., déterminent certaines réactions dans les principes chimiques des eaux minérales; elles se troublent et se décomposent: quelques-uns de leurs éléments se précipitent, le gaz carbonique s'échappe. La matière végétale du bouchon favorise la décomposition des sulfates contenus dans les eaux, et donne naissance à de l'hydrogène sulfuré qui imprime au liquide une odeur et une saveur très-désagréables, et modifie ses propriétés médicamenteuses; le tanin du bouchon réagit aussi sur les sels de fer contenus dans les eaux, les décompose et les noircit; en un mot, il s'opère plus ou moins promptement, dans les éléments minéralisateurs des eaux, des réactions particulières, des altérations inévitables qui modifient et dénaturent leur composition, ainsi que leurs qualités et leurs propriétés médicamenteuses.

Ainsi l'eau de Bourbon-l'Archambault, qui est inodore lorsqu'elle est chaude, et dont la saveur légèrement salée n'a rien de désagréable, acquiert par le refroidissement une odeur d'hydrogène sulfuré très-prononcée et une saveur âcre et nauséabonde.

Ainsi les eaux sulfureuses qui perdent déjà une grande partie de leur sulfuration, dans le court trajet du griffon de la source jusqu'à la baignoire, quoique bien renfermées dans des conduits, perdent bien plus encore lorsqu'on les transvase ou qu'on les garde dans des bouteilles, sans prendre les précautions minutieuses indispensables.

Supposons donc un malade habitant Paris et recevant chaque matin, d'une manière aussi expéditive que le fait le télégraphe électrique, un flacon d'eau minérale de Carlsbad, par exemple, sortant de la source, n'ayant encore rien perdu ni de sa chaleur ni de ses principes; absolument identique, en un mot, avec celle qu'il boirait en face du fameux Sprudel. Croit-on que les effets thérapeutiques de cette eau soient les mêmes à Paris qu'à Carlsbad? Il n'en est rien du tout.

Notre malade avalera tout d'abord un grand verre d'eau minérale, bien chaude encore, d'un seul trait; il restera peut-être dans son lit ou dans sa chambre; mais il aimera probablement mieux faire une promenade, prendre de l'exercice afin de faciliter la digestion de sa boisson. Déjà il éprouvera quelque embarras pour exécuter sa promenade. Où ira-t-il et comment? Se décidera-t-il à parcourir, à cinq heures du matin, les boulevards, au milieu de la poussière, de la boue, des balayeurs, à travers les voitures chargées d'approvisionnements ou d'immondices ?

S'il veut aller de son domicile jusqu'aux boulevards, au jardin des Tuileries ou du Luxembourg, il lui faudra faire 1 kilomètre ou une demi-heure de chemin, souvent davantage; peut-être même lui faudra-t-il prendre une voiture pour faire ce trajet. Trouvera-t-il toujours cette voiture sur la place, bien encore qu'il soit disposé à payer le double tarif ?

Arrivé à sa destination, il devra se promener tout seul, ou dans la société d'un domestique ; car ses amis ne seront pas encore levés; sa femme et ses enfants ne pourront pas toujours l'accompagner à cette heure insolite.

Croit-on que cette promenade solitaire, au milieu de Paris, soit bien agréable au malade et qu'elle lui donne beaucoup de gaieté ? — Non; il pensera, comme de coutume, à ses affaires, à ses spéculations, à ses peines. Les idées noires viendront l'assiéger.

Après une demi-heure ou une heure de promenade, il rentrera chez lui pour prendre un second verre d'eau minérale; il gravira péniblement ses deux ou trois étages.

Il boira donc un second verre; mais l'eau a déjà perdu beaucoup de sa chaleur thermale, de son gaz ; elle prendra une teinte un peu louche; elle sera moins appétissante; elle aura déjà un goût de médecine. N'importe; il la boira bravement et sortira ensuite pour continuer sa promenade ou la recommencer.

Les propriétés diurétiques ou laxatives de l'eau l'obligeront souvent à s'arrêter. Mais où aller, où se réfugier ?

Et si c'est une dame ?

Enfin notre malade est revenu chez lui pour boire un troisième verre.

Mais l'eau est froide ; il faudra la faire réchauffer ; alors elle achèvera de perdre son gaz : le domestique la fera peut-être bouillir ; il la servira trop chaude ou trop froide ; elle aura contracté un goût de fumée, etc., etc. Elle sera certainement altérée, répugnante et indigeste.

Pour cette fois, le malade remplira son verre seulement jusqu'à la moitié ; il en avalera une partie et laissera le reste. — Voilà déjà les effets dissolvants, diluents qui doivent résulter d'une abondante ingestion d'eau, qui sont manqués !.....

Très-probablement le malade ne voudra pas recommencer une nouvelle promenade ; il restera dans son appartement.

C'est ce qui lui arrivera fréquemment par suite des inconvénients de toutes sortes qu'il aura reconnus à sa promenade matinale. Il sera donc privé du grand air, d'un exercice salutaire, d'une transpiration abondante, de distractions, de gaieté et finalement d'appétit ; l'eau minérale sera très-difficilement et imparfaitement digérée.

Il sera donc réduit à se promener en long sur une terrasse ou dans sa chambre ; il prendra le grand air à sa fenêtre, c'est-à-dire l'air souvent infect de la rue ou de la cour ; il y restera exposé aux courants d'air et aux refroidissements ; ou bien peut-être ira-t-il faire deux ou trois fois le tour d'une cour obscure, fétide ; ou même, si l'on veut, d'un petit jardin humide, ombragé par les arbres, par les murs de ses voisins, et dans lequel les rayons du soleil du matin peuvent à peine pénétrer.

Croit-on encore que cette promenade insipide, ce semblant d'exercice soient bien agréables et bien profitables pour la santé du malade ?

Il restera donc presque toujours renfermé dans sa chambre étroite, peut-être malsaine; il restera au lit ou s'installera devant son bureau, lira son journal, s'occupera tout comme à l'ordinaire de ses affaires, de ses travaux; et il demeurera, comme précédemment, exposé à toutes les pernicieuses influences du foyer domestique qui ont occasionné, entretenu ou aggravé sa maladie.

Dans de telles conditions, l'eau minérale sera péniblement digérée; elle lui pèsera sur l'estomac; les produits anormaux, acides ou viciés, le carbone en excès, au lieu d'être éliminés par la transpiration, resteront dans le corps et y continueront leurs ravages.

Si le malade a la ferme volonté de se guérir, s'il a suffisamment d'énergie et de force de caractère, il continuera ce régime pendant quelques jours; il fera des efforts pour vaincre sa répugnance de plus en plus forte; mais, avant que huit jours ne soient écoulés, il sera pris de dégoût, de nausées, de maux de cœur, qui le forceront à discontinuer l'usage de ces eaux, qui lui auront si mal réussi.

Si l'on veut aider l'action de l'eau minérale par des bains, il faudra nécessairement employer les eaux de Seine ou de rivière ; et comme celles-ci ne contiennent point une suffisante quantité de principes toniques, de chlorure de sodium, de fer, etc., qui préviennent et corrigent l'action par trop débilitante de l'eau simple ; comme elles ne contiennent pas non plus les substances organiques gélatineuses qui existent dans les eaux minérales, et qui donnent de la souplesse à la peau, qui animalisent l'eau minérale elle-même, la santé du malade ira déclinant, s'affaiblissant et empirant de jour en jour.

Ce que nous venons de dire, au sujet d'une eau thermale saline transportée à Paris, peut s'appliquer de même aux eaux ferrugineuses que l'on croit pouvoir prendre chez soi avec le même succès qu'aux sources naturelles.

Les eaux ferrugineuses de Spa, de Pyrmont, de Bussang sont spécialement prescrites aux dames, aux jeunes filles atteintes de chlorose ou pâles couleurs, d'anémie, dues à l'étiolement, au défaut d'exercice et de mouvement dans le cercle d'occupations frivoles où s'accomplit leur débile existence.

Ces eaux perdent promptement l'excès de gaz carbonique qui tient le fer en dissolution dans l'eau; le fer se précipite, et alors il n'est plus absorbé; mais le serait-il encore, que les influences pernicieuses auxquelles la malade est exposée dans le foyer domestique viendraient bientôt neutraliser et réduire à néant les bons effets que pourrait produire la boisson ferrugineuse.

L'altération des globules du sang, maladie très-fréquente chez les dames et les jeunes personnes qui habitent les villes, est l'effet presque inévitable de leurs habitudes sédentaires, de leur mauvais régime alimentaire, du défaut d'air pur et de lumière; deux choses dont les femmes qui font partie des populations urbaines ont rarement leur juste part; c'est la conséquence fatale d'une existence pour ainsi dire artificielle, à laquelle il faut ajouter la coutume funeste de donner aux rues des villes trop peu de largeur et d'y construire des maisons trop élevées.

Ces causes de maladies n'exercent pas seulement leur influence sur les classes pauvres de la société; elles atteignent également les dames des classes moyennes et même celles du rang le plus élevé. L'abus des mets sucrés et des boissons chaudes; le séjour dans des appartements rendus obscurs par d'épaisses draperies, particulièrement en Angleterre; trop d'exercice en voiture et trop peu d'exercice à pied; la fréquentation assidue des salles de spectacle et de bal, où l'air est concentré, échauffé, vicié, sans être renouvelé par une bonne ventilation; toutes ces causes agissent de concert, tendent à altérer l'état du sang et à diminuer la juste proportion de ses globules; leur influence n'est guère moins pernicieuse que celle des causes d'une tout autre nature, qui agissent sur le tempérament des femmes appartenant aux rangs inférieurs de la société, et qui manquent du confortable nécessaire à l'entretien de la santé.

La pâleur, le teint jaune, quelquefois même verdâtre, si fréquent chez les femmes du monde exposées à l'action des causes que nous venons d'énumérer; la faiblesse générale de leur système musculaire; la langueur et la lassitude qui les accablent après le plus léger emploi de leurs forces physiques; la petitesse et l'inégalité de leur pouls filiforme; le refroidissement de la surface du corps et des extrémités; la prostration organique indiquée par la décoloration de la langue, la paresse des intestins et le désordre des sécrétions; tout ce triste ensemble forme un contraste frappant entre ces êtres si dignes de pitié et la rude santé de la jeune paysanne robuste, active, fraîche et joyeuse, que l'on rencontre dans les campagnes, surtout dans les pays de montagnes élevées, dans les Vosges, l'Auvergne, la Suisse, etc.

Il y a entre ces deux classes d'êtres la même différence qu'entre une pauvre plante cultivée dans une cave ou dans un appartement obscur, et la fleur brillante de santé qui s'épanouit dans tout l'éclat de sa beauté, au milieu du parterre d'un jardin bien tenu.

On voit dans les grandes villes une foule de malades auxquels les médecins prescrivent les médicaments ferrugineux, qui font de ces préparations un usage très-prolongé, non-seulement sans en recevoir aucun soulagement, mais encore, bien souvent, qui en éprouvent des effets opposés à ceux qu'on en pouvait espérer, tandis que ces mêmes malades sont promptement rétablis par une seule saison passée près une source ferrugineuse.

L'explication de ce fait n'a rien d'obscur ni de difficile. Le fer, introduit dans l'économie humaine, selon l'expression consacrée, ne saurait régénérer les fluides de la circulation, si les influences délétères qui ont altéré le sang continuent à agir comme auparavant; c'est comme si l'on espérait accroître la vigueur d'une plante, rien qu'en l'arrosant ou la laissant végéter dans un mauvais sol, exposée à un mauvais air et à l'action d'un climat contraire à sa nature. C'est seulement sous l'empire des circonstances favorables que le sang peut s'approprier la quantité de fer indispensable à la formation de ses globules rouges; tout le surplus reste sans utilité et passe dans les déjections.

Quand cette absorption du fer, en quantité suffisante, ne peut avoir lieu, que tout le système n'en reçoit pas la vigueur qu'il devrait avoir pour fonctionner régulièrement, alors la digestion, au lieu d'être prompte et facile, devient lente et pénible; de là des constipations, des douleurs de tête, des palpitations de cœur, symptômes qui redoublent s'ils existaient d'avance; de là, aussi, prostration de plus en plus prononcée de la force musculaire.

Au contraire, placez la malade sous l'influence d'un changement de climat, de pays et de manière de vivre; donnez à l'action médicamenteuse du fer le puissant secours des promenades à cheval ou d'un agréable exercice pédestre au sein d'une atmosphère vivifiante, attrayante à respirer: alors commence à se manifester un changement corrélatif dans tout son système ; alors, sous l'action de toutes ces circonstances favorables à la santé, l'absorption du fer ne peut manquer d'avoir lieu, quand elle est en même temps favorisée par la dissolution de ce métal en quantité minime, dans un liquide à la fois salubre, facile à digérer, exhilarant, petillant dans le cristal, lorsqu'il est bu sortant de la source minérale elle-même. (*M. Cutler.*)

Ainsi qu'on le voit, ce n'est point à Paris ni chez soi, c'est aux sources naturelles seulement, que l'on peut espérer trouver réunies les conditions indispensables pour obtenir de bons résultats de l'usage des eaux minérales.

Examinons et comparons maintenant ce qui a lieu chez les malades qui se rendent aux sources naturelles pour y prendre les eaux.

Et d'abord le malade se trouve transporté tout à coup dans une région élevée, aérienne, à **200**, **500** et même **1,000** mètres d'élévation au-dessus de Paris ; au milieu de jardins garnis de fleurs et de fruits, des prairies, des champs cultivés, dans un site agréable et pittoresque, souvent entouré de forêts d'arbres résineux, de pins, de sapins, dont les émanations balsamiques sont extrêmement favorables dans les affections des organes respiratoires.

Non-seulement on respire ici un air pur et salubre, mais, en raison de l'élévation du sol, les fonctions de la respiration et de la circulation s'accomplissent avec plus de force et d'énergie, l'oxygénation du sang devient plus facile et plus complète.

Aux eaux, l'on s'occupe sérieusement et presque uniquement du soin de sa santé, parce que l'on y est venu tout exprès pour cela.

Les domestiques, les employés des établissements balnéaires sont habitués à soigner les malades; ils sont, en général, complaisants et attentionnés.

On boit les eaux parce que l'on doit boire, parce que c'est la règle, parce que l'on vient pour cela; on boit comme tout le monde; et l'on finit par boire une grande quantité d'eau, presque sans s'en apercevoir, parce qu'elle est souvent agréable, appétissante; et quand bien même elle aurait un goût un peu repoussant au premier abord, on s'y habitue facilement et l'on s'y fait bientôt. Du reste, les malades s'excitent et s'encouragent mutuellement; ils sont même les premiers à s'égayer et à rire aux dépens des nouveaux venus, qui font la grimace.

Aux bains, le temps est calculé, les heures sont distribuées de manière à ce que le malade ait toujours une petite occupation, une obligation de santé à remplir; enfin qu'il ne trouve pas le temps de s'ennuyer.

Dès les cinq ou six heures du matin, tout le monde est levé; on se presse aux abords des sources, le verre à la main.

J'ai rencontré à cette heure inusitée, inconnue à Paris, plus d'une petite maîtresse, en toilette irréprochable du matin, qui dans la capitale ne pourrait quitter son lit avant dix heures, sans avoir une migraine affreuse; et ces dames se trouvaient à merveille de ce régime, bien qu'elles fissent de même tous les jours.

Après avoir bu son premier verre d'eau minérale, on fait une courte promenade dans les environs des sources, dans les jardins, les bosquets, aux accents d'une musique, ordinairement bonne, qui calme, distrait et dispose l'âme d'une manière agréable.

On prend de la même manière le second verre et les suivants.

Deux heures se passent ainsi, dans l'intervalle desquelles on a bu quatre ou six verres d'eau et parcouru, sans s'en apercevoir et en se promenant très-doucement, plusieurs kilomètres de chemin.

On rentre chez soi; on prend un déjeuner léger ou l'on se dispose pour aller au bain.

Après le bain, s'il est nécessaire d'exciter la transpiration ou de se reposer, on se met au lit pendant une demi-heure.

Après le déjeuner, chacun prend quelques instants de repos; on fait la conversation; les dames se préparent à faire une excursion plus ou moins lointaine, dans les montagnes, dans les forêts, les lieux remarquables ou pittoresques des environs, etc. On visite les curiosités naturelles du pays, les monuments célèbres, les ruines, etc. Ces excursions se font ordinairement en voiture, à cheval, ou même sur des ânes qui viennent stationner aux portes des hôtels et se mettre à la disposition des baigneurs.

Aux bains, dans ceux d'Allemagne surtout, l'art et la nature rivalisent ensemble pour augmenter le charme naturel et la beauté des sites; pour procurer le plus de bien-être possible aux malades.

Les sources sont entourées de jardins, de bosquets bien entretenus; des siéges, des bancs, des reposoirs, des cabinets d'aisances sont disposés partout dans les promenades et le long des chemins. On a pratiqué, dans les flancs des montagnes, dans l'épaisseur des forêts, dans les prairies et les jardins qui entourent les villes où existent les sources minérales, des chemins sablés et en pente douce, où les promeneurs sont à l'abri des rayons ardents du soleil sans être exposés à l'humidité.

Au retour de la promenade, une heure est accordée à la toilette.

On dîne, en général, avec bon appétit, parce que l'on a pris un exercice actif; parce que l'on a besoin de se restaurer, de réparer les pertes que la transpiration et la dépense des forces musculaires par l'exercice ont occasionnées; parce que les bains et les boissons aqueuses dont on fait usage en abondance affaiblissent toujours un peu le corps.

Aux eaux, la table est, en général, bien servie; il y a variété, abondance; nous dirons même que, souvent, on y fait trop bonne chère; qu'on y mange trop ou beaucoup plus qu'il ne convient à des malades; du reste, les mets indigestes, épicés ou incompatibles avec les eaux sont généralement proscrits.

Après le dîner, réunion dans les salons publics de conversation; musique, bal, jeux, causeries, etc.

Enfin on se retire et l'on se couche de bonne heure parce qu'il faut se lever le lendemain de grand matin.

Voilà, certes, une journée bien remplie, bien occupée; toutes le sont à peu près de même, si bien qu'on n'a pas le temps de s'ennuyer, ni même de s'occuper de ses propres affaires; on finirait presque par les oublier, de même que les chagrins, etc.

La société des eaux est, généralement, bien composée; on y trouve, ordinairement, des personnes appartenant aux classes élevées ou du moins aisées; les rangs ne sont point confondus, mais l'étiquette est moins rigoureuse; il y a moins de recherche, plus de laisser aller, mais cependant toujours de bon ton.

Chacun, se trouvant isolé, séparé de sa famille et de ses affections, éprouve un vide qu'il sent le besoin de remplir; on devient plus sociable, et l'on fait bientôt connaissance avec les personnes pour lesquelles on éprouve de la sympathie. Souvent ces liaisons se continuent après le départ des eaux et donnent naissance à des amitiés durables, lorsqu'elles sont fondées sur des sentiments d'une estime réciproque.

Le régime que l'on suit aux eaux, le genre de vie que l'on y mène, les distractions, le calme moral que l'on y trouve réagissent bientôt d'une manière heureuse sur l'ensemble de l'organisme.

L'exercice quotidien, en donnant de la force aux fibres musculaires, diminue la prédominance et la susceptibilité nerveuses, accroît l'appétit et favorise la digestion. La transpiration abondante, qui en est la suite, facilite l'émission du carbone en excès dans l'économie, ainsi que des acides urique, phosphatique, etc., qui surabondent dans certaines maladies, telles que la goutte, le rhumatisme, etc. L'alimentation saine et abondante restaure l'individu, tandis que l'eau ingérée et absorbée lave, délaye, dissout et entraîne, par les excrétions et la transpiration, les principes morbides viciés qui se trouvent répandus dans l'économie.

Nous concluons de tout ce qui précède que, pour retirer du profit de l'usage des eaux minérales, il est indispensable d'aller les prendre aux sources naturelles; et que l'on ne doit pas, raisonnablement, en espérer de grands avantages lorsqu'on les prend chez soi, surtout si l'on habite une grande ville.

DES MOYENS ARTIFICIELS

PROPRES A MODIFIER LA COMPOSITION CHIMIQUE ET L'ACTION MÉDICAMENTEUSE DES EAUX MINÉRALES NATURELLES.

Nous venons de voir qu'il est préférable, et le plus souvent indispensable, pour les malades, d'aller prendre les eaux minérales aux sources naturelles, tant sous le rapport de la qualité des eaux en elles-mêmes que sous celui des influences hygiéniques qui, dans les stations thermales, exercent une action si puissante et si bienfaisante sur les malades.

Cependant il arrivera fréquemment que le malade est dans l'impossibilité de se transporter aux sources naturelles qui lui conviennent le mieux, soit à cause de la gravité de sa maladie, soit à cause de la fatigue, de la dépense, du peu de temps, enfin de l'éloignement des sources, surtout si elles sont à l'étranger.

Dans ce cas, au lieu de boire, chez lui, des eaux transportées, sous l'influence des conditions défavorables ou funestes que nous avons énumérées précédemment, le malade doit aller boire les eaux minérales transportées qui lui sont prescrites, concurremment avec celles d'une autre source naturelle analogue, c'est-à-dire qui se rapprochera le plus possible de celle de ces eaux transportées, tant par sa composition chimique que par ses propriétés thérapeutiques. Prises en bains, en douches et même en boissons, les eaux naturelles seront un auxiliaire puissant, un adjuvant très-précieux et très-utile des eaux transportées.

Si, au lieu d'eaux naturelles transportées, on doit faire usage d'eaux minérales artificielles, à bien plus forte raison est-il nécessaire d'aller les boire concurremment avec des eaux naturelles analogues et près des sources mêmes qui fournissent ces dernières.

Ce n'est qu'avec l'assistance et l'aide des eaux naturelles analogues ou même des eaux légères employées ou bues près de la source elle-même, que l'on peut raisonnablement espérer des succès réels de l'usage des eaux minérales transportées ou artificielles.

Nous sommes d'avis que l'on doit, en général, boire les eaux minérales à la source, telles que la nature nous les présente, sans les altérer ni les mélanger, etc., parce que les propriétés médicamenteuses de ces composés naturels sont connues, appréciées, et bien constatées. Il n'en est pas de même de mélanges improvisés, et, par conséquent, de forces inconnues ou variables.

Mais s'il convient mieux, généralement, de laisser à chaque source son type particulier, sa spécialité, il y a, cependant, quelques circonstances où il est utile, nécessaire même, d'aider, d'augmenter, de diminuer ou de corriger l'action de certaines eaux naturelles.

Ce serait une faute, de la part des praticiens, de se priver, volontairement, de ressources précieuses qu'ils peuvent créer à leur volonté, avoir à leur disposition quand le besoin s'en fait sentir.

Si l'on se rappelle 1° que, dans un grand nombre de circonstances, les bons effets des eaux minérales doivent être spécialement attribués à l'action purement physique et mécanique de ces eaux, ainsi qu'aux circonstances hygiéniques accessoires ; 2° que les principes minéralisateurs actifs des eaux s'y trouvent le plus ordinairement en petit nombre et dans des proportions très-faibles, on comprendra qu'il soit possible d'augmenter ou de diminuer artificiellement, de faire varier les proportions relatives de l'un ou de plusieurs des éléments salins qui les constituent, de telle sorte que la composition chimique d'une eau minérale ainsi modifiée se rapproche, autant que possible, de celle d'une autre source analogue à laquelle on a besoin de suppléer.

Les principes minéralisateurs actifs ou essentiels des eaux sont peu nombreux :

Les sulfates de soude et de magnésie;

Les chlorures de sodium et de calcium;

Les carbonates de soude, de magnésie et de fer;

Les sulfures de sodium et de calcium;

Les iodures et bromures de sodium, etc.;

Les gaz carbonique et sulfhydrique :

Voilà *presque tous* les éléments chimiques et médicamenteux importants que l'on rencontre dans les eaux minérales.

Ces diverses substances que la pharmacie prépare très-bien, et dont la médecine fait usage tous les jours, ne pourraient-elles pas être ajoutées, en prenant les précautions convenables, à certaines eaux minérales, de manière à modifier ou augmenter plus ou moins leurs propriétés médicamenteuses?

Ces additions, qui, après tout, ne sont autre chose qu'un adjuvant, un auxiliaire ou un correctif *souvent nécessaires*, produiront des effets d'autant plus marqués et plus certains, que l'eau minérale employée comme véhicule contient déjà par elle-même des principes de même nature que ceux que l'on y ajoute; et, d'un autre côté, que les malades, en habitant une localité hydro-thermale, se trouvent placés dans des conditions hygiéniques très-favorables au rétablissement de leur santé.

Ainsi l'addition d'une petite quantité de sulfate de soude ou de magnésie dans les eaux minérales d'Evaux, de la Roche-Posay, etc., les rapprocherait des eaux de Carlsbad, de Marienbad, etc.

L'addition du bi-carbonate de soude donnerait à certaines eaux des propriétés analogues à celles de Téplitz, d'Ems ou de Vichy.

En ajoutant aux eaux thermales chlorurées d'Aix, de Balaruc, à celles de Luxeuil, de Bourbonne-les-Bains, de Bains, de Plombières, etc., des *eaux mères* provenant de l'évaporation des eaux salées, des salines ou des marais salants voisins, comme on le pratique dans plusieurs localités de l'Allemagne, à Hombourg, à Nauheim, à Creutznach, pourquoi n'obtiendrions-nous pas aussi des effets semblables à ceux qu'opèrent ces sources renommées dont la puissance est augmentée, je dirai même centuplée, par l'addition d'eaux mères des salines ?

Dans un mémoire fort intéressant publié par MM. Mialhe et Figuier, sous le titre d'*Examen comparatif des principales sources minérales salines d'Allemagne et de France*, ces deux savants ont démontré, par des analyses comparatives, que l'eau de la mer de nos côtes, plus ou moins étendue d'eau douce, chaude, les eaux de Bourbonne-les-Bains, de Balaruc, de Niederbronn, etc., légèrement modifiées, présenteraient une composition chimique *exactement identique* avec celle des eaux chlorurées d'Allemagne les plus renommées, telles que les eaux de Wiesbaden, de Baden-Baden, de Soden, de Hombourg, de Creutznach, etc., qui diffèrent très-peu de l'eau de mer plus ou moins étendue d'eau douce.

En mettant plusieurs de nos eaux froides carbo-gazeuses en contact avec du fer, ne pourrions-nous pas obtenir des succédanés utiles et très-précieux des eaux de Spa, de Schwalbach, de Pyrmont?

Ne pourrait-on pas aussi imprégner de gaz carbonique, comme on le fait pour l'eau de Seltz artificielle, quelques-unes de nos eaux minérales chlorurées, sulfureuses ou ferrugineuses, froides ou thermales, et les rendre artificiellement gazeuses et d'une digestion plus facile ?

Enfin ne peut-on pas imprégner de gaz sulfhydrique certaines eaux légères, leur communiquer des propriétés qui les rapprocheraient de celles d'Eaux-Bonnes; y ajouter des sulfures de sodium, de calcium, des iodures, de bromures sodiques ou calciques, etc.?

Il est donc possible d'augmenter la puissance d'une eau minérale, de l'aider, de la modifier, soit par l'addition de quelques substances salines en petite quantité, soit en faisant usage, concurremment avec des eaux minérales naturelles légères, d'eaux transportées plus énergiques ou d'une autre nature.

C'est ce qui se pratique dans la plupart des localités balnéologiques de l'Allemagne, où l'on ajoute à l'eau minérale naturelle certaines substances salines, ou dont on aide, l'on corrige et l'on modifie l'action en faisant usage simultanément d'autres eaux minérales transportées. Ainsi, à Baden-Baden, on ajoute souvent à l'eau minérale naturelle, prise en boisson, quelques grammes de sel de Carlsbad (sulfate de soude). On y consomme annuellement plus de 20,000 paquets de ce sel et plus de 15,000 cruches d'eaux minérales étrangères transportées. (*M. Rueff.*)

Nous avons lieu de croire que de telles modifications très-innocentes d'ailleurs, apportées artificiellement à la composition chimique des eaux minérales, pourraient produire d'excellents résultats et offrir aux praticiens, dans certaines circonstances, des ressources très-précieuses dont ils auraient grand tort de se priver volontairement.

Ce sont surtout les eaux thermales faibles ou légères, comme celles d'Aix, de Dax, de Néris, de Bains, de Luxeuil, de Plombières, etc., qui pourraient merveilleusement être employées comme véhicule aux modifications artificielles dont nous venons de parler, et remplacer souvent, avec de grands avantages, plusieurs eaux minérales étrangères ou trop éloignées, près desquelles les malades seraient dans l'impossibilité de se transporter.

DU CHOIX DES EAUX MINÉRALES.

DE LEURS EFFETS CURATIFS DANS LES DIVERSES MALADIES. RECHERCHES ET DOCUMENTS STATISTIQUES.

Le médecin qui est chargé de choisir et de désigner la source minérale qui convient le mieux à la maladie ainsi qu'à la constitution et au tempérament d'une personne, le médecin éprouve souvent, dans cette circonstance, des difficultés et un embarras réels, pour faire, avec discernement, le choix le plus convenable et le plus rationnel, par le motif que des eaux minérales très-différentes par leur composition chimique n'en ont pas moins la réputation et la propriété de soulager les mêmes maladies.

Nous avons indiqué déjà, dans plusieurs circonstances, la cause de cette anomalie apparente, qui tient à ce que l'action purement mécanique ou physique, l'action diluente et dissolvante des eaux thermales suffit seule, quelquefois, pour produire la plus grande partie des bons effets que l'on obtient de l'usage des eaux minérales.

Il semble, au premier coup d'œil, qu'il devrait être très-facile de connaître et de déterminer, par des expériences *directes*, les propriétés *spécifiques* des différentes sources minérales; de préciser, de fixer d'une manière exacte et rigoureuse leur valeur intrinsèque et leur valeur relative contre telles ou telles maladies; qu'il suffirait, pour cela, par exemple, d'envoyer cent goutteux, cent rhumatisants à Vichy, à Téplitz, à Wiesbaden, à Bourbonne-les-Bains, à Néris, etc.; de compter ensuite et de comparer le nombre proportionnel des malades qui reviendraient guéris ou seulement soulagés par l'usage de ces eaux.

Mais cette expérience n'est point aussi facile à faire, et la question n'est pas aussi simple qu'on pourrait le supposer.

En effet, entre deux personnes affectées de la même maladie, il n'y a souvent rien de semblable ou de commun entre elles, si ce n'est le nom de la maladie elle-même; il n'y a rien, absolument rien qui soit comparable.

Ne voit-on pas tous les jours dans les salles des hôpitaux où l'on réunit des malades de même espèce, ne voit-on pas les résultats les plus différents et les plus opposés se produire sous l'influence d'une médication qui est cependant la même pour tous ces malades?

Comparons ensemble deux malades, deux rhumatisants par exemple; examinons les effets que produira sur chacun d'eux l'usage de la source minérale que l'on aura choisie comme la plus convenable pour leur maladie.

L'un est jeune, du sexe masculin, d'une constitution saine, robuste, vigoureuse, d'un tempérament sanguin, d'un caractère gai, vif et enjoué.

L'autre est âgé, du sexe féminin, d'une constitution débile, malsaine, viciée ou affaiblie par de longues maladies antérieures; d'un tempérament nerveux ou lymphatique; d'un caractère indolent, triste et morose.

L'un mène une vie régulière, calme, paisible et sédentaire; c'est un magistrat, un ecclésiastique, un homme de bureau.

L'autre aime le vin et la bonne chère, il se livre fréquemment à des excès de tout genre; c'est un militaire qui mène une vie très-active; il est exposé au soleil, à la pluie, au vent, à toutes les vicissitudes du temps; il couche sur la terre, etc.

Chez l'un, la maladie est récente, accidentelle, produite par un refroidissement, etc.

Chez l'autre, la maladie est ancienne, chronique, héréditaire même; c'est une récidive; elle est compliquée avec d'autres maladies des organes intérieurs, du foie, de la rate, de l'estomac, ou avec d'anciennes affections de nature syphilitique, herpétique, psorique, etc., etc.

Enfin, après l'usage des eaux minérales, l'un suivra rigoureusement les règles de l'hygiène qui lui auront été prescrites, il prendra les soins et les précautions qu'exige son état.

L'autre, au contraire, reprend ses habitudes et son genre de vie ordinaires; il s'expose, comme auparavant, à toutes les influences qui ont occasionné ou aggravé sa maladie, etc., etc.

Ces deux personnes sont atteintes, l'une et l'autre, de la même maladie, d'un rhumatisme au bras.

Envoyés à la même source ou à deux sources minérales dont l'efficacité contre les maladies rhumatismales est bien connue, ces deux malades en obtiendront-ils des effets également favorables ?

Non sans doute. L'un quittera la source guéri ou en bonne voie de guérison; l'autre n'en aura obtenu qu'un soulagement éphémère et douteux,

Et, en les supposant guéris tous les deux, chez l'un l'amélioration sera durable; tandis que l'autre, en s'exposant de nouveau à l'action des causes qui ont occasionné sa maladie, ne tardera pas à éprouver une fâcheuse récidive.

Cependant les états statistiques devront enregistrer un succès d'un côté et un insuccès de l'autre; résultats qui se contre-balancent, qui s'annihilent mutuellement, et qui, de plus, ne sont pas l'exacte expression de la vérité, puisque les deux malades, sujet de l'expérience, ne sont pas dans des conditions égales.

Peut-être même, la source la plus efficace comptera-t-elle le plus d'insuccès, par la raison que l'on y envoie de préférence les malades gravement atteints, un grand nombre d'incurables; tandis qu'une autre source, moins favorable pour le traitement de la maladie, comptera beaucoup plus de succès dus à certaines éventualités; peut-être à ce qu'elle est fréquentée par des malades moins gravement atteints, et, par conséquent, plus faciles à guérir.

On voit, par ce qui précède, à combien de chances d'erreurs on est exposé, si l'on se borne à totaliser le nombre des malades guéris ou soulagés, sans tenir compte des autres circonstances accessoires, atténuantes ou aggravantes de la maladie; combien il est difficile d'appliquer ici le calcul d'une manière rationnelle pour en tirer des inductions utiles à la pratique. Aussi les faits statistiques recueillis ou publiés depuis cinquante années par les divers médecins qui se sont succédé dans l'administration de la même source présentent-ils entre eux des différences et des variations considérables pour les mêmes maladies.

Il en est souvent ainsi des résultats recueillis d'une année à une autre par le même médecin, dans des circonstances qui paraissent analogues entre elles.

Faut-il accuser pour cela, mettre en suspicion la bonne foi, la véracité des médecins qui ont rédigé ces tableaux dont les résultats sont si peu d'accord entre eux ? Nullement.

Nous sommes persuadé, au contraire, que la plupart ont apporté la plus scrupuleuse loyauté dans lëurs recherches et dans l'énoncé des résultats qu'ils ont obtenus.

En admettant même qu'il y ait, de leur part, une tendance générale à augmenter le nombre des guérisons et atténuer celui des insuccès, il suffirait de réduire de 5 ou 10 pour 100 tous ces nombres, pour avoir une moyenne relative proportionnelle.

Les variations et les différences que nous venons de signaler tiennent à l'identité même, à l'esprit des observateurs, à leur manière d'envisager et d'apprécier les faits.

L'un, très-rigoureux, très-sévère, ne portera au compte des guérisons, par exemple, que des guérisons bien complètes, certaines, indubitables; il attendra même pendant une année ou deux, afin d'être mieux assuré que la guérison a été bien réelle. Et, pendant ce laps de temps, le malade qui aura quitté les eaux, bien réellement guéri, ne pourra-t-il pas, en reprenant son ancienne manière de vivre, contracter de nouveau, une seconde fois, la même maladie?

Un autre observateur, tout aussi consciencieux, mais moins rigide, plus coulant, se contentera d'une très-grande probabilité; de la déclaration des malades qui lui diront en quittant l'établissement : « Je vais très-bien en ce moment; dans quelques jours je serai complétement guéri. » Le médecin portera donc, avec la plus grande bonne foi, au nombre des guérisons, des probabilités très-évidentes sans doute, mais qui, après tout, n'ont pas la certitude, la confirmation exigées par le premier observateur.

Telles sont, à notre avis, les principales causes des discordances que l'on remarque non-seulement entre les résultats fournis, par la même source, à différentes époques et par plusieurs médecins, mais encore entre les données obtenues dans la même localité, d'une année à la suivante et par le même observateur, suivant l'impression différente qui aura prévalu dans son esprit, qui l'aura dirigé à telle époque ou à telle autre.

Mais si l'on réunit dans un même groupe les faits recueillis par les deux observateurs dont nous venons de parler, non pour les opposer l'un à l'autre, mais, au contraire, pour en former un faisceau unique, un tout, un ensemble, on obtiendra un résultat général moyen, qui se rapprochera certainement beaucoup de la vérité.

Ainsi, au lieu de procéder par des individualités, par des faits isolés, qui souvent ne fournissent que des résultats incertains ou erronés, il faut opérer sur de grandes masses, généraliser les faits, pour de là descendre aux individualités et en apprécier la valeur relative. Il faut réunir dans un même groupe les sources présentant des analogies dans leur composition chimique, dans leurs principes constituants essentiels, ainsi que dans l'espèce de maladies que l'on y traite, et dans les effets thérapeutiques qu'elles ont produits pendant une longue suite d'années.

De cette manière, les erreurs, s'il y en a, se corrigent mutuellement et se compensent; et l'on peut arriver, sinon à une exactitude rigoureusement mathématique, du moins à des approximations suffisantes pour éclairer et diriger les praticiens dans le choix qu'ils auront à faire des sources minérales dans telles ou telles circonstances données.

C'est ainsi que nous avons procédé; c'est ce que nous avons essayé de faire avec le plus de soin, de conscience et d'exactitude possible, à l'aide des données fort insuffisantes et fort incomplètes que nous avons pu réunir, pour avoir des moyennes qui présentent la plus grande somme de probabilités.

Si l'on interroge les médecins qui exercent dans les diverses localités hydro-minérales, si on leur demande de préciser les cas et les maladies dans lesquels leurs sources sont particulièrement avantageuses ou *spécifiques*, tous ou presque tous répondront en indiquant un grand nombre de maladies très-diverses; ils citeront, l'une après l'autre, presque toutes les maladies dont se compose le cadre nosologique.

Nous avons insisté bien des fois, dans le cours de cet ouvrage, sur la cause et la raison de cette anomalie apparente, de ces effets si divers qui sont dus à l'élimination purement mécanique des éléments viciés, hétérogènes ou morbifiques contenus dans l'économie.

Les eaux sont donc un moyen, un agent de médication générale, un *spécifique universel*, qu'on nous passe cette expression, plutôt qu'un spécifique partiel ou spécial contre telle ou telle maladie.

C'est en modifiant, en améliorant l'ensemble de la constitution générale, que les eaux guérissent ou soulagent les maladies les plus diverses.

A notre avis, la *spécificité* des eaux, pour une eertaine maladie, n'est point une propriété individuelle, locale ou particulière à une source : elle s'étend plus ou moins à toutes les eaux dont les propriétés physiques et chimiques ont entre elles de l'analogie ou de l'identité.

Ainsi, toutes les eaux thermales chlorurées, celles particulièrement qui contiennent des chlorures de calcium et de magnésium; celles qui contiennent des iodures, des bromures, seront efficaces dans le traitement des affections du système lymphatique et glandulaire, dans les scrofules, etc.

Celles qui contiennent des sulfures de sodium, de calcium, etc., produiront aussi des effets thérapeutiques analogues dans les maladies cutanées, etc.

Toutes les eaux sulfatées, contenant une proportion suffisante de sulfate de soude ou de magnésie, en agissant sur le tube intestinal, y détermineront une excitation particulière et une dérivation très-salutaire dans certaines affections de la tête, des viscères abdominaux, du foie, de la rate, etc.

Toutes les eaux légères, à une température peu élevée, produiront d'excellents résultats lorsqu'il s'agira de détendre, de calmer, d'expulser au dehors de l'économie certains principes morbides ou anormaux, sans qu'il soit nécessaire d'opérer de profondes modifications dans l'économie, des réactions chimiques intenses.

Lorsqu'il y a incertitude dans son esprit sur la nature de l'eau qui convient le mieux au malade, le médecin devra s'adresser de préférence à la classe des eaux légères, qui sont sans danger comme sans inconvénients.

En résumé, c'est la constitution du malade que le praticien doit envisager principalement, plutôt que la maladie elle-même, pour le guider dans le choix qu'il devra faire d'une source minérale; pour décider s'il convient mieux d'employer une eau sulfatée qu'une eau chlorurée, carbonatée, sulfureuse; une eau sodique, magnésique ou calcique, etc.

Après avoir formulé, lui-même, la composition chimique de l'eau qui lui semblera la plus convenable pour l'état du malade ; après avoir déterminé les quantités et les proportions relatives des principes essentiels qui devront la composer, le médecin trouvera, dans les tableaux comparatifs qui se trouvent à la fin de cet ouvrage, l'indication des sources naturelles qui se rapprocheront le plus, qui auront le plus d'analogie avec celle dont il aura formulé la composition.

En dirigeant un malade vers un établissement thermal, le médecin étranger à l'administration des eaux devra faire connaître au médecin des eaux les antécédents du malade; les motifs et les indications générales qui auront motivé son choix ; les effets thérapeutiques qu'il espère obtenir de l'usage de ces eaux.

C'est à cela que devra se borner l'action du médecin étranger : il devra s'en rapporter entièrement, pour le reste, à la prudence et à l'habitude des praticiens spécialement chargés de l'administration des eaux, qui savent mieux que tous autres les manier, les combiner, en diversifier les effets suivant le besoin et les circonstances; en un mot, en tirer le meilleur parti possible.

Ici se terminent les observations que nous avions à présenter sur les eaux considérées en général.

Qu'il nous soit permis, en finissant, de dire avec l'un de nos anciens auteurs hydrologistes :

« ... Je prie le lecteur de se contenter de ce faible ouvrage, de passer légèrement sur les fautes qui peuvent s'y être glissées, en faveur de l'intention de son auteur, qui ne s'est proposé d'autre but que la plus grande gloire de Dieu et l'avantage de son prochain. »

(*Naderer*, — Eaux de *Loèche.*)

Résultats statistiques généraux du traitement des maladies par les eaux minérales.

Sur un nombre total de 17,748 malades de diverses maladies traités par les eaux minérales tant en France qu'à l'étranger, le dépouillement des états que nous avons consultés nous a donné les résultats statistiques suivants :

	NOMBRE TOTAL des malades =17,748.	PROPORTION POUR CENT. MOYENNE générale effective.	MOYENNE POUR la France sur 14,777 cas.	l'Allemagne sur 2,951 cas.
Guérisons immédiates ou consécutives	5,270	27,96	27,44	29,00
Améliorations ou soulagement	8,777	49,17	44,00	59,52
Guérisons et améliorations ensemble	14,047	77,13	71,44	88,52
Résultats nuls (1)	3,748	22,87	28,56	11,48 (2)
TOTAL. ...	17,748			

(1) Sur ce nombre, il y a environ 3 pour 100 des malades dont l'état s'est aggravé pendant ou par l'usage des eaux.

(2) Les insuccès sont beaucoup plus nombreux en France qu'en Allemagne, parce que chez nous l'on attend ordinairement trop tard pour employer la médication hydro-minérale ; c'est-à-dire après que l'on a épuisé vainement toutes les ressources de la pharmacie; lorsque la maladie est devenue chronique, invétérée et rebelle à tous les moyens curatifs.

Maladies nerveuses. — Névralgies ; névropathies.

	GUÉRISON.	AMÉLIORATION.	ENSEMBLE.
Moyenne générale effective sur 1,173 cas (pour cent)	26,10	51,80	77,90
Moyenne probable	23,61	46,30	69,91
Eaux légères (Bains, Néris)	23,92	57,56	81,48
Eaux carbonatées (Mont-Dore)	26,00	36,00	62,00
Eaux chlorurées (Bourbonne, Balaruc)	13,50	46,58	60,08
Eaux sulfureuses (Baréges, Luchon, Aix (Savoie), Eaux-Chaudes)	21,84	39,12	56,07
Eaux ferrugineuses	10,00	30,00	40,00

Paralysies ; hémiplégies ; paraplégies.

Moyenne générale effective sur 1,678 cas (pour cent)	16,03	51,90	67,93
Moyenne probable	12,17	50,27	62,44
Eaux chlorurées (Balaruc, Bourbonne, Wiesbaden)	16,00	68,20	84,20
Eaux légères (Luxeuil, Néris, Bains)	16,00	57,00	73,00
Eaux sulfureuses (Bagnères-de-Luchon)	11,00	34	45,00
Bath (Angleterre), paralysies générales	7,00	25	32
— — partielles	75,00	20	95 (1)

Pour les paralysies graves, la moyenne des guérisons à Balaruc, Bourbonne-les-Bains, Wiesbaden, etc., = 7 pour 100. La proportion est exactement la même pour les eaux légères, Bath, Luxeuil, Néris, Bains, etc.

(1) D'après le Dr Tunstall.

Maladies des voies et des organes de la respiration. — Asthme; catarrhes chroniques; bronchites, etc.

	GUÉRISON.	AMÉLIORATION.	ENSEMBLE.
Moyenne générale effective sur 685 cas (pour cent)	31,50	32,12	63,62
Moyenne probable	19,77	44,78	64,55
Eaux sulfureuses (Bagnères-de-Luchon, Cambo, Eaux-Chaudes)	26,50	41,36	67,86
Eaux carbonatées (Mont-Dore)	13,14	48,20	61,34

Maladies chroniques des membranes muqueuses.

Moyenne générale effective sur 1,957 cas (pour cent)	36,70	41,30	78,00
Moyenne probable	38,96	37,84	76,80
Eaux carbonatées (Mont-Dore, Vichy, Vals)	40,08	46,24	86,32
Eaux légères (Bains, Luxeuil)	44,40	32,84	77,24
Eaux chlorurées (Niederbronn, Gréoulx)	41,93	34,30	76,23
Eaux sulfureuses (Bagnères-de-Luchon, Enghien, Ax)	31,79	34,52	66,31

Maladies du système lymphatique et glandulaire. — Scrofules; indurations; tumeurs, etc.

Moyenne générale effective sur 2,357 cas (pour cent)	29,75	48,30	78,05
Moyenne probable	18,79	49,56	68,65
Eaux chloro-sulfatées (Bourbonne, Balaruc, Mer)	27,46	50,43	77,91
Eaux chloro-carbonatées (Wiesbaden, Bourbon-l'Archambault)	23,77	64,72	88,50
Eaux chlorurées (en général)	25,61	57,57	83,20
Eaux sulfureuses (Baréges, Luchon, Ax, Uriage, Eaux-Chaudes, Bagnols)	22,97	47,06	70,03
Eaux carbo-chlorurées (Mont-Dore)	18,75	40,09	58,84
Eaux légères (Néris, Bains)	1,50	46,00	47,50

Maladies du foie, de la rate, des viscères abdominaux.

	GUÉRISON.	AMÉLIORATION.	ENSEMBLE.
Moyenne générale effective sur 388 cas (pour cent)	29,90	49,80	79,70
Moyenne probable pour la France (1)	25,52	44,63	70,15
Eaux sulfatées (Marienbad, Cransac)	48,53	42,50	91,00
Eaux carbonatées (Vichy, Vals)	33,72	36,14	69,86
Eaux légères (Luxeuil, Bains)	27,60	34,16	61,76
Eaux chlorurées (Bourbonne, Wiesbaden, Gréoulx)	15,26	63,60	78,86

Maladies rhumatismales.

	GUÉRISON.	AMÉLIORATION.	ENSEMBLE.
Moyenne générale effective sur 7,397 cas (pour cent)	35,50	55,00	90,50
Moyenne probable	29,84	50,94	80,80
Eaux carbonatées (Bourbon-l'Archambault, Vichy)	35,36	54,49	90,18
Eaux chlorurées (Bourbonne-les-Bains, Evaux, Wiesbaden)	34,68	53,46	88,00
Eaux légères (Aix, Luxeuil, Néris, Bains)	24,24	59,76	84,00
Eaux sulfureuses (Baréges, Ax, Eaux-Chaudes, Bagnères-de-Luchon)	28,64	47,51	76,15
Eaux ferrugineuses (Rennes)	20,61	35,45	56,06

(1) La moyenne générale des guérisons et des améliorations est moins élevée en France qu'en Allemagne, où l'on trouve les sources sulfatées, si précieuses, de Carlsbad, Marienbad, Sedlitz, Friedrichshall, qui sont employées avec de grands avantages dans les maladies dont il s'agit ici.

Maladies du système utérin.

	GUÉRISON.	AMÉLIORATION.	ENSEMBLE.
Moyenne générale effective sur 1,173 cas (pour cent)	40,15	39,50	79,65
Moyenne probable	34,23	53,19	87,42
Eaux sulfureuses (Bagnères-de-Luchon, Eaux-Chaudes)	53,60	35,00	88,60
Eaux ferrugineuses (Rennes, Provins)	36,57	32,68	69,25
Eaux légères (Luxeuil, Bains, Bath)	29,25	60,35	89,60
Eaux carbonatées (Mont-Dore, Vichy)	17,50	45,25	62,75

Maladies goutteuses.

Moyenne générale effective sur 709 cas (pour cent)	19,80	62	81,80
Moyenne probable (1)	»	»	74,71
Eaux carbonatées { Vichy	11,68	48,05	59,73
Eaux carbonatées { Téplitz			89,87
Eaux chlorurées (Wiesbaden)	7,50	82,20	89,70

Maladies de la peau. — Dermatoses ; dartres.

Moyenne générale effective sur 2,656 malades (pour cent)	35,80	39,75	75,55
Moyenne probable	21,69	52,46	74,15
Eaux sulfureuses (Baréges, Luchon, Ax, Enghien)	36,00	38,62	74,62

(1) La plupart des états statistiques que nous avons consultés présentent si peu de certitude, que nous n'avons pu en déduire aucune conclusion basée sur des faits positifs.

	GUÉRISON.	AMÉLIORATION.	ENSEMBLE.
Eaux chlorurées (Bourbonne-les-Bains, Bourboule, Wiesbaden)	20,07	59,82	77,32 (1)
Eaux légères (Néris, Bains, Luxeuil, etc.)	13,19	50,00	63,19
Maladies du système osseux. — Ostéites ; gonflement ; carie ; nécrose.			
Moyenne générale effective sur 448 cas (pour cent)	13,30	47,10	60,40
Moyenne probable	10,16	59,48	69,64
Eaux chlorurées (Bourbonne-les-Bains)	9,71	64,57	74,28
Eaux sulfureuses (Baréges, Ax)	10,62	54,40	65,00
Vieilles blessures ; plaies ; ulcères.			
Moyenne générale effective sur 281 malades (pour cent)	33,00	48,00	81
Moyenne probable	27,11	47,30	74,11
Eaux chlorurées (Bourbonne-les-Bains, etc.)	50,00	45,00	95,00
Eaux sulfureuses (Baréges, Arles-les-Bains, etc.)	33,45	56,20	89,65
Eaux légères (Luxeuil, Néris)	25,00	47,00	72,00
Syphilides ; accidents secondaires et tertiaires.			
Moyenne générale effective sur 85 cas (pour cent)	32,80	37,70	70,50
Eaux sulfureuses (Bagnères-de-Luchon, Ax, Baréges)	37,50	31,70	69,20

(1) Le nombre des améliorations est ici plus considérable que dans les eaux sulfureuses, d'un côté parce que les affections cutanées sont liées souvent à une constitution viciée ou scrofuleuse, sur laquelle les eaux chlorurées ont une action spéciale ; d'un autre côté, parce que les malades que l'on dirige vers les eaux sulfureuses sont, en général, plus gravement atteints que les autres.

TABLEAUX SYNOPTIQUES ET COMPARATIFS

des eaux minérales classées d'après les analogies de leur composition, de leur thermalité, etc.

des eaux minérales classées d'après les analogies de leur composition, de leur thermalité, etc.

EAUX SULFATÉES.

SULFATÉ-CHLORURÉES.

		SULFATES.	CHLORURES.	BASES (1).	TEMPÉRAT.	QUANTITÉ totale des princip. fix.
	Salines.					
		gr.	gr.	gr.		gr.
THERMALES.	St.-Gervais (Savoie).....	2,9	1,7	S. 3,6	39	5,1
	Encausse..............	2,7	0,30	S. 2,7	22	3,07
	Bath (Angleterre).......	1,56	0,40	Ch. 1,3	46	2,09
	Dax..................	0,32	0,12	S. 0,18	61	0,47
	Bains.................	0,11	0,08	S. 0,2	50	0,30
FROIDES.	Steinwasser...........	36,3	1,5	M. 37,7	»	39 »
	Pullna................	29,0	2,5	S. 15,5	»	32,7
	Saidschutz............	19,29	0,64	M. 15	»	23,5
	Friedrichshall.........	11,9	11,5	S. 15,1	»	25
	Eger (*Franzensb.*).....	3,19	1,2	S. 5,06	»	5,49
	Ferrées.					
FROIDES.	Vicaris-Bridge (Anglet.).	50,8	0,03	Fer 38 »	»	50,8
	Sandroks (Angleterre)...	11,7	0,45	M. 3,6 S. 2,2	»	12,2
	Cransac...............	6,8	0,01	Ch. 2,4	»	6,8
	Windsor-Forest........	5,36	2,9	M. 5,4	»	9,4
	Passy.................	3,6	0,22	Ch. 2,7	»	4,36
	Sulfurées.					
THERMALES.	Baden (Suisse) (*p. sour.*).	2,03	1,9	S. 1,9 Ch. 1,8	51	4,3
	Schinznach	1,99	0,9	S. 1,5 Ch. 1,04	31	3,2
	Barbazan..............	1,47	0,21	Ch. 0,99	19	1,8
	Baden (Autr.) (*Léopold*).	1,11	0,39	Ch. 0,9	33	1,88
FROIDES.	Allevard...............	1,35	0,56	S. 1,03	24	2,24
	S. Antonio de Guagno...	0,28	0,24	S. 0,54	52	0,96
	Bagnères-de-Luchon....	0,07	0,07	S. 0,18	47	0,25
	Baréges (*buvette*).......	0,05	0,04	S. 0,13	45	0,21

(1) S = Sels de soude ou sodiques.
M. = Sels magnésiques
Ch. = Sels de chaux ou calciques.
En grammes, dans 1 kilogr. d'eau minérale.

EAUX CHLORURÉES.

CHLORO-SULFATÉES.

		CHLORURES.	SULFATES	BASES.	TEMP.	PRINC. FIXES.
Salines.						
THERMALES.	Monte-Catini (Italie)...	76	4,43	S. 73,8	33	83
	Kissing. (Bav.) (*Soole*).	17,7	3,29	S. 27,2	11	24,2
	Salzhausen...........	11	1,45	S. 9,6	13	12,8
	Balaruc.............	7,9	0,85	S. 6,8	45	9,0
	Bourbonne-les-B. (*Pla.*)	6,7	0,78	S. 6,0	58	8,0
	Forbach.............	5,58	0,4	S. 5	17	6,48
	Lamotte.............	4,0	2,5	S. 4,5	60	7,4
	Bourboule (*Fièvres*)...	2,8	1,77	S. 5,9	32	6,13
	Soultz-les-Bains.......	2,7	0,90	S. 2,8	18	3,89
	Baden-Baden.........	2,5	0,35	S. 2,2	67	2,9
	Canstatt.............	2,2	1,84	S. 2,6	20	5,03
	Luxeuil.............	0,77	0,14	S. 0,92	63	1,11
	Rennes (*Reine*).......	0,50	0,37	M. 0,62	31	1,16
FROIDES.	Ischl (*saline*)........	248	8,4	S. 252	»	257
	Mer Méditerranée.....	33	3,9	S. 30,7	»	38
	— Océan...........	32	6,2	S. 28	»	38
	— Manche..........	31	3,7	S. 27	»	35,2
	Leamington (*saline*)...	13	1,07	S. 8,4	»	15,1
	Pyrmont (*S. saline*)...	10,1	2,3	S. 10	»	14,1
	Cheltenham (*saline*)...	6,8	4,1	S. 8,8	»	11,02
	Leamington (*Aylesf.*)..	6,3	4,5	S. 6,2	»	10,9
Ferrées.						
THERM.	Luxeuil.............	0,26	0,07	S. 0,32	30	0,44
	Cambo..............	0,02	0,02	Ch. 0,05	16	0,10
FROID.	Cheltenham (*ferrug.*)..	5,6	4,2	S. 8,3	»	10,1
	Holy-Well (Anglet.)...	3,2	0,36	S. 2,6	»	0,34
	Tunbridge-Wells......	0,05	0,02	S. 0,04	»	0,14
Sulfurées.						
THERMALES.	Abano (Italie)........	4,3	0,92	S. 4,0	62	5,5
	Uriage..............	3,5	1,9	S. 0,84	26	5,7
	Acqui (Piémont.......	1,73	»	S. 1,42	75	2,03
	Eaux-Bonnes..........	0,34	0,13	S. 0,34	32	0,60
	St.-Honoré..........	0,30	0,16	S. 0,46	32	0,67
	Baréges (*Barzun*).....	0,11	0,06	S. 0,21	31	0,35
	Cauterets............	0,07	0,06	S. 0,12	43	0,24
FROIDES.—	Leamington (*sulf.*)	3,59	1,59	3,65	»	5,19

EAUX SULFATÉES.

SULFATÉ-CARBONATÉES.

		SULFATES.	CARBONATES	BASES.	TEMPÉR.	PRINC. FIXES.
	Salines.					
THERMALES.	Carlsbad	2,59	1,9	S. 4,8	75	5,4
	Bagnères-de-Bigorre	2,07	0,39	Ch. 1,9	47	2,7
	Aulus	2,03	0,16	Ch. 1,9	20	2,2
	Ste.-Marie	2,01	0,39	Ch. 1,8	17	2,4
	Siradan	1,82	0,50	Ch. 1,79	14	2,46
	Bellcrive	1,80	0,44	Ch. 1,6	»	2,26
	Louèche	1,74	0,04	Ch. 1,4	51	1,8
	Capvern	1,63	0,25	Ch. 1,3	24	2,08
	Audinac	1,61	0,21	Ch. 1,31	22	1,9
	Cambo (*source sulfur.*)	1,42	0,44	Ch. 1,2	23	2,05
	St.-Amand	1,25	0,14	Ch. 0,93	19	1,5
	Evaux (*César*)	0,74	0,25	S. 1,05	55	1,3
	Ussat	0,59	0,28	Ch. 0,58	40	0,9
	Gastein-Wildbad	0,21	0,09	S. 0,27	46	0,41
FROIDES.	Gran	93 »	3 »	M. 96 »	»	96
	Sedlitz	33 »	0,36	M. 31 »	»	33
	Marienbad	4,8	2,2	S. 7,3	»	8,6
	Eger-Franzensb. (*Louise*)	2,78	0,96	S. 4,3	»	4,6
	Contrexeville (*Pavillon*)	2,47	1,1	Ch. 1,8	»	»
	Roche-Posay	1,08	0,86	S. 1,2	»	2,1
	Eptingen	0,85	0,18	Ch. 0,6	»	1,04
	Ferrées.					
FROIDES.	Marienbad (*Ferdin.*)	2,93	1,71	S. 5,89	»	5,98
	Pyrmont (*Waldeck*) (S^e principale)	2,17	1,39	S. 1,1	»	3,86
	Riepoltsau (*Josephs.*)	2,09	1,33	S. 2,08 Ch. 1,3	»	3,78
	Sulfurées.					
THERMALES.	Cambo	1,42	0,44	Ch. 1,24	22	2,05
	Baden (Autr.) (*Romaine*)	0,85	0,47	Ch. 0,65	35	1,64
	Evaux (*pet. Cornet*)	0,73	0,42	S. 1,07	51	1,54
	Aix (Savoie)	0,20	0,17	Ch. 0,16	45	0,43
	Olette	0,06	0,04	S. 0,20	70	0,43
FROIDES.	Kreuth (*Schwaig.*)	1,71	0,33	Ch. 1,65	»	2,07
	Nenndorf (*buvette*)	1,65	0,44	Ch. 1,56	»	2,77
	Salies (Haute-Garonne)	1,48	0,16	Ch. 1,46	»	1,78
	Enghien (*Cotte*)	0,55	0,36	Ch. 0,79	»	1,14

EAUX CARBONATÉES.

CARBO-SULFATÉES.

		CARBONATES.	SULFATES.	BASES.		TEMPÉR.	PRINC. FIXES.
Salines.		gr.	gr.		gr.		gr.
THERM.	Bertrich	1,09	0,42	S.	1,49	32	1,59
	Néris	0,54	0,37	S.	0,94	53	1,11
	Aix (*Sextius*)	0,14	0,04	Ch.	0,10	36	0,22
FROIDES.	Bilin (*Josephs.*)	9,75	1,86	S.	11,4	»	12,06
	Pougues	2,95	0,46	Ch.	1,5	»	3,83
	Griesbach	2,39	1,16	Ch. S.	1,8 1,11	»	3,79
	Sail-sous-Couzan	1,67	0,15	S.	0,78	»	2,15
	Salzbrunn	1,62	0,42	S.	1,59	»	2,23
	St.-Galmier (*S. anc.*)	1,29	0,25	M.	1,09	»	1,88
Ferrugineuses.							
THERMALES.	Campagne	0,37	0,28	Ch.	0,38	27	0,76
FROIDES.	Camarès (*Andabre*)	2,41	0,69	S.	2,6	»	3,24
	Oberlahnstein (Nassau)	1,56	0,55	S.	1,77	»	2,46
	Chateldon (*puits rond*)	1,55	0,03	Ch.	1,42	»	2,3
	Bussang	1,29	0,11	S.	0,89	»	1,8
	Soultzmatt	1,19	0,17	S.	0,83	»	1,57
	Forges (*Cardin.*)	0,07	0,04	M.	0,07	»	0,27
	Carlsbad (*ferrug.*)	0,05	0,03	S.	0,05	»	0,18
Sulfurées.							
THERM.	Vinça	0,08	0,04	S.	0,18	23	0,24
	Vernet (le)	0,05	0,03	S.	0,15	53	0,22
FROIDES.	Enghien (*Pécherie*)	0,46	0,19	Ch.	0,47	»	0,76

EAUX CHLORURÉES.

CHLORO-CARBONATÉES.

		CHLORURES.	CARBONATES	BASES.	TEMP.	PRINC FIXES
	Salines.	gr.	gr.	gr.	gr.	gr
THERMALES.	Nauheim (Hesse) (*Gr. Sprudel*)	25,8	2,1	S. 23	32	28,7
	Soden (Nassau)	15,3	0,24	S. 14 8	20	15,8
	Wiesbaden (Nassau)	7,6	0,44	S. 6,8	68	8,26
	Niederbronn	4,3	0,19	S. 3,1	17	4,6
	Chatelguyon	3,0	2,2	S. 2,9 Ch. 1,8	35	6,1
	Ischia (*Gurgit.*)	2,5	2,5	S. 5,4	68	5,8
	Terçis	2,34	0,12	S. 2,1	41	2,5
	Bourbon-l'Archamb.	2,31	1,34	S. 2,6	60	4,3
	Bourbon-Lancy	1,32	0,21	S. 1,3	57	1,75
	Schlangenbad (Nassau)	0,24	0,04	S. 0,24	37	0,33
FROIDES.	Hombourg (*Empereur*)	18,0	1,4	S. 15,2	»	19,6
	Creutznach (*Elisabeth*)	11,6	0,25	S. 9,4	»	12,2
	Kissingen (*Rakogzy*)	9,1	0,9	S. 8,4	»	11,1
	Selters	2,28	1,9	S. 3,5	»	4,3
	Ferrées.					
THERMALES.	— Rennes (*bain fort*)	0,35	0,32	M. 0,44 Ch. 0,41	51	1,04
FROIDES.	Hombourg (*S. ferrug.*)	12,5	0,98	S. 10,4	»	13,6
	Harrowgate	5,7	0,18	S. 5,1	»	5,9
	Böcklet	1,44	1,36	M. 1,4 S. 1,1	»	3,7
	Aumale	0,34	0,22	Ch. 0,39	»	0,57
	Bruckenau	0,12	0,12	Ch. 0,23	»	0,35
	Sulfurées.					
THERMALES.	Castellamare	6,6	1,4	S. 6,8	17	9,18
	Gréoulx	3,4	0,33	S. 3,2	38	4,03
	Borcette (*Moulin*)	2,8	1,03	S. 4,2	77	4,49
	Aix-la-Chap. (*Emper.*)	2,63	0,87	S. 3,58	55	4,1
	St.-Sauveur (*Hontal.*)	0,06	0,01	2,1	22	0,16
FROIDES.	— Harrowgate (Angleterre)	14,0	0,26	S. 13,0	»	14,4

EAUX CARBONATÉES.

CARBO-CHLORURÉES.

		CARBONATES.	CHLORURES.	BASES.	TEMP.	PRINC. FIXES.
	Salines.	gr.	gr.	gr.	gr.	gr.
THERMALES.	Hauterive	5,4	0,42	S. 6,02	14	6,2
	Vichy (*grande grille*)	5,0	0,54	S. 5,9	48	6,7
	Vic-le-Comte (*Marquise*)	4,2	2,03	S. 5,2	32	6,7
	St.-Nectaire (*petite Boette*)	4,0	2,5	S. 5,6	44	7,1
	Royat	2,67	1,74	S. 3,1	35	4,9
	St.-Alyre	2,64	1,25	S. 2,03	24	4,6
	St.-Alban	2,5	0,03	S. 1,24	17	2,6
	Ems (*Kessel*)	2,4	1,01	S. 2,9	46	3,5
	Idem (*Kraench.*)	2,3	0,92	S. 2,8	29	3,38
	Mont-Dore (*grand bain*)	0,78	0,30	S. 0,81	42	1,33
	Chaudes-Aigues	0,64	0,13	S. 0,75	80	0,93
	Téplitz (Bohême) (*source princip*.)	0,41	0,06	S. 0,43	49	0,63
	Plombières	0,19	0,01	S. 0,18	70	0,47
	Sail-le-Château-Morand	0,16	0,09	M. S. } 0,43	34	0,45
	Pfeffers (Suisse)	0,13	0,04	Ch. 0,12	38	0,23
	Badenweiler	0,09	0,05	Ch. 0,15	27	0,19
FROIDES.	Vals (*Marquise*)	7,4	0,16	S. 7,3	»	7,8
	Cusset (*Elisabeth*)	6,1	0,42	S. 6,2	»	7,2
	Vichy (*Célestins*)	5,18	0,66	S. 5,6	»	6,2
	Desaignes	4,7	0,14	S. 4,5	»	5,24
	Vic-sur-Cère	3,2	1,55	S. 4,4	»	5,6
	Fachingen	2,68	0,59	S. 2,8	»	3,2
	Geilnau	2,13	0,04	S. 1,6	»	2,3
	St.-Galmier (*Badoit*)	2,02	0,48	S. M. } 1,6	»	2,88
	Sail-sous-Couzan	1,67	0,15	S. 0,78	»	2,16
	Ferrugineuses.					
FROIDES.	Cusset (*Ste.-Marie*)	4,8	0,5	S. 5,2	»	5,8
	Ebriach	4,06	0,58	S. 2,49	»	5,03
	Tonnistein	2,12	0,12	S. 1,17 Ch. 1,17	»	2,35
	Soultzbach	1,34	0,13	S. 0,79	»	1,66
	Schwalbach	1,32	0,06	M. 0,76	»	1,41
	Malmedy	1,23	0,01	S. 0,52	»	1,30
	Vals (*Ste.-Marie*)	0,99	0,31	S. 1,2	»	1,4
	Provins	0,37	0,02	S. 0,14	»	0,31
	Bourbon-l'Archambault (*Jonas*)	0,27	0,10	S. 0,14	»	0,97
	Baden-Baden (*Fallen*)	0,10	»	fer. 0,36 M. 0,04	»	0,40
	St.-Pardoux	0,05	0,03	S. M. Ch } 0,09	»	1,18
	Bagnères-de-Bigorre (*Angoulême*)	0,03	0,01	S. 0,02	»	0,05
	Sulfurées.					
THERMAL.	Bilazai	0,66	0,16	Ch. 0,52	18	1,3
	Bagnols	0,29	0,14	S. 0,45	45	0,61
	Ax (*Breil*)	0,08	0,03	S. 0,11	62	0,23
	Arles-les-Bains (*Bouis*)	0,07	0,04	S. 0,19	61	0,30
FROID.	Weilbach (Nassau)	1,11	0,38	S. 0,69	»	1,59
	Pierrefonds (Oise)	0,24	0,02	S. M. } 0,20	»	0,32

EAUX SULFURÉES.

		SULFATES.	CHLORURES.	BASES.	TEM.	PRINC FIXES.
	1° SULFATÉ-CHLORURÉES.					
THERMALES.	Baden (Suisse) (*petite source*)	2,03	1,9	S. 1,9 M. 1,8	51	4,3
	Schinznach	1,99	0,9	S. 1,5 Ch 1,04	31	3,2
	Barbazan	1,47	0,21	Ch. 0,99	19	1,8
	Allevard	1,35	0,56	S. 1,03	24	2,24
	Baden (Autriche) (*Léopold*)	1,14	0,39	Ch. 0,9	33	1,88
	St.-Antoine-de-Guaguo	0,28	0,24	S. 0,54	52	0,96
	Eaux-Chaudes	0,14	0,11	S. 0,20	27	0,30
	Bagnères-de-Luchon	0,07	0,07	S. 0,18	47	0,25
	Baréges (*buvette*)	0,05	0,04	S. 0,13	45	0,21
	2° CHLORO-SULFATÉES.	CHLOR.	SULFAT			
THERMALES.	Abano (Italie)	4,3	0,92	S. 4,0	62	5,5
	Uriage	3,5	1,9	S. 0,84	26	5,7
	Acqui (Piémont)	1,73	»	S. 1,4	75	2,03
	Eaux-Bonnes	0,34	0,13	S. 0,34	32	0,60
	St.-Honoré	0,30	0,16	S. 0,46	32	0,67
	Baréges (*Barzun*)	0,11	0,06	S. 0,21	31	0,35
	Cauterets	0,07	0,06	S. 0,12	43	0,24
FROIDE.	— Leamington (*sulfur.*)	3,59	1,59	S. 3,65	»	5,19
	3° CHLORO-CARBONATÉES.	CHLOR.	CARB.			
THERMAL.	Castellamare	6,6	1,4	S. 6,8	17	9,18
	Gréoulx	3,4	0,33	S. 3,2	38	4,03
	Borcette (*Moulin*)	2,87	1,01	S. 4,2	77	4,49
	Aix-la-Chapelle (*Empereur*)	2,63	0,87	S. 3,5	55	4,1
	St.-Sauveur (*Hontal*)	0,07	0,01	2,1	22	0,16
FROIDE.	— Harrowgate (Angleterre)	14,0	0,26	S. 13,0	»	14,4
	4° CARBO-CHLORURÉES.	CARBO	CHLOR.			
THERM.	Bilazai	0,66	0,16	Ch. 0 52	18	1,3
	Bagnols	0,29	0,14	S. 0,45	45	0,61
	Ax (*Breil*)	0,08	0,03	S. 0,11	62	0,23
	Arles (*Amélie*)	0,07	0,04	S. 0,19	61	0,30
FROID.	Weilbach (Nassau)	1,11	0,58	S. 0,89	»	1,59
	Pierrefonds (Oise)	0,24	0,02	S M. } 0,20	»	0,32
	5° CARBO-SULFATÉES.	CARBON	SULFAT			
TH.	Vinça	0,08	0,04	S. 0,18	23	0,24
	Vernet	0,057	0,03	S. 0,15	53	0,22
FROIDE.	— Enghien (*Pêcherie*)	0,46	0,19	Ch. 0,47	»	0,7[illegible]
	6° SULFATÉ-CARBONATÉES.	SULFAT	CARB.			
THERM.	Cambo	1,42	0,44	Ch. 1,24	22	2,05
	Baden (Autriche) (*Romaine*)	0,85	0,47	Ch. 0,65	35	1,64
	Evaux (*petit Cornet*)	0,73	0,42	S. 1,07	51	1,54
	Aix (Savoie)	0,20	0,17	Ch. 0,16	45	0,43
FROIDES.	Kreuth (*Schwaig*)	1,71	0,33	Ch. 1,6	»	2,04
	Nenndorf (*buvette*)	1,65	0,44	Ch. 1,5	»	2,78
	Salies (Haute-Garonne)	1,48	0,16	Ch. 1,4	»	1,78
	Enghien (*Cotte*)	0,55	0,36	Ch. 0,79	»	1,14

EAUX FERRÉES.

	1° SULFATÉ-CHLORURÉES.	SULF.	CHLOR.	BASES.	TEM.	PRINC. FIXES.
FROIDES.	Vicaris-Bridge (Angleterre)	50,8	0,03	Fer 38 M. 3,6	»	50,8
	Sandrocks (Angleterre)	11,7	0,45	S. 2,2	»	12,2
	Cransac	6,8	0,07	Ch. 2,4	»	6,8
	Windsor-Forest	5,36	2,99	M. 5,4	»	9,46
	Passy	3,66	0,22	Ch. 2,7	»	4,36
	2° SULFATÉ-CARBONATÉES.	SULF.	CARB.			
FROIDES.	Marienbad (*Ferdinand*)	2,93	1,71	S. 5,89	»	5,98
	Pyrmont (*Waldeck, source princ.*)	2,17	1,39	S. 1,1	»	3,86
	Riepoltsau (*Joseph*)	2,09	1,33	S. 2,08 Ch. 1,30	»	3,78
	3° CHLORO-SULFATÉES.	CHLOR.	SULF.			
TH.	Luxeuil	0,26	0,07	S. 0,32	30	0,44
	Cambo	0,02	0,02	Ca. 0,05	16	0,10
FROID.	Cheltenham (*ferrugin.*)	5,6	4,2	S. 8,3	»	10,1
	Holy-Well (Angleterre)	3,2	0,36	S. 2,6	»	0,34
	Tunbridge-Wels	0,05	0,02	S. 0,04	»	0,14
	4° CHLORO-CARBONATÉES.	CHLOR.	CARB.			
THERM.	— Rennes (*bain fort*)	0,35	0,32	M. 0,44 Ch. 0,41	51	1,04
FROIDES.	Hombourg (*source ferrugineuse*)	12,5	0,98	S. 10,4	»	13,6
	Harrowgate	5,7	0,18	S. 5,1	»	5,9
	Bocklet	1,4	1,3	M. 1,4 S. 1,1	»	3,7
	Aumale	0,34	0,22	Ch. 0,39	»	0,57
	Bruckenau	0,12	0,12	Ch. 0,23	»	0,35
	5° CARBO-SULFATÉES.	CARB.	SULF.			
THERM.	— Campagne	0,37	0;28	Ch. 0,38	27	0,76
FROIDES.	Camarès (*Andabre*)	2,41	0,69	S. 2,6	»	3,24
	Oberlahnstein (Nassau)	1,56	0,55	S. 1,77	»	2,46
	Bussang	1,29	0,11	S. 0,89	»	1,84
	Soultzmatt	1,19	0,17	S. 0,83	»	1,57
	Forges (*Cardinale*)	0,07	0,04	M. 0,07	»	0,27
	Carlsbad (*ferrug.*)	0,05	0,03	S. 0,05	»	0,18
	6° CARBO-CHLORURÉES.	CARBO.	CHLOR.			
FROIDES.	Vichy (*Célestins*)	5,18	0,66	S. 5,6	»	6,2
	Cusset (*Ste.-Marie*)	4,8	0,5	S. 5,2	»	5,8
	Ebriach	4,06	0,58	S. 2,4	»	5,03
	Tonnistein	2,12	0,12	S. 1,17 Ch. 1,17	»	2,35
	Soultzbach	1,34	0,13	S. 0,79	»	1,66
	Schwalbach	1,32	0,06	M. 0,76	»	1,41
	Malmedy	1,23	0,01	S. 0,52	»	1,30
	Vals (*Ste.-Marie*)	0,99	0,31	S. 1,2	»	1,4
	Provins	0,57	0,04	Ch. 0,55	»	0,73
	Spa (*Pouhon*)	0,37	0,02	S. 0,14	»	0,31
	Bourbon-l'Archambault (*Jonas*)	0,27	0,10	S. 0,14	»	0,97
	Baden-Baden (*Falken*)	0,10	»	Fer 0,36 M. 0,04	»	0,40
	St.-Pardoux	0,05	0,03	S. M. Ch 0,09	»	1,18
	Bagnères-de-Bigorre (*Angoulême*)	0,03	0,01	S. 0,02	»	0,05

ALGÉRIE.

L'Algérie possède des sources minérales et thermales qui, sous les rapports de l'abondance, de la diversité et des propriétés thérapeutiques, ne paraissent le céder à aucune de celles de l'Europe.

A l'endroit où sourdent la plupart de ces eaux, on remarque des ruines considérables, des bassins, des piscines qui attestent l'usage qu'en ont fait les Romains.

Les Arabes viennent, de nos jours, avec empressement, chercher, à ces sources thermales, des moyens curatifs.

Chacune des trois provinces algériennes possède un certain nombre de sources qui sont très-appréciées et très-fréquentées par les indigènes.

Dans la province d'Alger, la source d'Hamman-Melouan qui se trouve près du village de Rovigo, à 40 kilomètres d'Alger, est analogue à celle de Bourbonne-les-Bains, mais plus chargée de chlorure de sodium.

Hamman-Righa jaillit à quelques lieues de Milianah; température 45°.

Dans la province d'Oran, la source thermale des *bains de la Reine* est située sur le bord de la mer, à 2 kilomètres d'Oran; température, 47° 50.

La source dite sulfureuse d'Aïn-Nouissy contient **16** grammes **92** de chlorure de sodium; il y a des traces de sulfites et d'hyposulfites.

La province de Constantine est celle des trois provinces

de l'Algérie qui possède le plus grand nombre de sources minérales et thermales. La plus renommée est celle d'*Hamman-Meskoutine*.

L'eau s'échappe en abondance à + 95° centig., à 35 et à 46°. — Elle est saline et a une odeur sulfureuse ; elle se rapproche de celles de Balaruc, Bagnères-de-Bigorre. Il y existe des ruines romaines très-importantes, entre autres un bassin romain à 55 mètres de largeur.

Près de la porte *El-Kantara*, il y a une source sulfureuse thermale de 34 à 40°.

Les analyses chimiques des sources minérales de l'Algérie n'étant pas encore terminées, nous n'aurions pu les mentionner que fort incomplétement et peut-être même d'une manière inexacte dans le tableau général des analyses des eaux de la France.

Source	Nature de l'eau	Analyste	Temp.
[illegible]	[illegible], calci-magnésique	Robiquet	31 à 66
...geas (Isère)	Sulfurée, sulfaté-chlorurée, sodi-magnés.	Dupasquier	24
...les-Bains (Arles) (Pyrénées-Orientales)	Sulfurée, carbo-chlorurée, sodique	Anglada	61
...(Ariége) (Bains)	Sulfaté-carbonatée, magnésique	Filhol	72
...(Ariége) (source n° 1)	Sulfaté-carbonatée, calcique	Filhol	20
...(Seine-Inférieure)	Ferrugineuse, chloro-carbonatée, calcique	Dizengremel	fr.
(Ariége) (Breil)	Sulfurée, carbo-chlorurée, sodique	Magnes-Lahens	27 à 67
(Fresh)	Sulfurée, carbo-chlorurée, sodique	Magnes-Lahens	21 à 72
...res-de-Bigorre (Hautes-Pyr.) (Reine)	Sulfaté-carbonatée, calci-sodique	Ganderax et Rosière	47,5
(source ferrugineuse d'Angoulême)	Ferrugineuse, carbonatée	Boullay et Henry	fr.
...res-de-Luchon (Haute-Garonne) (Reine)	Sulfurée, chloro-sulfatée, sodique	Boullay et Henry	52
(Grotte supérieure)	Sulfurée, sulfaté-chlorurée, sodique	Boullay et Henry	41
...(Lozère)	Sulfurée, carbo-chlorurée, sodique	Henry	45
...(Vosges) (grosse source)	Légère, sulfaté-chlorurée, sodique	Poumarède	50
...(Hérault)	Chloro-sulfatée, sodi-magnésique-calcique	Marcel et Figuier	43,5
...(Haute-Garonne)	Sulfurée, sulfaté-chlorurée, calci-magnés.	Saint-André	19
...(Hautes-Pyrénées) (Buvette)	Sulfurée, sulfaté-chlorurée, sodique	Longchamp	46
(Baroun)	Sulfurée, chloro-sulfatée, sodique	Boullay et Henry	26 à 51
...(Deux-Sèvres)	Sulfurée, carbo-chlorurée, calci-sodique	Henry	18
...-l'Archambault (Allier)	Chloro-carbonatée, sodi-calcique	Henry	50
(Jonas)	Ferrugineuse, carbo-chlorurée, calcique	Henry	70
...-Lancy (Saône-et-Loire)	Chloro-sulfatée, carbonatée, sodi-calcique	Berthier	47 à 57
...bonne-les-Bains (Haute-Marne)	Chloro-sulfatée, sodi-calcique	Mialhe et Figuier	58,75
...(Puy-de-Dôme)	Chloro-sulfatée, carbonatée, sodique	Lecoq	32
...(Vosges) (source d'en bas)	Ferrugineuse, carbo-sulfatée, sodi-calciq.	Henry	fr.
...(Aveyron) (Andabre)	Carbo-sulfatée, sodi-calcique, ferrugineuse	Limousin-Lamothe	12
...(Basses-Pyrénées) (source sulfureuse)	Sulfurée, sulfaté-carbonatée, calci-magnés.	Salaignac	22 à 32
(source ferrugineuse)	Ferrugineuse, chloro-sulfatée, calcique	Salaignac	13 à 16
...(Aude)	Ferrugineuse, carbo-sulfatée, calci-magn.	Baiard	37,5
...(Hautes-Pyrénées)	Sulfaté-carbonatée, calci-magnésique	Rosière et Latour	34
...(Hautes-Pyrénées) (source n° 1)	Sulfurée, chloro-sulfatée, carbonatée, sod.	Latour de Trie	43
(Bailière)	Sulfurée, chloro-sulfatée, sodique	Longchamp	32,6
...Chateldon (Puy-de-Dôme)	Carbonatée, calci-sodique	Bosquet	13,2
...(Puy-de-Dôme)	Chloro-carbonatée, sodi-calcique	Nivet	35
...-Aigues (Cantal) (source du milieu)	Légère, carbo-chlorurée, calci-magnésique	Berthier	39
Idem (source du Par)	Légère, carbo-chlorurée	Chevallier	87,5
...Contrexéville (Vosges) (Pavillon)	Sulfaté-carbonatée, calci-sodique	Henry	12
...(Aveyron) (Bas-Richard)	Ferrugineuse? sulfatée, calci-magnésique	Blondeau	fr.
...(Allier) (Sainte-Marie)	Carbo-chlorurée, sodi-calcique, ferrugin.	Henry	16,8
Idem (Élisabeth)	Carbo-chlorurée, sodique	Henry	16,5
...(Landes) (fontaine chaude)	Légère, sulfaté-chlorurée	Thore et Meyrac	21 à 61
...(Ardèche)	Carbonatée, sodique	Henry	fr.
...-Bonnes (Basses-Pyrénées)	Sulfurée, chloro-sulfatée, sodi-magnésique	Henry	12 à 33
...-Chaudes (Basses-Pyrénées)	Sulfurée, sulfaté-chlorurée, sodi-magnés.	Fabas	37
...(Haute-Garonne)	Sulfaté-chlorurée, calci-magnésique	Save et Saint-André	22,2
...(Seine-et-Oise) (source Cotte)	Sulfurée, sulfaté-carbonatée, calcique	Henry	10 à
...(Pêcherie)	Sulfurée, carbo-sulfatée, calcique	Puysaye et Leconte	14
...(Creuse) (petit Cornet)	Sulfurée, sulfaté-carb., sodi-calci-magnés.	Henry	51
...(César)	Sulfaté-carbonatée, sodi-calci-magnésique	Henry	55
...(Moselle)	Chlorurée, sodique	Henry	17,5
...(Seine-Inférieure) (Cardinale)	Ferrugineuse, carbonatée	Henry	[illegible]
...(Basses-Alpes) (source ancienne)	Sulfurée, chlorurée	Laurent	28,1
...(Allier) (1re source Brosson)	Carbonatée, sodique	Henry	14,5
...-les-Bains (Isère) (puits)	Chloro-sulfatée, sodi-calcique	Henry	60
...(Haute-Saône) (grand bain)	Légère, chloro-sulfatée, sodique	Braconnot	63
...(source ferrugineuse)	Ferrugineuse, chloro-sulfatée, sodique	Braconnot	18
... : Manche	Chloro-sulfatée, sodi-magnésique	Schweitzer	15,5
Méditerranée	Chloro-sulfatée, sodi-magnésique	Laurens	21
Idem	Chloro-sulfatée, sodi-magnésique	Usiglio	21
Océan	Chloro-sulfatée, sodi-magnésique	Bouillon-Lagrange	fr.
Idem	Chloro-sulfatée, sodi-magnésique	Fauré	fr.
...-Dore (Puy-de-Dôme) (César)	Carbo-chlorurée, sodi-calcique	Berthier	45
...(Allier)	Légère, carbo-sulfatée, sodique	Berthier	10 à 50
...(Bas-Rhin)	Chloro-carbonatée, sodi-magnésique	Kosmann	17,8
...(Pyrénées-Orientales) (Saint-André)	Sulfurée, sulfaté-carbonatée, sodique	Bouis	21 à 78
...(Seine) (source nouvelle n° 3)	Ferrugineuse, sulfatée, calcique	Henry	fr.
...(source ancienne n° 2)	Ferrugineuse, sulfatée, calcique	Henry	id.
...(Oise)	Sulfurée, carbonatée, chloro-sulfatée	Henry	12
...(Vosges)	Légère, carbonatée, sodique	Henry	10 à 70
...(Nièvre)	Carbonatée, magnési-calcique	Boullay et Henry	12
...(Seine-et-Marne)	Ferrugineuse, carbo-chlorurée	Vauquelin et Thénard	fr.
...(Aude) (Saint-[illegible])	Ferrugineuse, carbo-[illegible], mag.-cal.	Henry	51
...(Puy-de-Dôme) (grande source)	Carbo-chlorurée, sodi-calcique	Nivet	35,5
...-Château-Morand (Loire)	Carbonatée, chloro-sulfatée	Henry	34
...-Couzan (Loire)	Carbonatée, sodi-calci-magnésique	Henry	fr.
...Alban (Loire)	Carbonatée, sodi-calcique	Barruel et Soubeiran	17,5
...(Puy-de-Dôme)	Carbo-chlorurée, sodi-calcique	Girardin	24
...(Nord)	Sulfaté-carbonatée, calci-magnésique	Kuhlmann	19,5
...-de-Guagno (Corse)	Sulfurée, sulfaté-chlorurée, sodi-calcique	Poggiale	52
...(Loire) (source ancienne)	Carbonatée, magnésique, sodique	Henry	fr.
...(Nièvre)	Sulfurée, chloro-sulfatée, sodique	Henry	31 à 33
...(Puy-de-Dôme) (Mandon)	Carbo-chlorurée, calci-sodique	Berthier	37
(petite source Eyssette)	Carbo-chlorurée, calci-sodique	Berthier	44
...(Allier)	Ferrugineuse, carbo-chlorurée, gazeuse	Henry	7
...(Hautes-Pyrén.) (Montalade)	Sulfurée, chlorurée, sodique	Bérard	22
(Haute-Garonne)	Sulfurée, sulfaté-carbonatée, calcique	Filhol	fr.
(pont d'Ivry)	Douce	Boutron et Henry	»
(Chaillot)	Douce	Boutron et Henry	»
...-les-Bains (Bas-Rhin)	Chloro-sulfatée, sodi-calcique	Berthier	15,7
...(Haut-Rhin)	Ferrugineuse, carbo-chlorurée, sodi-calc.	Oppermann	10,5
...(Haut-Rhin)	Ferrugineuse? carbo-sulfatée	Béchamp	10
...(Aveyron)	Ferrugineuse, chlorurée	Chevy	38
...(Landes)	Chlorurée, sodique	Thore et Meyrac	44,3
...(Isère)	Sulfurée, chloro-sulfatée, sodi-calcique	Berthier	26
...	Chloro-sulfatée, sodi-calci-magnésique	Gardy	26
...(Ariége)	Légère, sulfaté-carbonatée, sodi-magnésiq.	Figuier	32 à 40
...(Ardèche) (Marquise)	Carbonatée, sodique	Berthier	fr.
...(source Marie)	Ferrugineuse, carbo-chlorurée, sodique	Chauvin	fr.
...(LE) (Pyrénées-Orientales)	Sulfurée, carbo-sulfatée, sodique	Anglada	63,5
...(Allier) (grande grille)	Carbo-chlorurée, sodique	Henry	41,8
...(Célestins)	Carbo-chlorurée, sodique	Henry	11,8
...-Comte (Puy-de-Dôme) (Marquise)	Carbo-chlorurée, sodique (fer)	Lafort	»
...-sur-Cère (Cantal)	Carbo-chlorurée, sodique	Nivet	32,8
...(Pyrénées-Orientales)	Carbo-chlorurée, sodi-calcique	Henry	13
...	Sulfurée, carbo-sulfatée, sodique	Anglada	[illegible]

TABLEAU SYNOPTIQUE DES PRINCIPES MÉDICAMENTEUX OU ÉLÉMENTS CONTENUS DANS UN KILOGRAMME D'EAUX MINÉRALES ÉTRANGÈRES.

NOMS des SOURCES MINÉRALES.	CLASSIFICATION.	NOMS des AUTEURS DES ANALYSES.	TEMPÉRATURE CENTIGR.	TOTAL des PRINCIPES FIXES.	QUANTITÉ TOTALE des SULFATES.	des CHLORURES.	des CARBONATES.	DES SELS SODIQUES.	DES SELS MAGNÉSIQ.	DES SELS CALCIQUES.	SULFATES de SOUDE.	de MAGNÉSIE.	de CHAUX.	CHLORURES de SODIUM.	de MAGNÉS.	de CALCIUM.	CARBONATES SODIQUE.	MAGNÉSIQUE.	CALCIQUE.	SILICE, SILICATES.	SULFURES (sulfhydr. ou sulfo-hydrates).	FER.	MATIÈRES ORGANIQUES.	GAZ CARBONIQUE LIBRE ou demi-combiné.	AUTRES SUBSTANCES.
			degrés.	gramm.	gramm.	gramm.	gramm.	gramm.	gramm.	gramm.	gramm.	gramm.	gramm.	gramm.	gramm.	gramm.	gramm.	gramm.	gramm.	gramm.	gramm.	gramm.	gramm.	litr.	
[illegible]	[illegible]	[illegible]	[illegible]	[illegible]	[illegible]	[illegible]	[illegible]	[illegible]	[illegible]	[illegible]	[illegible]	[illegible]	[illegible]	[illegible]	[illegible]	[illegible]	[illegible]	[illegible]	[illegible]	[illegible]	[illegible]	[illegible]	[illegible]	[illegible]	[illegible]

M. Henry, *Études sur les eaux minérales*. — Tableau n° 1.

www.ingramcontent.com/pod-product-compliance
Lightning Source LLC
LaVergne TN
LVHW010844060726
842526LV00002B/370
9782019942540